# 最新国家基本药物歌诀

李殊响　李凌霞　编著

中国协和医科大学出版社

**图书在版编目（CIP）数据**

最新国家基本药物歌诀／李殊响，李凌霞主编 . —北京：中国协和医科大学出版社，2020.4

ISBN 978 － 7 － 5679 － 1516 － 9

Ⅰ . ①最… Ⅱ . ①李… ②李… Ⅲ . ①方歌—汇编 Ⅳ . ①R289.4

中国版本图书馆 CIP 数据核字（2020）第 046300 号

## 最新国家基本药物歌诀

| | | |
|---|---|---|
| 编　　著： | 李殊响　李凌霞 | |
| 责任编辑： | 吴桂梅　林　娜 | |

**出版发行：** 中国协和医科大学出版社

（北京市东城区东单三条 9 号　邮编 100730　电话 010 － 65260431）

| 网　　址： | www.pumcp.com |
|---|---|
| 经　　销： | 新华书店总店北京发行所 |
| 印　　刷： | 三河市华晨印务有限公司 |

| | |
|---|---|
| 开　　本： | 889 × 1194　1/32 |
| 印　　张： | 30.75 |
| 字　　数： | 370 千字 |
| 版　　次： | 2020 年 4 月第 1 版 |
| 印　　次： | 2020 年 4 月第 1 次印刷 |
| 定　　价： | 96.00 元 |

ISBN 978 － 7 － 5679 － 1516 － 9

# 前　言

20 世纪 70 年代，已开发的各种药物的有效治疗范围几乎覆盖了所有疾病，但是全世界却有一半人仍不能获得能负担起、有质量保证并正确使用的药物。基于此，世界卫生组织（WHO）在 1975 年提出了基本药物的概念，即基本药物是最重要的、基本的、不可缺少的、满足人们所必需的药品。1985 年 WHO 又在内罗毕会议上发展了基本药物的概念，即基本药物必须与合理用药相结合，我国政府积极响应 WHO 的倡导，并积极推行基本药物政策，同时将"临床必需、安全有效、价格合理、使用方便、择优选定、中西药并重"列为基本药物遴选原则，并规定每两年对基本药物目录进行一次修订，以保证其适时性。笔者正是根据中国国家卫生健康委员会、国家中医药管理局 2018 年版《国家基本药物目录》（基层医疗卫生机构使用部分）编写了本歌诀的。

"满眼生机转化钧，天工人巧日争新"。当今世界科技蓬勃发展，信息流汹涌澎湃，是知识爆炸的时代，是大数据信息时代。西药更新很快，一代又一代；中药也有不少新发现、新剂型以及老药新用。歌诀有助于提高学习效率，迅速驾驭中西药物。

国家基本药物能满足基本医疗卫生需求、剂型适宜、价格合理且能保障供应、符合合理用药的基本要素，即有效、安全、适当与经济，能很好地解决广大群众看病难、看病贵、看好病的问题，是诊断、治疗与预防疾病的首选药物。

中国药学会 2012 年版《国家基本药物目录》已于 2013 年 5 月 1 日起正式实施，其中化学药品和生物制品 24 类 292 种，中成药 6 类 184 种，共计 476 种，涉及剂型的数量达 850 种，涉及规格的数量达 1400 种，2013 年版又进行了微调，其中化学药品和生物制品 24 类 317 种，中成药 6 类 203 种，共计 520 种。2015 年版沿用 2012 年版，2017 年版沿用 2013 年版。2018 年 8 月 30 日，国务院常务会议决定，将有效性和安全性明确、成本效益比显著的 187 种中西药调入 2018 年版国家基本药物目录，同时调出 22 种，实际调入 165 种。最新版化学药品和生物制品从 2017 年版的 24 类增加为 26 类 417 种，中成药也从 6 类增加为 7 类 268 种。这对于全面落实国家"十二五"医改规划，对于进一步贯彻中西医结合的既定方针，对于推进公立医院的医疗改革，促进医保、医药、医疗互联互动都具有重要意义。同时，此次大幅度调整也是今年下半年中国深化医改的重点任务之一。此次调整在覆盖临床主要病种的基础上，重点聚焦癌症、儿科、慢性病等病种，实际调入的 165 种中西药，其中有肿瘤用药 12 种（靶向治疗药品 6 种）；有临床急需儿童药品 22 种；还纳入了全球首个也是国内唯一一个口服、泛基因型、单一片剂的丙肝治疗新药丙通沙（索磷布韦/维帕他韦）。调整后，2018 年版基本药物目录总品种由原来的 520 种扩充到 685 种，其中西药 417 种、中成药 268 种，并于 2018 年 11 月 1 日全国正式实施。

本书系原创，笔者刻意求精、求新、求实、求是，力求有所特色。本书最大的特色就是绝大部分基本药物都编写了歌谣、歌诀、要诀，共计 377 首。其中西药 250 首，中成药 127 首。遴选的每一种药物均为清一色六句歌诀，内容包括作用、用途与不良反应三方面。力求厚积薄发、由博返约、执简驭繁、提纲挈领，力求读来朗朗上口，生动活泼，便于记忆与掌握。文中附图示 49 幅，表格 23 个，旨在图文并茂、辞约意丰、言简意赅、丰富多彩。便于医者、读者对比分析，广开思路，有益于开发抽象思维与形象思维，增强理解和记忆，从而有利于精当选药、对因治疗、对症下药，提高疾病治愈率与缓解率。

　　本书贯彻了中西医结合的原则；医学理论结合临床实践、结合临床思维、结合科学哲理的原则；精品意识与质量意识原则。力求概念准确、结构严谨、资料翔实、内容新颖，注重科学性、先进性、指导性、适用性、实用性、可读性与可操作性；注重中成药的现代研究与现代运用，既彰显了中药、方剂的传统古籍文献，又分析并说明了中成药的有效化学成分及其药理作用以及临证应用。

　　本书是笔者长期执教高校临床医学，长期从事临床实践与科学研究心得、经验的归纳和总结，也是笔者长期从事基层医院临床工作的心得与体会。笔者深切地感受到：中药与西药，一源而二歧，可分可合，殊途同归，都是防治疾病的利器和重器。"工欲善其事，必先利其器"，必须得心应手地掌握并优先使用国家基本药物。笔者同时还参考了国内医学、药学专家、学者的论述，但限于笔者的水平与能力，难免管中窥豹、沧海遗珠、挂一漏万，不妥之处，在所难免，欢迎同道批评、指正，不吝赐教。

　　需要说明的是：国家基本药物中的化学药品和生物制品 26 类，本书原则上按顺序将其调整为 20 节，但内容全部涵盖；还需说明的是：本书着重介绍的国家基本药物经过了精心选择，以刚公布的 2018 年版的《国家基本药物目录》为蓝本，参照了 2017 年版的《国家基本药物目录》，对照了最新版本的《新编药物学》（第 17 版，陈新谦、金有豫、汤光主编，人民卫生出版社，2013 年 9 月），并结合临床进行了筛选处理与精心选择。

　　本书可供全国基层医院临床各科医师、社区医生与全科医生（家庭医生）、全国大中专医学生、广大医务人员、医学管理工作者与广大医学爱好者以及患者阅读与参考；本书还可供全国医院药师参考。

　　众所周知，中国明万历年代名医龚延贤编纂的《药性歌括 400 味》、清康熙年代名医汪昂编纂的《汤头歌诀（正集）》、清嘉庆年代名医陈修园编纂的《医学三字经》现在仍然是中医工作者的"童子功"，是中医入门与"西学中"者的必备案头书。基于此，笔者不揣冒昧、移花接木，将其内容与形式、内涵与外延移植于西药与中成药之中，力求继承而发展、传承而创新、发扬而光大，旨在使广大基层医生更好地掌握中医中药、西医西药，更好地贯彻卫生工作的中西医结合方针。

山西中西医结合学会理事长、博士生导师陶功定教授对全书内容通篇进行了审阅，提出了许多建设性的中肯意见，借此机会谨致谢忱。

山西中医药大学　李殊响

山西财经大学医院　李凌霞

2019 年 12 月

# 目 录

# 第一章　化学药品与生物制品

# 第一节 抗微生物药

## 一、青霉素类

（一）基本药品——青霉素G（钠、钾）、青霉素V钾、苯唑西林（新青Ⅱ）、氨苄西林、哌拉西林（氧哌嗪青霉素）、哌拉西林钠他唑巴坦钠、阿莫西林、阿莫西林克拉维酸钾

♪ 歌诀

> 基本药品为八种
> 胶囊片剂注射用
> 两大部分五类型
> 天然青G半合成
> 窄谱选二耐酶一
> 广谱抗"绿"抗革阴

📅 注释

1. 青霉素类遴选的基本药品为8种，即青霉素G（钠、钾）、青霉素V钾、苯唑西林（新青Ⅱ）、氨苄西林、哌拉西林（氧哌嗪青霉素）、哌拉西林钠他唑巴坦钠、阿莫西林、阿莫西林克拉维酸钾，其剂型有胶囊、片剂、注射剂等。

2. 青霉素是临床应用最广泛的抗生素之一，青霉素分为两大类，除青霉素G为主要天然青霉素外，其余均为半合成青霉素。具体来说，又分为5种类型：窄谱青霉素类、耐酶青霉素类、广谱青霉素类、抗铜绿假单胞菌广谱青霉素类以及抗革兰阴性青霉素类（图1-1）。

青霉素类 {
　　窄谱：青霉素 G、青霉素 V
　　耐酶：甲氧西林、苯唑西林
　　广谱：氨苄西林、阿莫西林
　　抗铜绿假单胞菌广谱：羧苄西林、哌拉西林
　　抗革兰阴性杆菌类：美西林、替莫西林、哌拉西林
}

头孢菌素类 {
　　第一代：头孢氨苄、头孢唑啉（先锋 V）
　　第二代：头孢呋辛、头孢克洛
　　第三代：头孢氧哌唑（先锋必）、头孢噻肟
　　第四代：头孢匹罗、头孢吡肟
}

其他 β-内酰胺类：亚胺培南-西司他丁钠（泰能）、头孢西丁

氨基糖苷类 {
　　天然：链霉素、卡那霉素、庆大霉素、新霉素
　　半合成：阿米卡星（丁胺卡那霉素）
}

大环内酯类 {
　　第一代：红霉素
　　第二代：克拉霉素、阿奇霉素
　　第三代：泰利霉素、喹红霉素
}

林可霉素类：林可霉素（洁霉素）、克林霉素

多肽类：万古霉素、多黏菌类、杆菌肽

广谱类 {
　　四环素类：多西环素、米诺环素
　　氯霉素类：氯霉素、甲砜霉素
}

（抗生素）

图 1-1　常用的八类抗生素

3. 窄谱选二，指青霉素 G、青霉素 V 钾；耐酶选一，指苯唑西林（新青 II）。

4. 广谱青霉素类指氨苄西林、阿莫西林、阿莫西林克拉维酸钾。

5. 抗铜绿假单胞菌（绿脓杆菌）广谱主要指哌拉西林（氧哌嗪青霉素）。另外，哌拉西林为氨脲苄类抗假单胞菌青霉素，对革兰阴性菌作用强。

（二）青霉素 G（钠、钾）

♪ 歌诀

　　　　青 G 窄谱主抗阳
　　　　革阴杆弱阳杆强
　　　　球菌阴阳皆高效
　　　　放线杆菌螺体殃
　　　　首选敏感"菌""体"感
　　　　变态赫氏反应常

注释

1. 青霉素 G 的侧链为苄基，是青霉素培养液中提取的 5 种青霉素之一，属于窄谱抗生素，主要对革兰阳性细菌有强大的杀菌作用。

2. 对多数革兰阴性杆菌较弱，只对少数革兰阴性杆菌如流感杆菌有一定抗菌作用。对革兰阳性杆菌如白喉杆菌、炭疽杆菌、产气荚膜杆菌、破伤风杆菌（梭菌）、乳酸杆菌抗菌活性高。

3. 对球菌来说，无论革兰阳性或革兰阴性，皆有强大抗菌作用。阳性球菌如溶血性链球菌、肺炎球菌、草绿色链球菌、葡萄球菌；阴性球菌如脑膜炎球菌（奈瑟菌属），淋病球菌（奈瑟菌属）等。

4. 对放线杆菌与各种螺旋体如梅毒螺旋体、钩端螺旋体、回归热螺旋体也有杀灭作用。

5. 青霉素 G 首选敏感的革兰阳性球菌和杆菌、革兰阴性球菌及螺旋体所引起的感染：①溶血性链球菌引起的蜂窝织炎、丹毒、猩红热、咽炎、扁桃体炎、心内膜炎；②肺炎球菌引起的肺炎球菌性肺炎（大叶性肺炎）、支气管肺炎（小叶性肺炎）、脓胸等；③草绿色链球菌引起的心内膜炎；④淋球菌引起的淋病；⑤敏感金黄色葡萄球菌引起的疖、痈、败血症；⑥脑膜炎球菌引起的流行性脑脊髓膜炎；⑦放线菌病、钩端螺旋体病、梅毒、回归热的治疗；

⑧白喉、破伤风、急性坏疽和流产后产气荚膜梭菌所致败血症。

青霉素G的上述临床用途从上到下，从内到外，从内脏到皮肤、从细菌到螺旋体可概括为：

流脑咽炎猩红热

白喉扁桃心内膜

肺炎丹毒破伤风

疖痈败血与蜂窝

放线菌病钩体病

淋病梅毒回归热

参见表1-1。

表1-1　青霉素G的临床应用

| 革兰阳性菌 | | 革兰阴性菌 | | 放线菌 | 螺旋体 |
|---|---|---|---|---|---|
| 球菌 | 杆菌 | 球菌 | 杆菌 | | |
| 咽炎 | 白喉 | 流脑 | 流感 | 局部肉芽肿 | 钩端螺旋体病 |
| 猩红热 | 破伤风 | 淋病 | | 多发性瘘管 | 梅毒 |
| 扁桃体炎 | | | | | 回归热 |
| 心内膜炎 | | | | | |
| 肺炎 | | | | | |
| 丹毒 | | | | | |
| 破伤风 | | | | | |
| 疖、痈、蜂窝织炎 | | | | | |
| 败血症 | | | | | |

6. 青霉素G的不良反应少、毒性低，但敏感者可出现变态反应（超敏反应）。变态反应是青霉素最常见的不良反应，在各种药物中居首位，发生率1%～10%，以皮肤荨麻疹、药疹较多见，最

严重时可发生过敏性休克。发生变态反应的原因是青霉噻唑蛋白、青霉烯酸等降解产物所致。还可能在治疗梅毒、钩端螺旋体病时，由于大量病原体被杀死而出现症状加剧现象，这就是赫氏反应，表现为发热、寒战、咽痛、肌痛、心跳加快等。

附注：青霉素V（钾）抗菌作用同青霉素G，耐酸，故可口服。

（三）苯唑西林（新青Ⅱ）

🎵 **歌诀**

苯唑活性不及 G

药理特点耐酸酶

主要用于耐 G 菌

金葡感染乳腺罹

少数恶心腹胀痛

不良反应较轻微

📖 **注释**

1. 耐酶青霉素有新青Ⅰ、Ⅱ、Ⅲ，苯唑西林即新青Ⅱ，其抗菌活性虽低于青霉素 G，但耐酸、耐酶是其优点。

2. 苯唑西林主要用于耐药菌株感染，特别是耐青霉素 G 的金黄色葡萄球菌感染，如乳腺炎、骨髓炎等。

3. 本药不良反应少，除与青霉素 G 有交叉过敏外，少数患者可出现恶心、腹胀、腹痛等胃肠道反应。

（四）广谱青霉素类——氨苄西林、阿莫西林、阿莫西林克拉维酸钾

 **歌诀**

广谱杀菌不耐酶

氨苄"阿莫"常伴随

后者肺肠球菌强

沙门"幽螺"连同记

用于敏感菌感染

金葡绿脓无效力

📋 **注释**

1. 广谱青霉素类特点是耐酸可口服，对革兰阳性和革兰阴性细菌都有杀菌作用，但因不耐酶，故对耐药金黄色葡萄球菌感染无效。

2. 本类药物的代表药物是氨苄西林与阿莫西林，前者又称氨苄青霉素，后者又称羟氨苄青霉素，化学结构为对位羟基氨苄西林。二药抗菌活性相似，结构类似，故称相伴随。

3. 阿莫西林优于氨苄西林，血中浓度为口服同量氨苄西林的2.5倍，且对肺炎球菌、肠球菌、沙门菌属、幽门螺杆菌杀菌作用强于氨苄西林。

4. 二药皆主要用于敏感菌所致的呼吸道、胃肠道、胆道、泌尿道及伤寒等的治疗，此外还可用于慢性胃炎与消化性溃疡的治疗。

5. 二药除对耐药金黄色葡萄球菌无效外，对铜绿假单胞菌引起的感染也无效。

附注：阿莫西林克拉维酸钾是复方制剂。克拉维酸钾又称棒酸钾，常与青霉素类药物联合应用提高疗效。

（五）抗铜绿假单胞菌广谱青霉素类——哌拉西林（氧哌嗪青霉素）、哌拉西林钠他唑巴坦钠

🎵 **歌诀**

特别针对绿脓杆

氧哌西林与羧苄

亦为广谱抗生素

注射给药不耐酸

哌拉强于氨羧苄

胃肠反应常腹泻

### 注释

1. 该类药物即抗铜绿假单胞菌青霉素类，故特别对铜绿假单胞菌有强大的抗菌作用。

2. 该药代表药物是哌拉西林（氧哌嗪青霉素）与羧苄西林（羧苄青霉素），而国家基药遴选了哌拉西林与哌拉西林钠他唑巴坦钠。

3. 该类药物抗菌范围广，对革兰阳性菌作用与氨苄西林相似，对革兰阴性杆菌，包括铜绿假单胞菌具有很强的抗菌作用，强于氨苄西林与庆大霉素，常用于烧伤和尿路感染。

4. 本类药物不耐酸仅能注射给药。

5. 哌拉西林对革兰阴性杆菌抗菌作用优于氨苄西林与羧苄西林。

6. 哌拉西林不良反应较少，约3%患者发生以腹泻为主的胃肠道反应。

附注：哌拉西林钠他唑巴坦钠是复方制剂，以8∶1的比例配伍，拓展了抗菌谱。

## 二、头孢菌素类

（一）基本药品——头孢氨苄（先锋Ⅳ）、头孢唑啉（先锋Ⅴ）、头孢拉定（先锋Ⅵ）、头孢呋辛、头孢曲松（头孢三嗪、菌必治）、头孢他啶

### 歌诀

基本药品为六种

四代头孢三代用

一代选三二代一

三代折中选二品

多为注射口服少

内酰胺类相似"青"

🗒 **注释**

1. 头孢菌素类遴选的基本药品为 6 种，即头孢氨苄（先锋Ⅳ）、头孢唑啉（先锋Ⅴ）、头孢拉定（先锋Ⅵ）、头孢呋辛、头孢曲松（头孢三嗪、菌必治）、头孢他啶。

2. 本类药物发展极快，目前已发展到四代。第一代代表药物有先锋霉素Ⅰ（头孢噻吩）、先锋Ⅱ（头孢噻啶）、先锋Ⅳ（头孢氨苄）、先锋Ⅴ（头孢唑啉）、先锋Ⅵ（头孢拉定）、先锋Ⅶ（头孢乙氰）、先锋Ⅷ（头孢匹林）、先锋18（头孢硫脒）等。其中可口服的是先锋Ⅳ，可口服和注射的是先锋Ⅵ，余皆仅可注射。第二代的代表药物可口服的是头孢克洛，可注射的有头孢呋辛等。第三代的代表药物是头孢曲松与头孢布烯等，头孢布烯可口服，头孢曲松注射用；第四代的代表药物是头孢达罗、头孢吡肟等，仅可注射用。上述四代头孢菌素的常用药物参见表1-2。

**表 1-2  临床常用的头孢菌素**

| 给药途径 | 第一代 | 第二代 | 第三代 | 第四代 |
|---|---|---|---|---|
| 口服 | 头孢氨苄（先锋Ⅳ） | 头孢克洛 | 头孢布烯 | |
| 口服与注射 | 头孢拉定（先锋Ⅵ） | | | |
| 注射 | 头孢噻吩（先锋Ⅰ） | 头孢呋辛 | 头孢曲松 | 头孢达罗 |
| | 头孢噻啶（先锋Ⅱ） | | （菌必治） | 头孢吡肟 |
| | 头孢唑啉（先锋Ⅴ） | | 头孢噻肟 | |
| | 头孢乙氰（先锋Ⅶ） | | 头孢他啶 | |
| | 头孢匹林（先锋Ⅷ） | | 头孢哌酮 | |
| | 头孢硫脒（先锋18） | | （先锋必） | |

3. 6 种头孢菌素类国家基本药品，第一代遴选了 3 种、第二代 1 种、第三代 2 种。

4. 头孢菌素类与青霉素类统称为β-内酰胺类，都具有抗菌活性强、抗菌范围广、毒性低、疗效高、品种多、适应证广的特点。

（二）各类头孢菌素特点

♪♪ 歌诀

阳强阴差第一代

阳逊阴强第二代

三代阳弱阴更强

四代用于三代耐

革兰阴阳均高效

肾脏几乎无损害

▦ 注释

1. 第一代头孢菌素对革兰阳性菌抗菌作用较二三代强，但对革兰阴性菌作用差。

2. 第二代对革兰阳性菌作用稍逊第一代，但对革兰阴性菌有明显作用，对厌氧菌也有一定作用，但对铜绿假单胞菌无效。

3. 第三代对革兰阳性菌作用不及一二代，但对革兰阴性菌及厌氧菌作用更强。

4. 第四代用于治疗对耐第三代头孢菌素的细菌感染，对革兰阳性菌、革兰阴性菌均有高效，且对肾脏几乎没有毒性。

（三）头孢菌素的不良反应

♪♪ 歌诀

过敏反应较常见

胃肠反应静脉炎

一代肾毒二代轻

三四无损肾小管

大剂影响脑神经

偶有出血二重染

**注释**

1. 头孢菌素毒性较低，不良反应较少，相对来说，变态反应较常见，多为皮疹、荨麻疹，过敏性休克罕见，与青霉素类有交叉过敏现象。

2. 口服可发生胃肠道反应，静脉给药可发生静脉炎。

3. 第一代头孢菌素损害近曲小管细胞，呈现肾脏毒性，第二代有所减轻。第三代对肾脏基本无毒性，第四代几乎不损伤肾小管。

4. 大剂量头孢菌素可发生中枢神经系统反应，如头晕、头痛以及可逆性中毒性精神病。

5. 第二代的头孢孟多和第三代的头孢哌酮偶可引起低凝血酶原血症或血小板减少而导致严重出血。

6. 第三、四代头孢菌素偶见二重感染。

## 三、氨基糖苷类

（一）基本药品——阿米卡星（丁胺卡那霉素）、庆大霉素

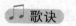 **歌诀**

基本药品只两种
一为天然一合成
快速杀菌五特点
严重感染常联用
耳肾神经毒过敏
尤其老人与儿童

**注释**

1. 氨基糖苷类国家基本药品只选两种，即阿米卡星、庆大霉

素。前者为半合成，后者源于天然产生（图1-2）。

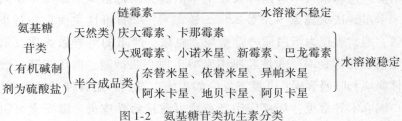

图1-2　氨基糖苷类抗生素分类

2. 氨基糖苷类抗生素是快速杀菌药，对静止期细菌有较强作用。其杀菌特点是：①仅对需氧菌有效，对厌氧菌无效；②杀菌速率与持续时间与浓度正相关；③抗菌后效应（PAE）长，且持续时间与浓度正相关；④具有初次接触效应（FEE），即细菌首次接触本类药物时，能被迅速杀死；⑤在碱性环境中活性增强。

3. 本类药物对各种需氧革兰阴性杆菌具强大杀菌作用，对沙雷菌属、沙门菌属，产碱杆菌属和嗜血杆菌属也有一定抗菌作用，对革兰阴性球菌作用差，对各组链球菌作用弱，对肠球菌和厌氧菌不敏感。

此类抗生素主要作用于敏感菌所致的全身感染，如脑膜炎、呼吸道、消化道、泌尿道、皮肤软组织、骨关节感染以及烧伤、创伤等。对于败血症、肺炎、脑膜炎等严重感染，常需联合应用其他抗革兰阴性杆菌的抗菌药，如广谱半合成青霉素类、第三代头孢菌素及氟喹酮类等。利用此类药物口服不吸收的特点，可治疗消化道感染、肝性脑病、肠道术前准备等。外用软膏或眼膏治疗局部感染。此外，链霉素属于传统第一线抗结核药，用于结核病初治，而卡那霉素可作为第二代抗结核药用于结核病的复治。

4. 本类药物的不良反应有耳毒性、肾毒性、神经肌肉麻痹与变态反应，主要是耳毒性和肾毒性。①耳毒性包括前庭神经和耳蜗听神经损伤，前庭神经损伤发生率依次为新霉素＞卡那霉素

＞链霉素＞阿米卡星≥庆大霉素＞奈替米星；耳蜗听神经损伤乃至听力减退和永久不可逆耳聋发生率依次为新霉素＞卡那霉素＞阿米卡星＞庆大霉素＞奈替米星＞链霉素；②肾毒性主要损伤肾小管，通常表现为蛋白质、管型尿、血尿，严重的可导致无尿、氮质血症和肾衰竭；③神经肌肉麻痹出现心肌抑制、血压下降、肢体瘫痪和呼吸衰竭；④变态反应如皮疹、发热、血管神经性水肿、口周麻木等常见，局部应用新霉素可致接触性皮炎，链霉素可引起过敏性休克，其发生率仅次于青霉素。

5. 耳毒性和肾毒性，儿童和老人更易引起，甚至在停药后，毒性反应也常出现不可逆损害。

（二）阿米卡星（丁胺卡那霉素）

🎵 歌诀

阿米抗菌谱最广
阴杆金葡均较强
突出优点性稳定
耐药菌感首选当
另一优点合用好
"免缺""粒乏"效更良

📅 注释

1. 阿米卡星是抗菌谱最广的氨基糖苷类抗生素，对革兰阴性杆菌和金黄色葡萄球菌均有较强的抗菌活性。

2. 阿米卡星突出优点是对肠道革兰阴性杆菌和铜绿假单胞菌（绿脓杆菌）产生的氨基糖苷类灭活酶稳定，故对氨基糖苷类耐药感染仍能有效控制，常作为首选药。

3. 另一优点是与β-内酰胺类联合应用可获协同作用。当免疫缺陷或粒细胞缺乏合并严重革兰阴性杆菌感染时，合用比单独使用阿米卡星效果更好。

（三）庆大霉素

♪ 歌诀

革阴主要抗菌药

首选沙雷菌属好

可与"青它"联合用

严重感染疗效高

术前预防术后炎

局部感染清肠道

注释

1. 庆大霉素是治疗各种革兰阴性杆菌感染的主要抗菌药。

2. 庆大霉素尤其对沙雷菌属作用更强，为氨基糖苷类中的首选药。

3. 庆大霉素可与青霉素或其他抗生素合用，协同治疗严重的肺炎球菌、铜绿假单胞菌（绿脓杆菌）、肠球菌、葡萄球菌或草绿链球菌感染。

4. 庆大霉素也可用于术前预防和术后感染。

5. 庆大霉素还可局部用于皮肤、黏膜表面感染和眼、耳、鼻部感染。口服庆大霉素一次 80～160mg（4～8ml），一日 3～4 次，可用于治疗痢疾与肠炎。

# 四、四环素类

（一）基本药品——多西环素、米诺环素

♪ 歌诀

天然人工两类分

广谱快速可抑菌

革兰阴阳皆有效

连同四体并原虫

米诺抗菌最为强

多西环素首选用

### 注释

1. 四环素类包括天然类与半合成类两大类。前者有四环素、土霉素、金霉素和地美环素，后者有美他环素、多西环素、米诺环素。

2. 四环素类属广谱抗生素，具有快速抑菌作用，对革兰阳性菌和革兰阴性菌均有较好的抗菌作用。

3. 四环素类还对立克次体、支原体、衣原体、螺旋体具有较强抑制作用，对某些原虫也有抑制作用。

4. 米诺环素（二甲胺四环素）的抗菌作用最强，四环素类抗菌活性依次为米诺环素＞多西环素＞美他环素＞地美环素＞四环素＞土霉素。

5. 多西环素（强力霉素、脱氧土霉素）是四环素类药物中的首选药，且不受食物的影响。

（二）多西环素

### 歌诀

抗菌谱同四环素

效强效长复效速

酒渣痤疮前列炎

气管肺炎均首顾

尤宜肾衰胆道炎

注意口舌炎泻吐

### 注释

1. 多西环素抗菌谱与四环素相同，但抗菌活性比四环素强2～10倍，口服吸收迅速且安全，具有强效、速效、长效的特点，每日用药一次即可。

2. 在临床适应证中，多西环素是四环素类药物中的首选药，例如酒渣鼻、痤疮、前列腺炎、慢性气管炎、肺炎等的治疗均应尽可能地首选多西环素。

3. 多西环素特别适用肾外感染伴肾衰竭者以及胆道系统感染。

4. 本药常见的不良反应有胃肠道刺激症状，如恶心、呕吐、腹泻等，此外尚有舌炎、口腔炎等，故应饭后服用。

（三）米诺环素

 歌诀

> 抗菌活性最为强
> 不受奶食之影响
> 浓度最高脑脊液
> 滞留脂肪时间长
> 用于四青耐药菌
> 独特前庭诸症状

注释

1. 米诺环素抗菌活性最强，口服吸收率近100%，不受牛奶和食物影响。

2. 本药组织穿透力强，分布广泛，在脑脊液中的浓度高于其他四环素类。可长时间滞留于脂肪组织，药物脂溶性高，有利于扩大抗菌谱和增强抗菌活性，而尿及粪便中排泄量显著低于其他四环素类。

3. 主要用于对四环素或青霉素耐药的金黄色葡萄球菌、A群链球菌、B群链球菌和大肠埃希菌等引起的感染。用于治疗酒渣鼻、痤疮和沙眼衣原体所致性传播疾病。

4. 不良反应除胃肠道反应外，还产生独特前庭反应，如恶心、呕吐、眩晕、运动失调等症状，而很少引起二重感染。

## 五、大环内酯类

（一）基本药品——红霉素、克拉霉素、阿奇霉素

♪ 歌诀

> 大环内酯三药选
> 二代两种一代单
> 十四元类有两种
> 阿奇霉素十五元
> 球菌首选一代红
> 克拉阿奇用广泛

📅 注释

1. 大环内酯类国家基本药品遴选了 3 种，其中第一代 1 种指红霉素，第二代 2 种指克拉霉素、阿奇霉素，参见图 1-3。

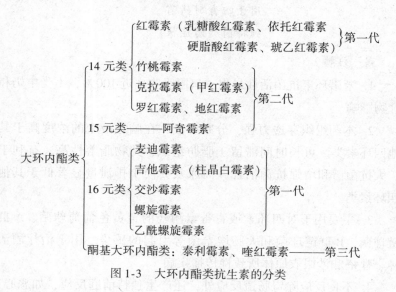

图 1-3　大环内酯类抗生素的分类

2. 14 元类 2 种指红霉素、克拉霉素，15 元大环内酯类的唯一

半合成药物是阿奇霉素。

3. 大环内酯类是一类含有 14 元、15 元、16 元大环内酯环的抗生素，常用做需氧革兰阳性菌、革兰阴性球菌和厌氧球菌等感染的首选药，红霉素是其第一代药物。

4. 20 世纪 70 年代陆续发展了第二代半合成大环内酯类抗生素，以克拉霉素和阿奇霉素为代表，广泛用作治疗呼吸道感染的药物。

（二）红霉素

 歌诀

主抑革阳阴球菌

部分阴杆亦高敏

厌氧五体都有效

抗菌效力不及青

用于耐青或过敏

注意胃肠与肝损

注释

1. 红霉素对革兰阳性球菌如金黄色葡萄球菌（包括耐药菌）、表皮葡萄球菌、链球菌等抗菌作用强，对部分革兰阴性菌如脑膜炎球菌（奈瑟菌属）、淋病球菌（奈瑟菌属）、流感杆菌、百日咳杆菌（鲍特菌）、布鲁斯菌、军团菌等也高度敏感。

2. 对厌氧菌引起的口腔感染和肺炎支原体、衣原体、立克次体、螺旋体、溶脲原体所致呼吸系统、泌尿生殖系统感染也有效。

3. 红霉素的抗菌效力不及青霉素，临床常用于耐青霉素的金黄色葡萄球菌感染和对青霉素过敏者，还可用于上述敏感菌与其他微生物引起的感染。

4. 红霉素主要的不良反应为胃肠道反应如恶心、呕吐、腹泻等，少数患者可发生肝损害，表现为肝肿大、黄疸以及转氨酶水平升高。

（三）克拉霉素与阿奇霉素

 歌诀

克拉活性强于红

用于溃疡三联新

阿奇抗菌谱较广

革阴作用明显增

阿奇半衰期最长

二药不良反应轻

注释

1. 克拉霉素为半合成的 14 元大环内酯类抗生素，主要特点是抗菌活性强于红霉素，口服吸收迅速而完全，且组织浓度高于血浓度。

2. 克拉霉素、替硝唑以及胶体铋是治疗消化性溃疡的新三联疗法（旧三联为阿莫西林、甲硝唑与胶体铋）的重要成分之一。

3. 阿奇霉素为唯一合成的 15 元大环内酯类抗生素，主要特点是抗菌谱较广，对革兰阴性菌的抗菌作用明显增强，表现为快速杀菌作用。

4. 阿奇霉素半衰期在大环内酯类中最长，半衰期为 35 ~ 48 小时，每日仅需给药一次。

5. 阿奇霉素与克拉霉素不良反应均较红霉素低。

# 六、其他抗生素

（一）基本药品——磷霉素、克林霉素（氯洁霉素）

歌诀

"磷霉"克林均单选

磷霉素为游离酸

尿路皮肤肠道肺

用于敏感菌感染

合用疗效可协同

可致皮疹高"转氨"

### 注释

1. 其他抗生素基本药品遴选了 2 种，即磷霉素（钙盐与钠盐）与林可霉素类的克林霉素（氯洁霉素），二者均为单选。

2. 磷霉素为一种游离酸，是杀菌剂，用于敏感菌引起的尿路、皮肤与软组织、肠道、肺部等感染。这些敏感菌有葡萄球菌、肺炎球菌、淋球菌、大肠杆菌、伤寒杆菌、奇异变形杆菌、沙雷杆菌、铜绿假单胞菌等。

3. 磷霉素效能不及青霉素与头孢菌素，但对耐新青Ⅰ（甲氧西林）的金黄色葡萄球菌有抗菌作用。故常与其他抗生素联合应用且能产生协同作用，并可减少耐药性。

4. 本药制剂为注射用磷霉素钠与磷霉素钙胶囊。注射液可引起皮疹、转氨酶升高等不良反应。

（二）林可霉素类抗生素——克林霉素（氯洁霉素）

### 歌诀

林可霉素与克林

后者活性效更胜

抗菌谱似红霉素

强抑厌氧是特征

首选金葡骨髓炎

注意吐泻染二重

> 📇 **注释**

1. 林可霉素类抗生素包括林可霉素（洁霉素）与克林霉素（氯洁霉素），两药具有相同的抗菌谱和抗菌机制。克林霉素比林可霉素的抗菌活性强 4~8 倍，临床更常应用。

2. 两药抗菌谱与红霉素相似，主要用于厌氧菌引起的口腔、腹腔和妇科感染，治疗需氧球菌引起的呼吸道、胆道感染以及败血症、心内膜炎，但对肠球菌、革兰阴性杆菌、肺炎支原体等不敏感。

3. 该类药物最主要的特点是对各类厌氧菌有强大抗菌作用。

4. 本类药物首选于金黄色葡萄球菌引起的骨髓炎。

5. 不良反应主要是胃肠道反应，如呕吐、腹泻等，长期用药可引起二重感染、假膜性肠炎。

## 七、磺胺类

（一）基本药品——磺胺嘧啶、复方磺胺甲噁唑（复方新诺明、抗菌优）

> ♫ **歌诀**

临床现今已少用

基药遴选只两种

磺胺嘧啶抗菌优

后者复方新诺明

磺胺三类选中效

广谱抑菌甚杀菌

> 📇 **注释**

1. 目前，磺胺类抗菌药的临床应用日趋减少，这是因为抗生素和人工化学合成的喹诺酮类药物的快速发展以及细菌对磺胺的耐药和不良反应已成为突出的问题。因此，国家基本药品只选了两种肠道易吸收类中效药，即磺胺嘧啶和抗菌优（复方新诺明、复方磺胺甲噁唑）。

2. 磺胺类是人工化学合成的对氨苯磺酰胺衍生物，一般分为三大类，即用于全身感染的肠道易吸收类、用于肠道感染的肠道难吸收类以及外用磺胺类，肠道易吸收类又根据半衰期（$t_{1/2}$）进一步分为短效类、中效类、长效类。常用药物参见图1-4。

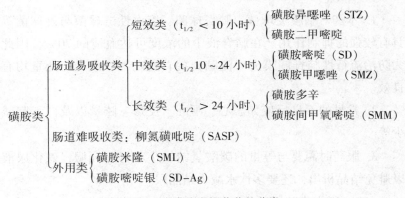

图1-4 磺胺类抗菌药的分类

3. 磺胺类药物属广谱抑菌药，对大多数革兰阳性菌和革兰阴性菌有良好抗菌活性，且价格低廉。既可内服，又能外用；既有吸收作用，又有局部作用；既用于治疗内科、儿科、妇科病，也能用于外科烧伤与眼科感染；既可单用，又可联合其他药物发挥协同作用（特别是与甲氧苄啶合用甚至呈现杀菌作用，见后文）；既能治疗疾病，也能预防疾病，因此临床上仍在继续应用。

对磺胺最敏感的细菌是 A 群链球菌、肺炎球菌、脑膜炎奈瑟菌、淋病奈瑟菌、鼠疫耶氏菌和诺卡菌属。

（二）磺胺嘧啶

 歌诀

无论成人与儿童

防治"流脑"到如今
尚抑溶链淋肺球
白球可少呕疹晕
同服等量小苏打
减少尿晶水多饮

📖 注释

1. 本药对脑膜炎球菌、肺炎球菌、溶血性链球菌与淋球菌等具有较强的抑制作用。在脑脊液中的浓度可达血清的 70%，因此为防治流行性脑脊髓膜炎（流脑）的首选药物，成人与儿童均有良效。

2. 常见的不良反应如恶心、呕吐、皮疹、眩晕以及白细胞减少等。

3. 服药时需要与等量的碳酸氢钠（小苏打）同服，碱化尿液以避免结晶析出，还要多饮水减少结晶尿。

（三）复方磺胺甲噁唑（复方新诺明、抗菌优）

 歌诀

抗菌优是商品名
"二甲" 五比一组成
甲氧苄啶甲噁唑
双重阻断呈杀菌
应用广泛毒性低
增效数十倍活性

📖 注释

1. 复方磺胺甲噁唑 "二甲" 组成，即磺胺甲噁唑（SMZ）与甲氧苄啶（TMP）按 5 : 1 制成。

2. 该复方药的抗菌机制是双重阻断：①磺胺的作用机制是竞

争性抑制了二氢蝶酸合酶。对磺胺敏感的细菌，在生长繁殖过程中不能利用现成的叶酸，必须以二氢蝶啶、对氨苯甲酸（PABA）为原料，在二氢蝶酸合酶作用下生成二氢蝶酸，后者与谷氨酸生成二氢叶酸（$FH_2$），在 $FH_2$ 还原酶催化下，$FH_2$ 还原成四氢叶酸（$FH_4$），$FH_4$ 活化后，作为一碳单位的辅酶参与 DNA 合成，由于磺胺与 PABA 结构类似，可与 PABA 竞争二氢蝶酸合酶，阻止 $FH_2$ 合成，从而发挥了抑菌作用；②SMZ 抑制二氢蝶酸合酶，TMP 抑制 $FH_2$ 还原酶，两药合用可发挥双重阻断作用，协同阻断四氢叶酸（$FH_4$）合成，其抗菌活性是两药单独等量应用时的数倍至数十倍，甚至呈现杀菌作用，并减少细菌的耐药性，且抗菌谱扩大。如对磺胺耐药的细菌如大肠埃希菌（大肠杆菌）、伤寒沙门菌和志贺菌属，对复方新诺明仍然敏感。

3. 复方新诺明商品名抗菌优，广泛应用于泌尿道感染、上呼吸道感染、气管炎以及霍乱、伤寒、肠道感染等。

4. 复方磺胺甲噁唑毒性低，其不良反应与磺胺药及 TMP 的相似。前者如过敏、泌尿道损害；后者可引起叶酸缺乏症，导致巨幼红细胞贫血，白细胞减少及血小板减少等。由于细菌 $FH_2$ 与 TMP 的亲和力比哺乳动物高 5 万至 10 万倍，故 TMP 对人体毒性很小。

## 八、喹诺酮类

（一）基本药品——诺氟沙星（氟哌酸）、环丙沙星（环丙氟哌酸）、左氧氟沙星（左克）、莫西沙星

 歌诀

三代选三四代单

左克"环丙"氟哌酸

莫西沙星第四代

抗菌阴阳异靶点

呼吸泌尿生殖肠

感染勿忘药首选

**注释**

1. 喹诺酮类的国家基本药品遴选了 4 种，即诺氟沙星（氟哌酸）、环丙沙星（环丙氟哌酸）、左氧氟沙星（左克）与莫西沙星，均为氟喹酮类。

喹诺酮类抗菌药迄今已有四代：第一代为萘啶酸，第二代为吡哌酸，第三代为 20 世纪 80 年代以来研制的氟喹酮类，第四代为 90 年代后期研制的氟喹酮类，参见图 1-5。

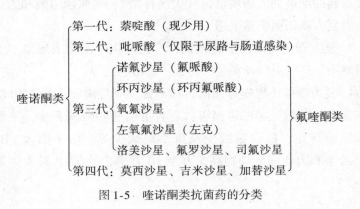

图 1-5 喹诺酮类抗菌药的分类

2. 关于作用机制，本类药物对革兰阴性菌和革兰阳性菌的作用靶点不同。①DNA 回旋酶是喹诺酮类抗革兰阴性菌的重要靶点。为使转录或复制得以继续，细菌的 DNA 回旋酶必须不断地与正超螺旋部位的前后两条双螺旋片段结合，即呈现开口活性与封口活性，最终使正超螺旋变为负超螺旋，喹诺酮类药物通过形成 DNA 回旋酶–DNA–喹诺酮三元复合物，抑制酶的开口活性与封口活性，从而阻止 DNA 复制而达到杀菌作用。②拓扑异构酶Ⅳ是喹诺酮类抗革兰阳性菌的重要靶点。该酶具解环连活性，在 DNA 复制过程中，可将环连的子代 DNA 解环。喹诺酮类通过对拓扑异构酶Ⅳ的抑制作用，干扰细菌 DNA 复制。

3. 氟喹酮类临床用途广，用来治疗呼吸系统感染、泌尿生殖系统的感染以及肠道感染与伤寒等。①呼吸系统感染。左氧氟沙星、莫西沙星与万古霉素合用，首选于治疗青霉素高度耐药的肺炎球菌感染；氟喹酮类可替代大环内酯类用于支原体肺炎、衣原体肺炎与嗜肺军团菌引起的军团病。②泌尿生殖道感染：环丙沙星、加替沙星与氧氟沙星与 β-内酰胺类同为首选药；用于淋病、宫颈炎，环丙沙星是铜绿假单胞菌（绿脓杆菌）尿道炎的首选药，氟喹酮类对敏感菌所致的急、慢性前列腺炎以及复杂性前列腺炎均有较好疗效。③肠道感染与伤寒。氟喹酮类首选于治疗志贺菌引起的急、慢性菌痢和中毒性痢疾以及沙门菌引起的胃肠炎，对沙门菌引起的伤寒或副伤寒，应首选氟喹酮类或头孢曲松。此外本类药物还可用于旅行性腹泻。

4. 由于氟喹酮类药物种类较多，用于治疗上述感染时要注意首选何种药物，是单用还是联用，必须要记忆清楚。

（二）环丙沙星（环丙氟哌酸）

 歌诀

> 抗菌活性本类佼
>
> 主治感染它耐药
>
> 绿脓感染肠肺球
>
> 金葡军团淋菌好
>
> 胃肠过敏反应多
>
> 关节损害见儿少

### 注释

1. 环丙沙星口服吸收不完全，学名环丙氟哌酸。体外抑菌试验中，本药抗菌活性高于多数氟喹酮类药物。

2. 临床上主要用于对其他抗菌药耐药的革兰阴性杆菌所致的呼吸道、泌尿生殖道、消化道、骨与关节和皮肤组织感染，尤其是铜绿假单胞菌（绿脓杆菌）、流感杆菌、肠球菌、肺炎球菌、金黄色葡萄球、军团菌、淋球菌（奈瑟菌属）等引起的感染疗效更好。

3. 环丙沙星主要的不良反应是胃肠道反应、变态反应等。胃肠道反应常见胃部不适、消化不良、恶心、腹泻等症状，一般不严重，患者可耐受；变态反应主要是皮疹、皮肤瘙痒较多见，也可见血管神经性水肿，少数患者有光敏反应。

4. 临床上发现儿童用药后可出现关节病与关节水肿，这是因为环丙沙星对幼龄动物负重关节的软骨有损伤作用，故少年儿童不宜适用本药。

（三）左氧氟沙星（左克）

### 歌诀

生物利用度极高
抗菌活性环丙超
八五原形尿排泄
难治感染亦良效
尚可治疗结核病
不良反应几最少

### 注释

1. 左氧氟沙星是消旋氧氟沙星的左旋体，口服生物利用度接近100%。

2. 本药的抗菌活性是氧氟沙星的 2 倍，对耐药金黄色葡萄球菌、表皮葡萄球菌、链球菌和肠球菌的活性强于环丙沙星，对厌氧菌、支原体、衣原体及军团菌也有较强的杀菌作用。

3. 本药对敏感菌引起的多种急慢性感染、难治性感染均有良好效果。

4. 本药可作为第二代抗结核药与其他抗结核药合用，且与其他抗结核药物无交叉耐药性。

5. 本药不良反应发生率低于多数喹诺酮类药物，几乎在本类药物中最低，主要不良反应还是胃肠道反应。

（四）莫西沙星

 歌诀

> 抗菌活性更增强
>
> 尤其"革阳"菌厌氧
>
> 半衰期长日一次
>
> 反应更小价较昂
>
> 哺乳妇女儿童禁
>
> 注意 QT 段延长

注释

1. 本药为第四代的氟喹酮类，抗菌活性更强，尤其对革兰阳性菌与厌氧菌。

2. 本药半衰期较长，每日只需口服一次，连用 5 ~ 10 天。不良反应更小，但价格较昂贵。

3. 本品禁用于哺乳期妇女与儿童。

4. 心脏病患者慎用本品，注意 QT 间期（段）延长。

# 九、硝基咪唑类（甲硝唑、替硝唑）

参见本章第二节抗阿米巴病药及抗滴虫病药基本药品。

## 十、硝基呋喃类

### (一) 基本药品——呋喃妥因 (呋喃坦啶)

 歌诀

抑杀多数革阳阴
效差绿脓与变形
抗菌机制还原酶
全身感染不能用
本品多用于"尿感"
异同此较痢特灵

注释

1. 呋喃妥因与呋喃唑酮化学结构都属于硝基呋喃类。呋喃妥因或称呋喃坦啶，对多数革兰阳性、阴性菌具有抑菌或杀菌作用，但对铜绿假单胞菌与变形杆菌属不敏感。

2. 呋喃妥因抗菌机制不清，可能是敏感菌将药物代谢为高活性还原物质，该物质损伤细菌 DNA；或者是该药抑制了细菌乙酰辅酶 A，导致其糖代谢障碍。

3. 呋喃妥因口服吸收迅速，药物在血液中被快速破坏，不能用于全身性感染。

4. 呋喃妥因的 40%～50% 以原形自肾脏迅速排泄，棕色代谢产物使尿液改变颜色，主要用于大肠杆菌（大肠埃希菌）、肠球菌和葡萄球菌引起的泌尿道感染，如肾盂肾炎、膀胱炎、前列腺炎和尿路炎等。

5. 呋喃唑酮商品名痢特灵，口服不易吸收，主要在肠道生效，抗菌谱类似呋喃妥因。临床上主要用于治疗肠道感染性疾病如肠炎、痢疾、霍乱等。还可用于治疗胃、十二指肠溃疡，这与本药抗幽门螺杆菌有关，因为幽门螺杆菌与溃疡病有病因学联系。

（二）呋喃唑酮与呋喃妥因的比较

呋喃唑酮与呋喃妥因同属硝基呋喃类，有相同之处，也有不同之处，现将两药的药理特点进行比较（表1-3）。

表1-3　呋喃唑酮与呋喃妥因的比较

| 药理特点 | 呋喃唑酮 | 呋喃妥因 |
| --- | --- | --- |
| 药动学 | 口服不易吸收<br>少量吸收部分由尿排出 | 口服吸收迅速<br>40%~50%以原形自身排出 |
| 抗菌谱 | 对多数革兰阳性、阴性菌均具抑菌和杀菌作用 | 与呋喃唑酮相似 |
| 抗菌机制 | 因口服很少吸收，主要在肠道发挥作用 | 敏感菌将药物代谢为高活性还原物质，使还原物质损伤细菌DNA；或者是该药抑制了细菌乙酰辅酶A，导致其糖代谢障碍 |
| 临床用途 | 主要治疗肠炎、痢疾、霍乱<br>治疗消化性溃疡<br>栓剂治疗滴虫性阴道炎 | 主要用于大肠杆菌、肠球菌、葡萄球菌引起的泌尿道感染，还可治疗前列腺炎 |
| 不良反应 | 常见恶心、呕吐、腹泻等胃肠反应<br>偶见皮疹、药物热、哮喘等变态反应 | 同呋喃唑酮 |

# 十一、抗结核药

（一）基本药品——异烟肼（雷米封）、利福平、链霉素、吡嗪酰胺、乙胺丁醇、对氨水杨酸

🎵 **歌诀**

> 基药六种第一线
>
> 传统新型宜首选
>
> 异烟肼与利福平
>
> 链霉素和吡嗪胺
>
> 乙胺丁醇一线五
>
> 二线对氨水杨酸

📅 **注释**

1. 目前用于临床的抗结核药种类很多，根据药理特点分为三种：第一线抗结核药、第二线抗结核药以及新一代抗结核药。通常将疗效高、不良反应少，病人较易耐受的称为第一线抗结核药，而将不良反应较大，疗效较差，主要用于对一线药产生耐药性或与其他抗结核药配伍使用的称为第二线抗结核药。近年来，又开发出一些疗效较好，不良反应相对较小的新一代抗结核药（图1-6）。

图 1-6　抗结核病药分类及常用药

2. 传统第一线有异烟肼、链霉素，新型第一线有利福平、吡嗪酰胺、乙胺丁醇。

（二）异烟肼（INH、雷米封）

♪ 歌诀

杀菌力强反应少

活动结核首选好

早期轻症单独用

规范化疗联用巧

肝功血象动态观

代谢类型定给药

📓 注释

1. 异烟肼水溶性好且性质稳定，与其他抗结核药相比具有杀菌力强，不良反应少，可口服且价格低廉的特点。

2. 本药对生长旺盛的活动期结核杆菌有强大杀菌作用，是治疗活动性结核的首选药物，也是各种类型结核病患者的首选药。

3. 本药对早期轻症肺结核或预防用药时可单独使用，规范化治疗时必须联合使用其他抗结核药，巧妙组成一定的化疗方案以防止或延缓耐药性的产生，对粟粒型结核和结核性脑膜炎应加大剂量，延长疗程。

4. 因抗结核药应用要全程、规律、早期、联合、适量，至少需要 6 个月治疗时间，因此特别要注意不良反应的发生，应动态观察肝功能与血象改变。因为 INH 可损伤肝细胞，使转氨酶水平升高，少数患者可出现黄疸，严重时出现肝小叶坏死；长期用药还可能出现溶血性贫血、粒细胞减少、血小板减少等。

5. INH 大部分在肝脏内乙酰化为无效的乙酰异烟肼和异烟酸，乙酰化过程即代谢类型，遗传因素是影响异烟肼乙酰化速度的主要原因。我国人群中 INH 代谢类型的分布：快代谢型约占 50% 、慢代谢型者约占 26% 、中间型约为 24% 。临床上根据不同患者的代谢类型确定给药方案：若每日给药则代谢慢者不良反应相对重而多；若采用间歇给药则代谢快者疗效相对较差。

（三）利福平（RFP）

 **歌诀**

> 抗菌谱广且强盛
>
> 不仅结核与麻风
>
> 多种革阴阳球杆
>
> 抗衣原体需高浓
>
> 联用各型结核病
>
> 定期复查肝功能

**注释**

1. 利福平抗菌谱广且作用强大，对静止期和繁殖期的细菌均有作用。

2. 利福平不仅对结核杆菌及麻风杆菌有作用，也可杀灭多种革兰阳性和革兰阴性球菌如金黄色葡萄球菌（简称金葡菌）、脑膜炎球菌等，对革兰阴性杆菌如大肠杆菌、变形杆菌、流感杆菌也有抑制作用。

3. 利福平高浓度时对沙眼衣原体与病毒也有作用，局部用药可用于沙眼、急性结膜炎及病毒性角膜炎。

4. 利福平与其他抗结核药联合使用可治疗各种类型的结核病，包括初治和复治。与 INH 合用治疗初发患者，并可降低结核性脑膜炎的病死率和后遗症；与 EMB、PZA 合用对复治患者有良效。

5. 长期大量使用 RFP 可出现黄疸、肝大、肝功能减退，不良反应在慢性肝病、酒精中毒患者、老年患者更易发生，故用药期间应定期复查肝功能。

附注：利福平与异烟肼药理特点比较见表 1-4。

表1-4 利福平与异烟肼的比较

| 作用特点 | 利福平（RFP） | 异烟肼（INH） |
|---|---|---|
| 抗菌作用 | 1. 广谱抗菌，对结核麻风强，作用与 INH 相当<br>2. 对多种革兰阳性、革兰阴性菌有效<br>3. 对沙眼衣原体与病毒也有作用<br>4. 机制：特异性与 RNA 多聚酶结合，阻碍 mRNA 合成 | 1. 对结核杆菌有很强的抑制和杀菌作用<br>2. 对繁殖期和静止期的结核菌均有效<br>3. 单用易耐药<br>4. 机制：抑制分枝菌酸生物合成，从而抑制 DNA 的合成 |
| 临床应用 | 1. 治疗各型肺结核，包括初治及复发患者<br>2. 也可治疗麻风和耐药金葡菌及其他敏感菌感染 | 各种类型结核的首选药 |
| 不良反应 | 1. 胃肠道反应<br>2. 肝毒性<br>3. 流感综合征 | 1. 周围神经炎<br>2. 肝毒性<br>3. 粒细胞减少、皮疹等 |

## （四）乙胺丁醇（EMB）

 歌诀

较强抑菌与杀菌

干扰 RNA 合成

他菌对其不敏感

单用易有耐药性

主治结核肺内外

注意球后视神经

**注释**

1. 乙胺丁醇（EMB）对繁殖期结核杆菌有较强的抑制作用，其作用机制为与 $Mg^{2+}$ 络合，干扰 RNA 合成，从而抑制结核杆菌。

2. EMB 对其他细菌无效。

3. 本药单独应用易产生耐药性、降低疗效，因此常联合其他抗结核药共用。

4. 本药用于各型肺结核和肺外结核。与 INH、RFP 合用治疗初治患者；与 RZP、卷曲霉素合用治疗复治患者，特别适用于经链霉素和 INH 治疗无效的患者。

5. 本药在治疗量下较为安全，但连续大量使用 2～6 个月后可产生严重不良反应，如球后神经炎引起的弱视、色盲和视野缩小。

（五）其他一线抗结核药——链霉素（SM）、吡嗪酰胺（PZA）

**歌诀**

> 首个链霉抗痨药
> 不及"异""利"疗效好
> "结脑"效差易过敏
> 吡嗪酰胺"转酶"高
> 吡嗪单用易耐药
> 酸性环境效强超

**注释**

1. 其他一线抗结核药指链霉素（SM）与吡嗪酰胺（PZA）。链霉素是第一个有效抗结核病药，在体内仅有抑菌作用，疗效不及 INH 与 RFP，但对土拉菌病和鼠疫有特效。

2. 链霉素穿透力弱，不易进入细胞，不易渗入纤维化、干酪化病灶，也不易通过血脑屏障和细胞膜，因此对结核性脑膜炎疗效最差，需采用特殊的鞘内注射给药方式。

3. 链霉素的主要不良反应是变态反应以及损伤第八对脑神经（前庭蜗神经）导致耳毒性，肾毒性较为少见。

4. 吡嗪酰胺（PZA）长期大量使用了可发生严重肝损害，表现为转氨酶水平增高，黄疸甚至肝坏死，因此肝功不良者慎用，用药期间应定期检查肝功能。

5. PZA 口服易吸收，单独使用易产生耐药性，与 INH、RFP 合用有协同作用，是联合用药的重要成分。

6. PZA 在酸性环境下对结核杆菌有较强的抑制和杀菌作用，故能在细胞内有效杀灭结核杆菌。

（六）第二线抗结核药——对氨基水杨酸钠（PAS）

♩ 歌诀

二线抗痨有若干

基药对氨水杨酸

对氨仅抑胞外菌

抗菌谱窄可损肝

抑菌机制同磺胺

不良反应亦相般

注释

1. 二线抗结核药有卷曲霉素、乙硫异烟胺、环丝氨酸与对氨基水杨酸钠（PAS）等 8 种，PAS 是二线抗结核药的代表药物。

2. PAS 仅对细胞外的结核杆菌有抑菌作用、抗菌谱窄，长期大量使用可出现肝功能损害。

3. PAS 抗结核菌机制同磺胺，即竞争抑制二氢蝶酸合酶，阻止 $FH_2$ 合成，从而抑制结核杆菌的繁殖。

4. PAS 不良反应也与磺胺类似，主要是胃肠道反应和变态反应。

## 十二、抗麻风病药

基本药物——氨苯砜（DDS）

♪ 歌诀

传统首选氨苯砜

不良反应常溶贫

巯苯咪唑是新型

氯法齐明利福平

通常合用疗各型

罗红克拉亦堪用

📅 注释

1. 氨苯砜（DDS）是传统上治疗麻风的首选药，也是唯一入选的国家基本药品。其抗菌谱与磺胺类相似，抗菌机制亦与磺胺相同。

2. 本药较常见的不良反应是溶血性贫血乃至发绀，葡萄糖-6-磷酸脱氢酶（G-6-PD）缺乏者更易发生。

3. 巯苯咪唑商品名为麻风宁，是新型抗麻风药，疗效较砜类好，其优点是疗程短、毒性小，不易蓄积，患者易于接受，适用于治疗各型麻风及砜类过敏者。

4. 其他如氯法齐明（氯苯吩嗪）与利福平，利福平杀灭麻风杆菌作用较氨苯砜快，毒性小。

5. 上述抗麻风病药常联合使用治疗各种类型的麻风病，既能提高疗效，又可减轻不良反应，且能延缓耐药性的产生。

6. 大环内酯类药物如罗红霉素、克拉霉素亦具抗麻风作用，而且不良反应较轻。

## 十三、抗真菌药

（一）基本药品——氟康唑、伊曲康唑、两性霉素 B、卡泊芬净

♪ **歌诀**

抗真菌药深浅分
深部白念新隐菌
浅疾各种癣菌致
"四基"皆抗真菌深
伊曲康唑尚抗浅
卡泊芬净结构新

**注释**

1. 抗真菌药指具有抑制或杀灭真菌生长或繁殖的药物，一般分为两大类：抗表浅部真菌感染和抗深部真菌感染。

2. 抗深部真菌药，如抗白色念珠菌和新型隐球菌；抗表浅部真菌，如抗各种癣菌药。

3. 国家基本药品遴选了氟康唑、伊曲康唑、两性霉素 B 与卡泊芬净。这 4 种药都是深部抗真菌感染药，而伊曲康唑广谱，不仅能抗深部真菌，而且抗浅部真菌感染（图 1-7）。

4. 卡泊芬净是一种发酵产物丰合成的脂肽化合物，其结构不同于其他抗真菌药。

图 1-7　抗真菌药分类及常用药

（二）氟康唑

 歌诀

活性十倍酮康唑

广谱口服和注射

首选隐球脑膜炎

念珠感染效亦可

不良反应发生少

空腹疗程是几何

 注释

1. 唑类抗真菌药是目前抗真菌药中最有发展前途的一类。酮康唑是第一个广谱口服抗真菌药，但氟康唑活性 10 倍于酮康唑，既可口服，又能注射。

2. 本药首选用于隐球菌性脑膜炎，对念珠菌性口咽炎、食管炎疗效亦可。

3. 不良反应发生率较低，可有恶心、腹痛、皮疹等，禁用于孕妇。

4. 本品口服吸收 90%，空腹服药，1～2 小时达血药高峰。

5. 注意疗程时间。隐球菌性脑膜炎疗程 12 周以上，念珠菌性口咽炎、食管炎疗程 3 周以上。

（三）卡泊芬净

 歌诀

严重侵袭真菌病

首选卡泊芬净定

抑制合成葡聚糖

面肿疼痒"气管痉"

本病治疗应分层

较轻康唑与"两性"

📖 **注释**

1. 本品首选于侵袭性真菌病较严重者，其作用机制乃是抑制了丝状真菌和酵母菌细胞壁的一种基本成分——葡聚糖的合成，从而发挥了抗真菌的作用。

2. 本品疗程 14 天，不良反应有面肿、皮疹、瘙痒与支气管痉挛等。

3. 侵袭性真菌病应分层次治疗。较轻的粒细胞缺乏患者首选药物为两性霉素 B，对于非粒细胞缺乏较轻的患者，首选药物为氟康唑、伊曲康唑或两性霉素 B，对于严重患者，则应首先采用卡泊芬净治疗。

## 十四、其他抗菌药——小檗碱（黄连素）

🎵 **歌诀**

黄连主含小檗碱

抗菌作用较广泛

适用感染性腹泻

主治痢疾胃肠炎

强心扩冠又利胆

心律失常亦能缓

📖 **注释**

1. 黄连主含小檗碱（黄连素）、黄连碱、甲基黄连碱等多种生物碱，其抗菌作用较为广泛。黄连素能对抗病原微生物，对多种细菌如痢疾杆菌、结核杆菌、肺炎球菌、伤寒杆菌及白喉杆菌等都有抑制作用，其中对痢疾杆菌作用最强。

2. 小檗碱（黄连素）适用于感染性腹泻，临床上主要用来治疗细菌性痢疾、溃疡性结肠炎与细菌性肠胃炎，其副作用较小，偶有恶心、腹痛等。

3. 本品还有强心、扩张冠状动脉、抗心律失常、抗溃疡、降脂、利胆等作用。

## 十五、抗病毒药

（一）基本药品——阿昔洛韦（无环鸟苷）、利巴韦林（病毒唑）、更昔洛韦、奥司他韦、恩替卡韦、索磷布韦维帕他韦、替诺福韦二吡呋酯、重组人干扰素、艾滋病用药。

🎵 歌诀

> 抗病毒药二三分
> 基药遴选共九种
> 化学结构核苷类
> "阿昔更昔利巴林"
> 尚有"四韦"干扰素
> 艾滋用药注释明

📅 注释

1. 根据抗病毒药的主要用途本类药物可分为抗反转录病毒药与抗非反转录病毒药两大类。抗反转录病毒药指抗人类免疫缺陷病毒（HIV）药，主要有 3 种类型，即核苷酸反转录酶抑制剂（NRTI 类）、非核苷反转录酶抑制剂（NNRTI 类）与蛋白酶抑制剂（PI）。抗非反转病毒药又包括三类：核苷类抗病毒药、非核苷类抗病毒药和免疫增强剂（图 1-8）。

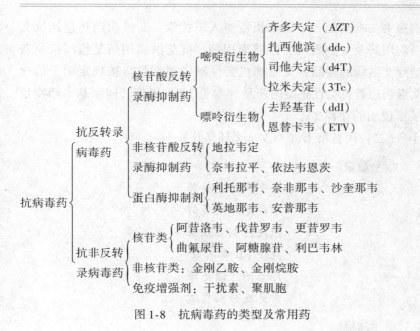

图 1-8 抗病毒药的类型及常用药

病毒系细胞内寄生的微生物，利用宿主细胞代谢系统进行增殖复制，因此多数抗病毒药可同时作用于宿主细胞，因而对宿主产生毒性作用，如骨髓抑制、胃肠道反应、精神错乱等。20世纪70年代末，第一个较为安全有效的抗病毒药阿昔洛韦问世，被认为是抗病毒治疗的一大发展，但整体上讲，多数抗病毒药毒性较大，且临床疗效也不满意。近年来，整体疗效有了较大的改观。

2. 鉴于抗病毒药的现状，2018年版的"基药"选择了九个，参见上述抗病毒药基本药品。

3. 近来抗病毒药发展较为迅速，从分子生物学水平，针对病毒复制中的弱环节，选择药物提供的靶位，研制出不少对宿主细胞毒性相对较小的抗病毒药。其中，化学结构属核苷类的有阿昔洛韦、更昔洛韦与利巴韦林。

4. "四韦"指奥司他韦、恩替卡韦、索磷布韦维帕他韦与替诺福韦二吡呋酯；干扰素指重组人干扰素；艾滋病用药包括抗艾滋病用药及艾滋病机会性感染用药。抗艾滋病用药是指国家免费治疗艾滋病的药品；艾滋病机会性感染用药是指按规定用于治疗艾滋病患者机会性感染的药品（参见 2018 年版《国家基本药物目录》说明的注释2）。

（二）阿昔洛韦（ACV、无环鸟苷）

🎵 歌诀

> 首个广谱高效药
> 单纯疱疹现最好
> 强大抑制多聚酶
> 疱疹 EB 都有效
> 广泛治疗诸疱疹
> 常见反应肠胃道

▦ 注释

1. 阿昔洛韦是人工合成的嘌呤核苷类衍生物，它是 20 世纪 70 年代末第一个广谱、高效的抗病毒药，被认为是抗病毒治疗的一大进展。

2. 阿昔洛韦是目前最有效的抗 I 型和抗 II 型单纯疱疹病毒（HSV）药物之一。

3. 本药作用机制主要是对病毒 DNA 多聚酶呈强大抑制作用，对正常细胞几乎无影响。这是因为在被感染的细胞内在病毒腺苷激酶的催化下，阿昔洛韦转化为三磷酸无环鸟苷，后者明显抑制 DNA 多聚酶，从而阻滞了病毒 DNA 合成。

4. 本药除对单纯疱疹病毒（HSV）有效外，对水痘-带状疱疹病毒（VZV）、其他疱疹病毒与 EB 病毒都有抑制作用。

5. ACV 为 HSV 感染的首选药。口服或静脉注射可有效治疗单纯疱疹脑炎、生殖器疱疹、免疫缺陷患者单纯疱疹感染；局部应用可治疗疱疹性角膜炎、单纯疱疹和带状疱疹等，所以说是"广泛治疗诸疱疹"。

6. ACV 最常见的不良反应为胃肠道功能紊乱，如恶心、呕吐、腹泻等。

附注：更昔洛韦用于巨细胞病毒感染的防治，也可用于单纯疱疹病毒感染。

### （三）利巴韦林（三唑核苷、病毒唑）

♪ 歌诀

> 广谱人工合成药
> 七种病毒都有效
> 甲丙肝炎腺疱疹
> 流感 AB 合胞好
> 机制抑制脱氢酶
> 注意白细胞减少

### 注释

1. 利巴韦林是人工合成的一种鸟苷类衍生物，为广谱抗病毒药，对多种 DNA 和 RNA 病毒都有效。

2. 主要对七种病毒有良效，包括甲肝病毒（HAV）、丙肝病毒（HCV）、腺病毒、疱疹病毒、A 型和 B 型流感病毒和呼吸道合胞病毒。

3. 本药治疗呼吸道合胞病毒肺炎和支气管炎效果最佳，对 A 型和 B 型流感疗效亦好。通常以小颗粒气雾剂给药较好，亦可静脉点滴进行治疗。

4. 利巴韦林抗病毒机制有多个方面：经磷酸化而被激活后，通过抑制肌苷单磷酸脱氢酶，阻止肌苷酸转变为鸟苷酸而导致尿苷三磷酸盐缺乏，进而抑制了病毒 DNA 和 RNA 的合成；也能抑制病毒 mRNA 的合成。还可特异性抑制某些病毒蛋白质的合成，上述三方面机制主要是由于抑制了病毒的肌苷单磷酸脱氢酶。

5. 利巴韦林不良反应较少，较严重的是白细胞减少，但停药后可恢复正常。

（四）奥司他韦（达菲）

 **歌诀**

> 商品名称叫达菲
>
> 抑制神经氨酸酶
>
> 防治甲乙型流感
>
> 亚型"禽流"非典肺
>
> 不良反应消化异
>
> "三痛"白细胞降低

**注释**

1. 奥司他韦的商品名称叫达菲，其作用机制主要是抑制病毒的神经氨酸酶的活性而有效抑制病毒粒子在宿主的释放，从而抑制流感病毒的传播。

2. 本品用来防治甲、乙型流感；用来防治甲型流感的亚型——禽流感以及由沙斯冠状病毒引起的传染性非典型性肺炎。

3. 本品的主要不良反应有恶心、呕吐、腹泻、头痛咽痛腹痛（三痛）以及白细胞计数减少等。

（五）恩替卡韦、替诺福韦二吡呋酯（韦瑞德）、重组人干扰素（乙肝三基药）

**歌诀**

> 乙肝治疗基药三
>
> 恩替卡韦活动变
>
> 慢性较好"韦瑞德"
>
> 干扰素亦"慢活肝"

不良反应呕泻痛

损肾发热类"流感"

📖 **注释**

1. 治疗病毒性乙型肝炎的基药主要有 3 种, 简称乙肝三药。

2. 恩替卡韦为鸟嘌呤核苷类似物, 用于病毒复制活跃, 血清 ALT 持续升高或有活动病变的慢性成人乙型肝炎的治疗。

3. 韦瑞德是替诺福韦二吡呋酯的商品名, 对乙型肝炎的疗效较好。此外, 还可联合其他药物用来治疗艾滋病。

4. 重组人干扰素亦用于慢性活动性肝炎, 干扰素主要用于急慢性病毒感染性疾病。前者如流感及其他"上感"、病毒性心肌炎、流行性腮腺炎、乙型脑炎; 后者如慢性活动型肝炎、巨细胞病毒 (CMV) 性感染等。

5. 三药的不良反应有: ①恩替卡韦有呕吐、腹泻、腹痛等; ②韦瑞德损伤肾功能; ③干扰素具有一般生物制剂的反应, 即发热、流感样症状等。

(六) 索磷布韦维帕他韦 (丙通沙)

🎵 **歌诀**

本品两种药组成

"丙通沙"乃商品名

治疗丙肝效确切

杀灭所有基因型

总体不良反应小

头痛疲劳与恶心

📖 **注释**

1. 索磷布韦维帕他韦由两种药组成, 即索磷布韦与维帕他韦, 其商品名为丙通沙。本品是全球首个也是国内唯一一个口服、泛基因型、单一片剂的丙肝治疗新药, 是临床必需、疗效确切的药品。

2. 本品对所有基因型的丙肝病毒都有效，可以用于治疗基因1~6型丙肝病毒感染，甚至对十分罕见的基因7型丙肝病毒感染也有效。

3. 丙通沙总体不良反应发生率低，安全性好。头痛、疲劳和恶心是常见的不良反应。

（七）艾滋病（AIDS）用药——齐多夫定、奈韦拉平、沙奎那韦、利托那韦

 歌诀

三类机制各不同

鸡尾酒法疗效增

齐多夫定首选药

拉米肌苷常合用

严重感染首肌苷

不良反应肝胰心

注释

1. 抗艾滋病药物有三类，即核苷酸反转录酶抑制剂（NRTI）、非核苷酸反转录酶抑制剂（NNRTI）与蛋白酶抑制剂（PI），由于三类抗HIV药不同机制，故可获得协同作用。NRTI类首先被宿主细胞磷酸化，与内源性核苷三磷酸盐竞争反转录酶，并被插入DNA，进而导致DNA链合成终止；NNRTI类不需磷酸化激活，可直接结合到反转录酶，并破坏催化点从而抑制反转录酶；PI类阻止前体蛋白裂解，导致未成熟非感染性病毒颗粒堆积，进而产生抗病毒作用。

2. 鸡尾酒疗法是1995年推出的，即三类抗HIV药的3~4种不同组合，同时或序贯联合应用。研究证明联合用药可增强持续抑制艾滋病病毒复制作用，具有相加或协同作用，同时也延缓或阻止因HIV变异而产生的耐药性。鸡尾酒疗法来源于临床实践，

实践证明了它能延缓艾滋病的发病和延长病人的生命，但需终生维持治疗。

3. 齐多夫定是第一个上市的抗 HIV 药，也是治疗艾滋病的首选药，对 HIV 感染有效，可降低 HIV 感染患者的发病率，并延长其存活期；可显著减少 HIV 从感染孕妇到胎儿的子宫转移发生率；也能治疗 HIV 诱发的痴呆和血栓性血小板减少症。

4. 齐多夫定是脱氧胸苷衍生物，常与拉米夫定或去羟肌苷合用。拉米夫定为胞嘧啶衍生物，抗病毒作用机制与抗 HIV 药物齐多夫定相同；去羟肌苷为嘌呤衍生物，它与齐多夫定、拉米夫定皆属天然核苷类的人工合成品。

5. 严重 HIV 感染时首选去羟肌苷。本药为脱氧胸苷衍生物，特别适合于齐多夫定不能耐受者或治疗无效者。本药与齐多夫定或拉米夫定合用，再加上一种蛋白酶抑制剂或一种 NNRTI 类效果最好。在蛋白酶抑制剂中沙奎那韦毒性小，且与其他蛋白酶抑制剂之间无交叉耐药，因而常作为一线选用药。

6. 去羟肌苷主要经肾脏消除，血浆 $t_{1/2}$ 只有 $0.6 \sim 1.5$ 小时，但细胞内长达 $12 \sim 24$ 小时，故不良反应发生率较高，如肝炎、胰腺炎与心肌炎等。

# 第二节 抗寄生虫病药

## 一、抗疟药

（一）基本药品——氯喹、羟氯喹、伯氨喹、乙胺嘧啶与青蒿素类药物

 歌诀

三喹"息定"青蒿素

> 基药五种要记住
> 控制复发伯氨喹
> 控症氯喹青蒿主
> 抗疟对因又对症
> 作用部位胸成竹

📋 **注释**

1. 抗疟药国家基本药品有 5 种：氯喹、羟氯喹、伯氨喹、乙胺嘧啶与青蒿素类药物。

2. 抗疟药分为三类，常用药见图1-9。

抗疟药 ⎰ 主要用于控制症状的药 ⎰ 天然：奎宁、青蒿素
　　　　　　　　　　　　　　⎱ 人工合成 ⎰ 氯喹、羟氯喹、咯萘啶
　　　　　　　　　　　　　　　　　　　　⎱ 蒿甲醚、青蒿琥酯、双氢青蒿素
　　　　主要用于控制复发和传播的药：伯氨喹
　　　　主要用于病因性预防的抗疟药 ⎰ 乙胺嘧啶
　　　　　　　　　　　　　　　　　　⎱ 磺胺类和砜类

图 1-9　抗疟药的分类及常用药示意图

其中，主要用于控制症状的药，如氯喹、羟氯喹青蒿素；主要控制复发和传播的药，如伯氨喹；主要用于病因性预防的抗疟药如乙胺嘧啶（息疟定）。青蒿素类药物又包括青蒿素、双氢青蒿素、双氢青蒿素哌喹片、蒿甲醚、复方蒿甲醚与青蒿琥酯。其中，蒿甲醚为乙醚萃取青蒿素（黄蒿素）而获得的青蒿素衍生物，其抗疟作用为青蒿素的 10～20 倍，对恶性疟近期疗效达 100%！

3. 疟疾的治疗包括对因与对症。伯氨喹根治良性疟疾、防治间日疟复发，属对因治疗；氯喹主要控制症状，属对症治疗。

4. 上述抗疟药的分类依据了疟原虫生活史。关于疟原虫生活史，可分为人体内无性繁殖阶段和雌性蚊体内的有性繁殖阶段。人体内无性生殖阶段又分为原发性红细胞外期、红细胞内期、继

发性红细胞外期；雌性蚊体内的有性生殖阶段又有裂殖子、囊合子与子孢子的不同。

（二）氯喹

 **歌诀**

> 口服吸收快而全
> 胞内浓度远高血
> 高效快效且持久
> 间日三日恶性疟
> 尚抗肠外"阿米巴"
> 偶用狼疮"类风关"

**注释**

1. 本品口服吸收快而完全、充分，广泛分布于全身组织，红细胞内的浓度比血浆浓度高 10～20 倍。

2. 氯喹对间日疟原虫、三日疟原虫以及敏感的恶性疟原虫的红细胞内期裂殖子具有杀灭作用，其特点是高效、快效且持久。

3. 本品尚能抗肠外"阿米巴"，能杀灭阿米巴滋养体，可用来治疗阿米巴肝脓肿，因为氯喹在肝脏中的浓度比血浆浓度高数百倍。

4. 大剂量氯喹抑制免疫反应，偶尔用于红斑狼疮与类风湿关节炎等结缔组织疾病。

附注：羟氯喹的药理作用与氯喹相同，但毒性仅为氯喹的一半。

（三）伯氨喹

 **歌诀**

> 较强杀灭子孢子
> 间疟复发可防治
> 杀灭各种配子体

阻止各型疟恣肆
毒性较强大缺点
高铁 Hb 症可致

📇 **注释**

1. 伯氨喹对间日疟红细胞外期子孢子有较强杀灭作用，是防治间日疟复发的主要药物。与红细胞内期抗疟药如氯喹等合用能根治良性疟。

2. 本药杀灭各种疟原虫配子体，阻止各型疟疾传播。疗效良好，迄今尚无适当药物取代。其抗疟原虫的机制是损伤了线粒体，阻碍了电子传递。

3. 毒性较大是此药一大缺点，可引起头晕、恶心、呕吐、腹痛。多数人可出现高铁血红蛋白血症，少数特异质小剂量时也可导致高铁血红蛋白（Hb）血症。

（四）乙胺嘧啶（息疟定）

🎵 **歌诀**

商品名为息疟定
抑制增殖疟原虫
病因预防间日恶
作用持久一周正
还可治疗"弓虫病"
偶可红斑水疱疹

📇 **注释**

1. 乙胺嘧啶的商品名为息疟定，是二氢叶酸还原酶抑制剂，进而抑制裂殖体增殖的疟原虫。

2. 本品对某些恶性疟及间日疟的原发性红细胞外期有抑制作用，因而达到了较好病因预防的目的。

3. 本品排泄较慢，作用持久，可持续 1 周。不良反应少，偶可出现红斑样、水疱状药疹。

4. 乙胺嘧啶还可治疗弓形虫病，弓形虫病又称弓形体病。获得性弓形虫病可出现淋巴结肿大、肺炎、心肌炎等病变。

## 二、抗阿米巴病药及抗滴虫病药

基本药品——甲硝唑

 **歌诀**

> 肠内肠外作用强
>
> 杀灭阿米巴滋养
>
> 鞭毛滴虫疗效良
>
> 还抗革阳阴厌氧
>
> 脆弱杆菌尤敏感
>
> 吐泻恶心腹痛常

**注释**

1. 甲硝唑对肠内、外阿米巴滋养体有强大杀灭作用，治疗急性阿米巴痢疾和肠外阿米巴感染效果显著。

2. 本药还是治疗蓝氏贾第鞭毛虫病的有效药物，治愈率达 90%。

3. 甲硝唑对阴道毛滴虫有直接杀灭作用，口服后分布于阴道分泌物、精液和尿液中，对女性和男性泌尿生殖道感染均有良效。

4. 本药对革兰阳性或革兰阴性厌氧杆菌和球菌都有较强的抗菌作用，对脆弱类杆菌尤为敏感。常用于产后盆腔炎、败血症和骨髓炎等的治疗，也可与其他抗菌药合用防止外、妇科手术时厌氧菌感染。

5. 常见的不良反应主要是胃肠道反应、如恶心、呕吐、口干、口腔金属味感、腹痛与腹泻等。服药期间饮酒易致急性乙醛中毒，出现恶心、呕吐、腹痛、腹泻等。

附注：替硝唑与甲硝唑同属硝基咪唑类，其药理作用优于甲硝唑，而不良反应少而轻微，偶有消化道症状，如恶心、呕吐、食欲下降、口腔甜味感等。

## 三、抗利什曼原虫病药

基本药品——葡萄糖酸锑钠

 歌诀

> 本品实为五价锑
> 还原三价原虫抑
> 注射肝脾含量高
> 罕见"黑热"可治愈
> 注意先治并发症
> 不良反应要注意

注释

1. 本品为五价锑剂，在体内还原为三价锑，通过与巯基结合，对利什曼原虫产生抑制作用。

2. 本品注射后肝脾含量最高，药物浓集于脾中，为抗利什曼原虫创造了条件，但维持时间较短。

3. 我国的"黑热病"已基本消灭，仅有少数复发病例或耐药者需应用葡萄糖酸锑钠。本品治疗黑热病的近期疗效高达99%，2年复发率低于10%，复发病例可再用本品治疗。

4. 病情较重者，应注意先治并发症，如贫血或其他感染并积极给予支持疗法。

5. 要注意本药的不良反应，有时可能发生胃肠道反应如恶心、呕吐、腹泻等，偶见白细胞减少。此外，注射局部可有疼痛、肌肉痛等。

## 四、抗血吸虫病药

基本药品——环吡喹酮

 **歌诀**

> 特效环吡异喹酮
>
> 高效低毒短疗程
>
> 血肠肺肝华支睾
>
> 治疗各型吸虫病
>
> 还可用于"绦囊包"
>
> 少而短暂副作用

**注释**

1. 吡喹酮又称环吡异喹酮，是治疗血吸虫病的广谱特效药，具有高效、低毒、疗程短、口服有效的优点，现已完全取代传统治疗血吸虫病的酒石酸锑钾。

2. 吡喹酮治疗各型血吸虫病，适用于慢性、急性、晚期及有合并症的血吸虫病患者，也可用于治疗肠吸虫病、肺吸虫病以及肝脏华支睾吸虫病。

3. 还可治疗绦虫病和其幼虫引起的囊虫病、包虫病。本药也是治疗各种绦虫病的首选药，治愈率可达 90% 以上；治疗囊虫病，有效率 82%~98%。

4. 本药不良反应少而短暂，可出现腹痛、腹泻、头痛、眩晕、嗜睡等。

## 五、驱肠蠕虫药

基本药品——甲苯达唑

**歌诀**

> 高效低毒广谱药

蛔蛲钩绦都有效

机制之一抑代谢

其二 ATP 干扰

禁用肝肾不全者

不良反应较为少

### 注释

1. 甲苯达唑是广谱驱肠虫药，高效而低毒，对蛔虫、蛲虫、钩虫、绦虫等肠道蠕虫均有效。

2. 甲苯达唑抗蠕虫机制主要有两方面：其一是影响虫体生化代谢途径，抑制虫体对葡萄糖的摄取、导致糖原耗竭；其二是抑制线粒体延胡索酸还原酶系统，减少三磷酸腺苷（ATP）的合成，干扰虫体生存及繁殖而死亡。

3. 本药大剂量可致转氨酶水平升高、血尿、粒细胞减少、脱发等，故肝肾功能不全者禁用。

4. 本药口服吸收少，无明显不良反应，少数病例可有短暂腹痛与腹泻，偶见脱发、血尿等。

## 第三节  作用于神经系统的药物

### 一、麻醉药

（一）局部麻醉药

1. 基本药品——罗哌卡因、利多卡因（塞罗卡因）、丁吡卡因（布比卡因）

### 歌诀

局麻药阻钠通道

传入冲动难传导

药分两类有六种

基药选三为代表

麻法表浸传腰硬

不良反应相对少

📠 **注释**

（1）局部麻醉药简称局麻药（LA），能暂时、完全和可逆地阻断神经冲动的产生和传导。其作用机制是阻断电压门控性 $Na^+$ 通道，阻止膜通透性改变，使 $Na^+$ 不能进入细胞内，从而使传入冲动出现传导阻滞。

（2）局麻药分两类，即酯类与酰胺类。前者有两种而后者有4种（图1-10），国家基本药物遴选3种：罗哌卡因、利多卡因与布比卡因。

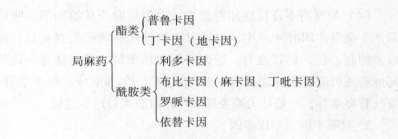

图1-10 局麻药的分类

（3）局部麻醉方法具体有5种：表面麻醉、浸润麻醉、传导麻醉、蛛网膜下腔麻醉（腰麻）、硬膜外麻醉（表1-5）。

表1-5 常用局麻方法及应用

| 局麻方法 | 选用药物 | 具体操作 | 临床用途 |
| --- | --- | --- | --- |
| 表面麻醉 | 丁卡因 | 涂于黏膜表面 | 五官科、食管、气管、泌尿道、生殖道 |

续表

| 局麻方法 | 选用药物 | 具体操作 | 临床用途 |
|---|---|---|---|
| 浸润麻醉 | 利多卡因、布比卡因 | 注入皮下或手术视野附近 | 浅表手术 |
| 传导麻醉 | 利多卡因、布比卡因、布比卡因 | 注射到外周神经干附近 | 四肢手术 |
| 蛛网膜下隙麻醉（脊髓麻醉、腰麻） | 利多卡因、丁卡因、普鲁卡因 | 注入蛛网膜下隙 | 下腹部、下肢手术 |
| 硬膜外麻醉 | 利多卡因、丁卡因、普鲁卡因 | 注入硬脊膜外腔剂量较腰麻大5~10倍 | 胸腹部手术 |

（4）局麻药不良反应相对较少，因为局麻药从给药部位吸收后产生全身作用时才产生，包括对中枢神经系统的先兴奋后抑制以及抑制心脏、扩张血管，进而引起血压下降，甚至休克。此外局麻药还可能引起变态反应（过敏反应），如荨麻疹、喉头水肿、支气管痉挛等，一般认为酯类局麻药比酰胺类易产生过敏。

2. 罗哌卡因、布比卡因

 歌诀

罗哌卡因强度大
传导麻醉与腰麻
"布比"四倍于"利多"
用于"传麻"浸润麻
两药长效而安全
皆可引起低血压

注释

（1）罗哌卡因麻醉强度大，是普鲁卡因的8倍，用于传导麻醉与腰麻（蛛网膜下隙麻醉）。

（2）布比卡因麻醉强度4倍于利多卡因，用于传导麻醉与浸润麻醉。

（3）罗哌卡因与布比卡因这两种药均较长效而安全，但都可引起低血压。

3. 利多卡因（塞罗卡因）

 歌诀

全能麻药利多卡

主用"传麻"与"硬麻"

效快作用强持久

特点安全范围大

心律失常也可用

室速室早首选它

 注释

（1）利多卡因又称塞罗卡因，是目前应用最多的局麻药，可用于各种形式的局部麻醉，有全能麻醉药之称。

（2）主要用于传导麻醉与硬膜外麻醉。

（3）利多卡因具有起效快、作用强而持久、穿透力强及安全范围大等特点，同时无扩张血管作用，对组织几乎没有刺激性。

（4）尚可用于抗心律失常，主要用于室性心律失常，如室性期前收缩、室性心动过速常首选本药治疗。

（二）全身麻醉药

1. 基本药品——氯胺酮、丙泊酚、七氟烷、瑞芬太尼、罗库溴铵

 歌诀

全麻基药选五种

> 吸入静脉为传统
>
> 七氟烷是吸入剂
>
> 静脉"氯胺"丙泊酚
>
> 罗库溴铵肌松药
>
> 瑞芬太尼属"镇痛"

 **注释**

（1）传统全麻药包括吸入麻醉药与静脉麻醉药，前者如七氟烷，后者如氯胺酮、丙泊酚等。2018 年全麻基药遴选了 5 种：其中氯胺酮、丙泊酚、七氟烷属于传统全麻药；瑞芬太尼、罗库溴铵属于复合全麻药：罗库溴铵是肌松药；瑞芬太尼属于镇痛药。

（2）七氟烷为含氟的吸入麻醉药，不引起过敏，对呼吸抑制与心血管系统影响般均较小；丙泊酚为短效静脉麻醉药，适用于门诊患者。

（3）罗库溴铵属于骨骼肌松弛药，作用维持半小时左右，为中时效的肌松药，用于气管插管，也可用于各种手术中肌松的维持。

（4）瑞芬太尼属于镇痛药，是一种短效的 μ 受体激动剂，用于麻醉诱导和全麻中维持镇痛。

2. 氯胺酮

**歌诀**

> 本品静脉麻醉药
>
> 注射三十秒抑脑
>
> 痛觉消失显而全
>
> 持续短暂血压高
>
> 用于短时小手术
>
> 复合麻醉能诱导

**注释**

（1）全身麻醉药简称全麻药，是一类作用于中枢神经系统，能可逆性引起意识、感觉和反射消失的药物，包括吸入性麻醉药和静脉麻醉药两大类。吸入性麻醉药，如乙醚、恩氟烷、异氟烷等；静脉麻醉药常用的是硫喷妥钠与氯胺酮，后者更常用。

（2）氯胺酮注射30秒即可抑制大脑与丘脑，镇痛明显而完全，但作用快速而短暂且能引起血压上升和脉率加快。

（3）主要用于短时手术与复合麻醉。复合麻醉是指同时或先后应用两种以上的药物或其他辅助药物，以达到完善的手术中和手术后镇痛以及满意的外科手术条件。此时，氯胺酮是作为其他全身麻醉药的诱导剂而使用的。

（三）麻醉辅助药——氯化琥珀胆碱、维库溴铵

**歌诀**

麻醉辅助两药选

维库溴铵与"琥胆"

后者肌松去极化

非去极化肌松前

一为中效一速效

适应手术与插管

**注释**

1. 麻醉辅助药基药遴选了两种，即氯化琥珀胆碱（琥胆）与维库溴铵。

2. 此二药皆属骨骼肌松弛药，其作用方式不同。氯化琥珀胆碱是去极化肌松药，维库溴铵是非去极化肌松药。前者肌肉松弛作用快，持续时间短，故易于控制，属速效肌松药；后者属中效肌松药，二药皆不宜于孕妇。

3. 二药皆适用于各种手术与气管插管。

## 二、镇痛、解热、抗炎、抗风湿、抗痛风药

（一）镇痛药

1. 基本药品——哌替啶（度冷丁）、芬太尼、普瑞巴林、吗啡

🎵 歌诀

镇痛药物三类分

基药四种三合成

吗啡天然镇痛药

普瑞巴林为新型

多易产生成瘾性

药政管理应谨慎

📋 注释

（1）镇痛药是指作用于中枢神经系统特定部位，选择性解除或减轻疼痛，并缓解不愉快情绪的药物。根据药理作用机制，镇痛药可分为三类：阿片受体激动药、阿片受体部分激动药以及其他镇痛药。分类是依据阿片受体的 μ 亚型而决定的（阿片受体主要分为 μ、δ、κ 3 种亚型），参见图 1-11。

镇痛药 {
　阿片受体激动药 {
　　吗啡
　　可待因 } 天然
　　哌替啶（度冷丁）
　　芬太尼 } 人工合成
　}
　部分激动药 {
　　喷他佐辛（镇痛新）
　　布托啡诺
　　纳布啡
　}
　其他类 {
　　中枢镇痛药：曲马多、普瑞巴林
　　布桂嗪（强痛定）
　　罗通定（延胡索乙素）
　}
}

图 1-11 镇痛药的分类示意图

其中，哌替啶（度冷丁）、芬太尼、普瑞巴林、吗啡是国家基本药物，前3种基药均为人工化学合成，吗啡则是天然镇痛药。

（2）普瑞巴林属于一种新型GABA（γ-氨基丁酸、γ-氨酪酸）受体激动剂，能阻断电压依赖性钙通道，减少神经递质的释放。临床可用于治疗外周神经痛、带状疱疹后神经痛以及癫痫单纯性部分性发作（局限性发作）。最常见的不良反应有头晕、嗜睡、口干、水肿等反应，但无成瘾性。

（3）本类药物易产生药物依赖性或成瘾性，故绝大多数归入管制药品之列。

2. 哌替啶（度冷丁）

♪ **歌诀**

> 临床常用注射剂
> 作用基本同吗啡
> 创伤术后癌镇痛
> 胆肾绞痛"解痉"需
> 人工冬眠麻醉前
> 心源哮喘效称奇

**注释**

（1）哌替啶又称度冷丁，是目前临床常用的人工合成镇痛药，临床常用其注射剂。

（2）本药主要激动 μ 型阿片受体，药理作用基本同吗啡。镇痛作用弱于吗啡，其强度为吗啡的 1/10～1/7，镇痛时间 2～4 小时（短于吗啡），镇静、呼吸抑制、扩血管等作用与吗啡相当。

（3）哌替啶可替代吗啡用于创伤、术后以及晚期癌症等各种剧痛，此外还用于心源性哮喘、麻醉前给药及人工冬眠。哌替啶用于心源性哮喘，疗效良好；麻醉前给予哌替啶，可消除患者的紧张和焦虑；与氯丙嗪、异丙嗪组成冬眠合剂，配合物理降温可帮助患者度过危险的缺氧缺能阶段。

（4）由于哌替啶可兴奋内脏平滑肌，故胆、肾绞痛时，哌替啶应与解痉药阿托品等合用。这些解痉药通常从颠茄、莨菪等生药中提取。

3. 芬太尼

 歌诀

强效短效镇痛剂

效比吗啡强百倍

适用各种急慢痛

术后术前辅麻醉

恶心呕吐眩晕致

禁用哮喘肌无力

注释

（1）芬太尼亦为 μ 受体激动剂，属短效、强效镇痛剂，其镇痛效能是吗啡的 100 倍。

（2）适用各种急、慢性疼痛与外科、妇科手术中及手术后的镇痛，还可与麻醉药合用，作为麻醉辅助用药。

（3）不良反应有恶心、呕吐、眩晕等。

（4）本药禁用于支气管哮喘、重症肌无力等。

4. 吗啡

 歌诀

中枢"二抑"与"三镇"

扩张血管脑与心

张力多增平滑肌

注意成瘾戒断症

用于锐痛肺水肿

急慢腹泻立止停

📖 **注释**

（1）吗啡是阿片中的主要生物碱，对中枢神经系统主要作用可概括为三镇二抑。三镇是：①镇痛作用（与激动阿片受体有关）；②镇静、致欣快作用（改善情绪反应）；③镇咳作用（直接抑制咳嗽中枢）。

二抑是：①抑制呼吸，使呼吸频率减慢，潮气量降低；②抑制免疫系统。其机制是抑制神经–内分泌–免疫网络调节以及抑制中枢淋巴器官。

（2）对心血管系统的作用表现为扩张心脑血管

1）扩张外周血管，降低外周阻力，易发生直立性低血压。

2）扩张脑血管，引起脑血流增加和颅内压增高。

（3）提高多数平滑肌与括约肌的张力

1）升高胃肠道平滑肌张力，减少其蠕动，易引起便秘。

2）引起胆道 Oddi 括约肌痉挛，引起上腹不适，甚至胆绞痛。

3）提高输尿管平滑肌及膀胱括约肌张力，引起尿潴留。

4）大剂量引起支气管平滑肌收缩，诱发或加重哮喘。

5）吗啡还可引起瞳孔括约肌收缩，使瞳孔缩小，但对子宫平滑肌张力反而降低，导致产妇分娩时程延长。

（4）在应用吗啡时，应注意其不良反应，特别要注意长期反复应用易产生的耐受性和药物依赖性。药物依赖性又可分为身体依赖性和精神依赖性，前者指一旦停药易产生难以忍受的不适感，如流泪、流涕、呕吐、腹泻、失眠、出汗等戒断综合征；后者是迫切要求再次用药的一种病态心理，它驱使患者不顾一切地强迫性用药以达到心情舒畅、情绪高涨、万物皆春、飘飘欲仙等欣快感，这就是所谓成瘾性。

（5）吗啡对多种疼痛均有效，特别是严重创伤、烧伤、手术等引起的剧痛和晚期癌症疼痛；对心肌梗死引起的剧痛，除缓解疼痛和减轻焦虑外，还可减轻心脏负担。

（6）吗啡对左心衰竭突发急性肺水肿引起的心源性哮喘有良效，可迅速缓解患者高度呼吸困难和窒息感，还能解除其焦虑、恐惧情绪。

（7）吗啡还用于止泻，适用于急、慢性腹泻以减轻症状，常用阿片酊或复方樟脑酊。

上述内容图解如表1-6。

表1-6　吗啡作用、用途、不良反应的内在联系

| 临床用途 | 药理作用 | 不良反应 |
|---|---|---|
| 用于各种绞痛← | 镇痛<br>镇静————<br>镇咳 | →嗜睡、眩晕 |
| 治疗心源性哮喘← | 抑制呼吸————<br>抑制免疫系统————<br>扩张心血管————<br>扩张脑血管———— | →急性中毒引起呼吸麻痹、昏迷<br>→易感染HIV病毒<br>→低血压、皮肤红<br>→高颅压 |
| 适用于急、慢性腹泻← | 提高多数平滑肌张力—<br><br>降低子宫张力———— | →便秘、尿潴留、胆绞痛、哮喘，<br>瞳孔缩小，甚至小如针尖<br>→延长产程 |

（二）解热镇痛、抗炎、抗风湿药

1. 基本药品——阿司匹林（乙酰水杨酸）、对乙酰氨基酚（扑热息痛）、吲哚美辛（消炎痛）、双氯芬酸（双氯灭痛）、布洛芬（异丁苯丙酸）、来氟米特、美沙拉嗪、青霉胺

 歌诀

两分法依选择性

国家基药有八种

扑热息痛抗炎差

"阿司""布洛"更常用

"环酶-2抑"少反应

抑制免疫两药新

📋 **注释**

（1）解热镇痛抗炎药是一类具有解热、镇痛、抗炎、抗风湿作用的药物，多为有机酸类化合物，有相似的药理作用、作用机制与不良反应，故又称非甾体抗炎药（NSAID）。此类药物共同机制是抑制体内前列腺素（PG）的生物合成，关键是抑制了体内环氧酶（COX）的生物合成。环氧酶有COX-1和COX-2两种同工酶，前者为结构型，后者为诱导型。本类药依据其对COX作用的选择性分为非选择性COX抑制药和选择性COX-2抑制药；按化学结构分为水杨酸类、苯胺类、吡唑酮类及其他有机酸类，参见图1-12。

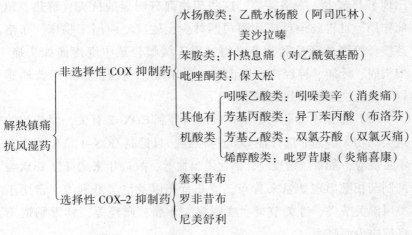

水杨酸类：乙酰水杨酸（阿司匹林）、美沙拉嗪

苯胺类：扑热息痛（对乙酰氨基酚）

非选择性COX抑制药

吡唑酮类：保太松

其他有机酸类

吲哚乙酸类：吲哚美辛（消炎痛）

芳基丙酸类：异丁苯丙酸（布洛芬）

芳基乙酸类：双氯芬酸（双氯灭痛）

烯醇酸类：吡罗昔康（炎痛喜康）

解热镇痛抗风湿药

选择性COX-2抑制药

塞来昔布

罗非昔布

尼美舒利

图1-12　解热镇痛抗炎药分类

（2）国家基本药物有八种，即上述基药八品。

（3）阿司匹林是本类药物的代表药，化学名乙酰水杨酸（详见后述）；美沙拉嗪化学名 5-氨基水杨酸，可抑制前列腺素炎性介质与白三烯的合成，从而达到抗炎作用。

（4）对乙酰氨基酚（扑热息痛）属于苯胺类，其解热镇痛作用与阿司匹林相似，但无明显抗炎作用，可能与其在外周组织对 COX 没有作用有关，本药主要用于退热和镇痛，短期使用不良反应轻，可有恶心、呕吐等不良反应。

（5）吲哚美辛（消炎痛）抗炎作用比阿司匹林强 10 ~ 40 倍，但不良反应多，可能引起上消化道溃疡、急性胰腺炎、再生障碍性贫血等；双氯芬酸（双氯灭痛）抗炎效应强于吲哚美辛，但血液系统的不良反应较多，如白细胞减少、血小板减少、溶血性贫血与再生障碍性贫血等，常用于类风湿关节炎、骨关节炎、痛经等的治疗。

（6）布洛芬是第一个应用于临床的丙酸类 NSAID，以后相继出现了萘普生、酮洛芬等，这些药物都有明显的抗炎、解热、镇痛作用，且胃肠道反应比阿司匹林少，故广泛应用于临床。布洛芬缓释胶囊的商品名为芬必得，用于缓解轻至中度疼痛如头痛、偏头痛、牙痛、神经痛、肌肉痛、关节痛、痛经，也用于普通感冒与流行性感冒引起的发热。

（7）鉴于本类药物的主要机制与抑制 COX-2 有关，而传统的这类药物大多为非选择性 COX 抑制药，且抑制 COX-1 常出现许多不良反应，如胃肠道反应、消化道出血等，故近年来选择性 COX-2 抑制药相继出现如塞来昔布、罗非昔布以及尼美舒利等，常用于类风湿关节炎、骨关节炎、腰腿痛、牙痛、痛经等，其胃肠道不良反应少而轻微。

（8）抑制免疫新增加两药，即来氟米特与青霉胺。前者抑制嘧啶的合成，从而直接抑制 T、B 淋巴细胞的增殖；后者抑制 IgG、IgM 的产生，使血清中抗原抗体复合物减少，具有明显的免疫抑制作用，进而达到抗炎、抗风湿的疗效。

2. 代表药物——阿司匹林（乙酰水杨酸）

 歌诀

解热镇痛效较强

缓解风湿大剂量

小量抗凝防血栓

冠心中风近提倡

胃肠反应最常见

少数过敏脑肾殃

注释

（1）阿司匹林及代谢产物水杨酸（柳酸）对 COX-1、COX-2 抑制作用相当，具有较强的解热、镇痛作用，用于头痛、牙痛、肌肉痛、痛经及感冒发热等，其机制是由于抑制中枢前列腺素 E（PGE）合成所致（PGE 是强烈的致热、致痛物质）。

（2）大剂量阿司匹林有明显抗炎、抗风湿作用，能迅速缓解风湿性关节炎的症状，这是因为本药抑制 COX-2 从而减少了 PG 合成。

（3）小剂量的阿司匹林能使 COX 活性中心丝氨酸乙酰化失活，不可逆地抑制血小板 COX，减少血小板中血栓素 $A_2$（$TXA_2$）的生成，从而影响血小板的聚集及抗血栓形成，达到抗凝作用。

（4）由于阿司匹林可防止血栓形成，故可用来防治缺血性心脏病和脑缺血患者：①用于防治不稳定心绞痛以及降低心肌梗死的病死率与再梗死率；②用于防治脑血栓形成，以及短暂脑缺血发作（TIA）等缺血性脑病。目前主张每日口服肠溶阿司匹林50～100mg，防止心脑血管梗死。

（5）阿司匹林抗风湿剂量大，长期应用不良反应较多，用于解热镇痛时由于剂量较小，故不良反应较轻。最常见的不良反应是胃肠道反应：①口服直接刺激胃黏膜，引起上腹不适，恶心、呕吐；②较大剂量可引起胃肠溃疡及无痛性胃出血。

（6）少数患者服用阿司匹林后可出现变态反应，如荨麻疹、血管神经性水肿和过敏性休克。某些哮喘患者用后可诱发或加重哮喘，称为"阿司匹林哮喘"。这是因为 PG 合成受阻，而由花生四烯酸生成的白三烯等产物增多，内源性支气管收缩物质居于优势，导致支气管痉挛，诱发哮喘。

（7）服用阿司匹林还可能累及脑与肾脏：①瑞夷综合征：儿童患流感、水痘、麻疹、流行性腮腺炎等使用阿司匹林退热时，偶可引起急性脂肪变性——脑病综合征，即瑞夷综合征，以肝衰竭合并脑病为突出表现；②影响肾功能：少数人特别是老年人，可引起水肿、多尿等肾小管功能受损的症状，偶见间质性肾炎、肾病综合征，甚至肾衰竭。

（三）抗痛风药——秋水仙碱、别嘌醇（别嘌呤醇）、苯溴马隆

♪ **歌诀**

> 秋水仙碱别嘌醇
> 苯溴马隆第三种
> 前二治疗急慢性
> 反复发作后者用
> 胃肠反应皆可见
> 别嘌呤醇较为轻

▦ **注释**

1. 痛风是人体内嘌呤代谢障碍引起的异质性代谢病。临床表现为高尿酸血症、急性关节炎反复发作、痛风石、尿结石与间质性肾炎等。遴选的抗痛风国家基本药物有 3 种，即秋水仙碱、别嘌醇与苯溴马隆。

2. 秋水仙碱对急性痛风性关节炎有选择性抗炎作用，可迅速缓解急性关节炎，纠正高尿酸血症；别嘌醇与丙磺舒合用于慢性

期，因慢性期要用降低尿酸的药物。降尿酸药有两类，即促进尿酸排泄药与抑制尿酸生成药，前者如丙磺舒（小剂量开始），后者如别嘌醇。苯溴马隆也属于尿酸排泄药，因而可抑制肾小球对尿酸的重吸收，强力促尿酸排泄，故能降低血尿酸浓度。用于反复发作的痛风性关节炎伴高尿酸血症及痛风石患者。

3. 这3种基药都能引起胃肠道反应，其中，秋水仙碱不良反应多，如恶心呕吐、腹痛腹泻等胃肠反应，严重时导致脱水、休克，此外，对肾与骨髓也有损害。别嘌醇不良反应少，偶见胃肠反应与皮疹。

## 三、抗震颤麻痹药

基本药品——金刚烷胺、苯海索（安坦）、多巴丝肼（美多巴）、普拉克索、溴隐亭

♪▶ **歌诀**

> 拟多巴胺抗胆碱
> 两类同用效明显
> 前者前体增激促
> 基药五种四选三
> 后者苯海索安坦
> 口干恶心诸药见

▦ **注释**

1. 中枢神经系统退行性疾病是指一组慢性进行性中枢神经组织退行变性而产生的疾病的总称，包括帕金森病（PD）、阿尔茨海默病（AD）、亨廷顿病（HD）、肌萎缩侧索硬化症等，帕金森病就是此类疾病的代表疾病之一。帕金森病又称震颤麻痹，典型症状为静止震颤、肌肉强直、运动迟缓和共济失调。曾称锥体外系疾病，很难治愈，故世界卫生组织（WHO）将每年的4月11日定

为世界帕金森病日。本病的发病机制是由于纹状体多巴胺浓度明显降低，造成了乙酰胆碱系统功能相对亢进。

经典的抗震颤麻痹（PA）药有两类，即拟多巴胺（DA）类药与抗胆碱药。

2. 拟多巴胺药通过直接补充多巴胺（DA）前体物或抑制DA降解而产生作用，抗胆碱药通过拮抗过高的胆碱能神经系统功能而缓解症状，两药合用可增加疗效。

3. 拟多巴胺类药包括多巴胺前体药、左旋多巴增效药、DA受体激动药与促DA释放药等四类，代表药物是左旋多巴、卡比多巴、溴隐亭、金刚烷胺。抗胆碱药有苯海索与苯扎托品，主要指盐酸苯海索，又称安坦，属于中枢M胆碱受体阻断药，国家基药遴选5种（图1-13）。

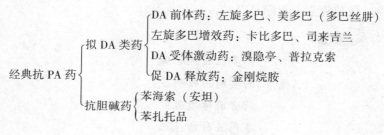

图1-13　经典抗PA药分类

4. 拟DA类药作用机制四方面、四种基药选择了三亚型：DA前体药多巴丝肼；DA受体激动药溴隐亭、普拉克索以及促DA释放药金刚烷胺。金刚烷胺或称金刚烷，是抗震颤麻痹国家药基本药物之一，它通过4种方式加强多巴胺的功能：①促进多巴胺进入脑循环；②增强多巴胺的合成、释放；③减少多巴胺的重摄取；④拮抗兴奋性氨基酸受体。多巴丝肼是复合剂，适用于原发性震颤麻痹（帕金森病）或症状性帕金森综合征（脑炎后和脑动脉硬化所致）。普拉克索是多巴胺$D_3$受体激动剂，单独或与左旋多巴合用于治疗帕金森病。溴隐亭主要激动 $D_2$ 受体，抗震颤麻痹优于金刚烷胺与苯海索，显效快，持续时间长，对重症患者疗效亦好。

5. 苯海索又称安坦，通过拮抗胆碱受体而减弱黑质-纹状体通路中乙酰胆碱的作用，抗震颤效果好，也能改善运动迟缓、肌肉强直。对改善流涎也有效，但总的疗效不如左旋多巴、金刚烷，主要用于轻症及不能耐受左旋多巴的患者。

6. 诸药皆可见口干、恶心等不良反应：金刚烷胺、苯海索（安坦）皆出现口干等不良反应，这是因为两药均属于中枢 M 胆碱受体阻断药（抗胆碱药），而由于抗胆碱药抑制腺体分泌，尤其是涎腺与汗腺最明显，故可出现口干等副作用；多巴丝肼（美多巴）常见恶心、呕吐；普拉克索常见恶心、口干、便秘；溴隐亭主要有口干、恶心、呕吐。

# 四、抗重症肌无力药

基本药品——新斯的明、溴吡斯的明

 歌诀

> 胆碱酯酶易逆抗
> 骨骼胃肠作用强
> 较弱心眼支腺体
> 可治"室上速"腹胀
> 主治重症肌无力
> 吐泻泪涎大剂量

注释

1. 传出神经按神经递质不同，可分为胆碱能神经和肾上腺素能神经，前者末梢释放乙酰胆碱（ACh），后者主要释放去甲肾上腺素（NA）；前者包括运动神经、全部交感神经和副交感神经的节前纤维、全部副交感神经的节后纤维和极少数交感节后纤维

（支配汗腺分泌和骨骼肌血管舒张神经）；后者包括几乎全部的交感神经节后纤维。

传出神经药分为两大类，一为拟似药，一为拮抗药，参见表 1-7。

**表 1-7 常见传出神经系统药物分类**

| 拟似药 | 拮抗药 |
| --- | --- |
| 1. 胆碱能受体激动药 | 1. 胆碱受体阻断药 |
| M、N 受体激动药（卡巴胆碱） | M 受体阻断药（阿托品） |
| M 受体激动药（毛果芸香碱即匹鲁卡品） | N 受体阻断药（琥珀胆碱） |
| | 2. ChE 复活药（解磷定） |
| N 受体激动药（烟碱） | 3. 肾上腺素能受体阻断药 |
| 2. ChE 抑制药或称抗 ChE（新斯的明） | α、β 受体阻断药（拉贝洛尔） |
| 3. 肾上腺素能受体激动药 | α 受体阻断药（哌唑嗪） |
| α、β 受体激动药（肾上腺素） | β 受体阻断药（普萘洛尔） |
| α 受体激动药（去甲肾上腺素） | |
| β 受体激动药（异丙肾上腺素） | |

ChE（胆碱酯酶）抑制药或称抗 ChE 药包括易逆性与难逆性两类，后者主要为有机磷酸酯类农药，具有毒理学意义。易逆性抗 ChE（胆碱酯酶）常用药物有新斯的明、溴吡斯的明、毒扁豆碱（依色林）、依酚氯铵、安贝氯铵、加兰他敏与地美溴铵，其中最常用的是溴化新斯的明、溴吡斯的明。

2. 新斯的明对骨骼肌及胃肠平滑肌兴奋作用较强，对腺体、眼、心血管及支气管平滑肌作用弱。

3. 新斯的明可治疗阵发性室上性心动过速，也可用于减轻由手术或其他原因引起的腹胀及尿潴留，但主要用于治疗重症肌无力，参见表 1-8。

表 1-8 新斯的明临床应用以及与毛果芸香碱的比较

| | 新斯的明 | 毛果芸香碱（匹鲁卡品） |
|---|---|---|
| 药理作用 | 间接激动 M 受体<br>1. 抑制 ChE 活性而呈现拟胆碱作用<br>2. 对骨骼肌及胃肠平滑肌兴奋作用较强<br>3. 对腺体、眼、心血管及支气管平滑肌作用弱 | 直接激动 M 受体<br>1. 对眼的作用尤其明显<br>　　缩瞳<br>　　降眼压<br>　　调解痉挛等<br>2. 对汗腺、唾液分泌也有明显的促进作用 |
| 临床用途 | 1. 主治重症肌无力<br>2. 术后或其他原因引起的腹胀及尿潴留<br>3. 阵发性室上性心动过速 | 1. 青光眼<br>　　闭角型青光眼<br>　　早期开角型青光眼<br>2. 虹膜炎：与扩瞳药交替使用<br>3. 阿托品类药物中毒 |

4. 新斯的明的不良反应主要与胆碱能神经过度兴奋有关，大剂量可出现呕吐、腹泻、流泪、流涎等。

5. 溴吡斯的明作用类似新斯的明，特点是起效慢，维持时间长，不良反应同新斯的明，但发生率较低。

## 五、抗癫痫药

（一）基本药品——苯妥英钠（大仑丁）、苯巴比妥（鲁米那）、卡马西平（酰胺咪嗪）、丙戊酸钠、奥卡西平、拉莫三嗪

 歌诀

基药四种首"二苯"

"大""局"首选二苯灵

精神运动二"西平"

广谱顽症"丙戊"用

持续状态急处理

首选安定苯妥英

注释

1. 癫痫是大脑神经元异常高频放电引起的反复发作的慢性脑疾患，包括全身性发作与部分性发作两大类型。前者又分为强直-阵挛性发作（大发作）、癫痫持续状态、失神性发作（小发作）；后者又分为单纯性部分性发作（局限性发作）与复杂部分发作（精神运动性发作），抗癫痫药的国家基本药物有6种，即上述国家基本药品。

2. 癫痫属难治性脑病，临床治疗时要优先使用首选药。苯妥英钠与苯巴比妥首选于大发作、局限性发作以及癫痫持续状态，卡马西平与奥卡西平首选于精神运动性发作，丙戊酸钠对各型癫痫都有一定疗效，参见表1-9。

表1-9　癫痫各型应用的药物

| 发作类型 | 首　　选 | 次　　选 |
|---|---|---|
| 强直-阵挛性发作（大发作） | 苯妥英钠、苯巴比妥 | 丙戊酸钠、氯硝西泮、拉莫三嗪 |
| 失神性发作（小发作） | 苯琥胺、乙琥胺 | 丙戊酸钠、三甲双酮、唑尼沙胺 |
| 单纯部分性发作（局限性发作） | 苯妥英钠、苯巴比妥 | 丙戊酸钠、扑痫酮、唑尼沙胺 |
| 复杂部分性发作（精神运动性发作） | 卡马西平、奥卡西平 | 丙戊酸钠、加巴喷丁、替加宾、拉莫三嗪 |
| 癫痫持续状态 | 地西泮、利多卡因、苯妥英钠、苯巴比妥 | 水合氯醛、氯硝西泮、丙泊酚 |

3. 失神性发作又称小发作，首选甲琥胺、乙琥胺，较新的药物是苯琥胺，作用机制与抑制 T 型钙通道有关，也可选丙戊酸钠。

4. 精神运动性发作首选卡马西平（酰胺咪嗪）与奥卡西平，其机制是阻滞 $Na^+$ 通道，抑制癫痫灶及周围神经元放电，并增强 GABA（氨酪酸，原称 γ-氨基丁酸或 γ-氨酪酸）在突触后的作用。奥卡西平类似卡马西平的 10-酮基结构，临床疗效与卡马西平相似但易于耐受。

5. 丙戊酸钠为广谱抗癫痫药，临床上对各型癫痫都有一定疗效，对其他药物未能控制的顽固性癫痫也可能奏效，其抗癫痫机制与 GABA 有关，它是 GABA 转氨酶和琥珀酸半醛脱氨酸抑制剂，可增加脑内 GABA 含量。

6. 地西泮（安定）是治疗癫痫持续状态的首选药物，静脉注射显效快且较其他药安全。癫痫持续状态还可首选苯妥英钠与苯巴比妥。

（二）苯妥英钠（大仑丁）

♪ 歌诀

作用机制膜稳定
"大""局"首选"小"反重
尚可治疗神经痛
心律失常亦堪用
不良反应心脑畸
齿龈增生与过敏

▦ 注释

1. 苯妥英钠又称大仑丁（dilantin），本药具膜稳定作用，其机制包括三方面：①主要机制是阻断电压依赖性 $Na^+$ 通道；②选择性阻断 L 型和 N 型 $Ca^{2+}$ 通道；③通过抑制钙调素激酶的活性，影响突触传递功能，从而阻断癫痫病灶异常放电的扩散。

2. 本药是治疗大发作和局限性发作的首选药物，但对小发作

（失神发作）无效，甚至可使病情恶化。

3. 也可治疗三叉神经痛和舌咽神经痛等中枢疼痛综合征。

4. 本药属于 Ib 类抗心律失常药，主要用于治疗室性心律失常，特别是洋地黄引起的心律失常。

5. 本药不良反应有心律失常（抗心律失常药的致心律失常作用）、血压下降，眩晕、共济失调和眼球震颤等，严重时可出现小脑萎缩与精神错乱。还可引起致畸反应即"胎儿妥因综合征"，如小头症、智能障碍、斜视、眼距过宽等。

6. 慢性毒性反应，约 20% 患者可出现牙龈增生，多见于青少年，这与药物刺激胶原组织增生有关，要注意口腔卫生，防止牙龈炎，经常按摩牙龈。

7. 本药还可出现变态反应，可见皮肤瘙痒、皮疹、粒细胞缺乏、血小板减少、再生障碍性贫血等。

附注：苯妥英钠药理作用与临床用途内在联系见表 1-10。

表 1-10　苯妥英钠的作用与用途的联系

| 药理作用 | 临床用途 |
| --- | --- |
| 膜稳定作用<br>1. 阻断 $Na^+$ 通道<br>2. 阻断 L 型和 N 型 $Ca^{2+}$ 通道，但不能阻断 T 型 $Ca^{2+}$ 通道<br>3. 抑制钙调素激酶活性 | 1. 治疗各型癫痫<br>　首选于大发作、局限性发作<br>　用于癫痫持续状态<br>　但对小发作无效<br>2. 治疗三叉、舌咽神经痛<br>3. 治疗室性心律失常 |

（三）拉莫三嗪

 歌诀

阻断敏感钠通道

难治癫痫辅助疗

　　大发作与"精运性"

　　单独合用效皆好

　　头晕呕吐复视见

　　递减不宜骤停药

### 注释

1. 拉莫三嗪为电压敏感性 $Na^+$ 通道阻断剂，从而增加神经元的稳定性。用于难治癫痫的辅助治疗，特别是大发作与精神运动性发作。

2. 本品可单独口服，也可与丙戊酸钠等药合用，疗效皆好。

3. 常见的不良反应如头晕、呕吐、复视等，发生率与用药剂量相关。注意使用本品时不宜突然停药，应该在两周内逐渐减少剂量，否则可能引起癫痫反跳发作。

## 六、脑血管病用药及降颅压药

（一）脑血管病用药

1. 基本药品——尼莫地平、倍他司汀（抗眩啶）、氟桂利嗪（西比灵）

### 歌诀

　　脑血管病用三种

　　尼莫地平西比灵

　　倍他司汀组胺类

　　扩张脑血管功能

　　前二解除脑痉挛

　　后一心脑血流增

### 注释

（1）脑血管病国家基本药品遴选 3 种，即尼莫地平、氟桂利

嗪（西比灵）、倍他司汀（抗眩啶）

（2）尼莫地平与氟桂利嗪（西比灵）均为钙通道阻滞剂，均可扩张脑动脉，解除脑血管痉挛，改善脑供血不足，主要用于缺血性脑血管病。氟桂利嗪对椎-基底动脉作用更明显，用于缺血性脑病、周围血管病与癫痫的辅助治疗，还可改善前庭微循环，抑制眼球震颤和眩晕，"要想治眩晕，还是西比灵"。其不良反应以嗜睡、疲乏较常见。

（3）倍他司汀（抗眩啶）为组胺类药物，主要用于梅尼埃综合征、血管性头痛及脑动脉硬化，也用于急性缺血性脑病如脑血栓、脑栓塞等，还可治疗高血压引起的眩晕、耳鸣，偶有头痛、心悸、恶心等。

2. 尼莫地平

 歌诀

钙通道阻滞 L 型

缺血神经元"护功"

"蛛下出血"脑痉挛

缺血脑病偏头痛

突发耳聋有疗效

血压下降最常逢

注释

（1）钙离子通道阻滞药又称钙拮抗药，是一类选择性阻滞钙离子通道，抑制细胞外钙内流，降低细胞内钙浓度的药物。尼莫地平属于选择性作用于 L 型钙离子通道的 I a 类，即二氢吡啶类。

（2）尼莫地平通过有效阻滞钙离子进入脑细胞内，抑制平滑肌收缩，解除了脑血管痉挛，从而保护了脑神经元。

（3）临床上用于：①蛛网膜下隙出血后的脑血管痉挛；②缺

血脑血管病；③偏头痛；④突发性耳聋；⑤轻中度高血压。

（4）最常见的不良反应是血压下降。尼莫地平可治疗轻中度高血压，但对非高血压者却会引起血压降低。

（二）降颅压药——甘露醇

♪ 歌诀

功能利尿渗透性

三大药物享盛名

颅压增高脑水肿

首选脱水甘露醇

急性肾衰青光眼

伴低血压最适应

📅 注释

1. 脱水药又称渗透性利尿药，此类药物经静脉注射后，可提高血浆渗透压，产生组织脱水作用。当通过肾脏时，增加水和部分离子排出而产生渗透性利尿作用。

2. 三大脱水药物是 20% 甘露醇、25% 山梨醇以及 50% 葡萄糖。更为常用的是甘露醇；山梨醇是甘露醇的同分异构体，作用较弱；而高糖脱水作用弱而不持久，停药后可引起反跳。

3. 甘露醇是治疗脑水肿、降低颅内压安全有效的首选药物。

4. 甘露醇对于防治急性肾衰竭也有良效。尿毒症少尿期时，如及时应用甘露醇可减轻肾间质水肿，同时渗透性利尿效应可维持足够尿量，保护肾小管免于坏死。

5. 甘露醇也可用于青光眼急性发作和病人手术前应用以降低眼压。

6. 甘露醇还能改善急性肾衰竭早期的血流动力学变化，对肾衰竭伴有低血压者效果更好，也就是说甘露醇更适用于肾衰竭伴低血压的患者。

# 七、中枢兴奋药

（一）基本药品——尼可刹米（可拉明）、洛贝林（山梗茶碱）、胞磷胆碱

### 歌诀

尼可刹米洛贝林

胞磷胆碱三足鼎

前二呼吸兴奋药

后一脑功能促进

用于脑外伤"意障"

偏瘫耳聋及耳鸣

### 注释

1. 中枢兴奋药指选择性地兴奋中枢神经系统，提高其功能活动的一类药，主要包括苏醒药（兴奋延髓呼吸中枢的药物）、精神兴奋剂与大脑复健药，其中最常用的就是呼吸兴奋药即苏醒药。呼吸兴奋药是保持气道通畅，抢救呼衰的首要和最有效的措施，这也是近20年来危重医学迅速发展的共识，参见图1-14。

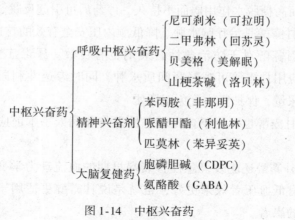

图 1-14　中枢兴奋药

其中，国家基本药品遴选3种：尼可刹米（可拉明）、洛贝林（山梗茶碱）与胞磷胆碱。

2. 尼可刹米（可拉明）与洛贝林（山梗茶碱）属呼吸兴奋药；胞磷胆碱属大脑复健药，能改善脑组织代谢，促进大脑功能恢复，还能增加脑血流量，改善脑循环，并能增强脑干网状结构上行激活系统而促进苏醒。

3. 胞磷胆碱临床用于：①急性脑外伤引起的意识障碍；②脑卒中偏瘫患者；③耳鸣及神经性耳聋。

4. 本药为人体的正常成分，故不良反应甚少，偶有失眠、头晕、恶心，停药后消失。

（二）尼可刹米（可拉明）

♪ 歌诀

尼可刹米较安全

作用温和时间短

呼吸中枢直兴奋

也可刺激"外化感"

用于中枢性呼衰

吗啡较好"巴"差憾

📅 注释

1. 尼可刹米是呼吸兴奋剂中的代表药物，不良反应少、安全范围大，作用温和，作用维持时间短，一次静脉注射维持5～10分钟。

2. 尼可刹米又称可拉明，主要机制：①直接兴奋延髓呼吸中枢；②刺激外周颈动脉体-主动脉体化学感受器，反射性地兴奋呼吸中枢，使呼吸功能得到改善。

3. 临床常用于各种原因引起的呼吸抑制乃至中枢性呼吸衰竭。

4. 对吗啡中毒引起的呼吸抑制疗效较好，但对巴比妥类中毒者效果较差。

# 八、抗痴呆药——石杉碱甲（哈伯因）

♪ **歌诀**

> 强效可逆抑酯酶
> 易化接头处传递
> 改善记忆与认知
> 用于痴呆记忆退
> 还治重症肌无力
> 可有腹痛吐嗜睡

**注释**

1. 阿尔茨海默病是老年人最常见的神经系统退行性疾病，又称原发性老年期痴呆，也是老年期痴呆最重要的类型。主要表现为记忆障碍、认知障碍以及思维、心境、行为等精神障碍，相当于中医的"痴呆"症。

阿尔茨海默病即原发性老年性痴呆，迄今尚无十分有效的治疗方法。目前采用的比较特异的治疗策略是增加中枢胆碱能神经功能，其中胆碱酯酶（ChE）抑制药效果相对肯定、而 M 受体激动药（MRA）正在临床试验中。石杉碱甲（哈伯因）属于第二代胆碱酯酶抑制药，它是一种强效可逆抑酯酶（第一代是他克林）。

2. 石杉碱甲（哈伯因）是从中药千层塔分离而得的一种新生物碱，它对 ChE 具有选择性抑制作用，有很强的拟胆碱活性，能使突触间隙的乙酰胆碱含量明显增高，从而易化神经肌肉接头处递质传递，增强神经元兴奋传导，改善记忆与认知功能。

3. 适应证：①老年痴呆患者；②老年性记忆功能减退；③重症肌无力。

4. 不良反应有腹痛、呕吐、嗜睡等。

# 第四节 治疗精神障碍药

## 一、抗精神病药

（一）基本药品——氯丙嗪（冬眠灵）、奋乃静、氟哌啶醇（氟哌醇）、舒必利、氨磺必利、癸氟奋乃静、氯氮平、奥氮平、利培酮、帕利哌酮（帕潘立酮）、喹硫平、阿立哌唑、五氟利多

**♪ 歌诀**

> 抗"精分"药十三种
> 四类典型非典型
> 氟哌啶醇作用强
> 慢性分裂奋乃静
> "三平五利"一长效
> 阿立哌唑治各型

**注释**

1. 治疗精神障碍药即抗精神失常药，精神失常包括精神病（精神分裂症）、躁狂症、抑郁症和焦虑症，抗精神病（精神分裂症）的药物有四类即吩噻嗪类、硫杂蒽类、丁酰苯类与其他类。精神分裂症是一组病因未明的常见精神疾病，具有思维、情感、行为等多方面的障碍，以精神活动和环境不协调为特征。精神分裂症根据临床特征分为四型：偏执型、青春型、单纯型与紧张型；根据病期和预后分为精神分裂症后抑郁、分裂症缓解期、残留型、慢性精神分裂症以及分裂症衰退期。

20 世纪 80 年代初，Crow 根据前人与自己的研究，将分裂症分型为阳性症状群（Ⅰ型）、阴性症状群（Ⅱ型）。阳性症状指精神

功能的异常或亢进，包括幻觉、妄想、明显的思维形式障碍、反复的行为紊乱和失控；阴性症状指精神功能的减退或缺失，包括情感淡漠、言语贫乏、意志缺乏、注意障碍以及无快感体验。

抗精神分裂症的国家基本药物有 13 种，即上述抗精神病药基本药品。其中，典型抗精神病药指吩噻嗪类、硫杂蒽类、丁酰苯类，而非典型指新一代抗精神分裂药，简称抗"精分"药，如奥氮平、利培酮、喹硫平等，常作为第一线药物使用，但不少地区仍广为应用典型抗精神病药如氯丙嗪（冬眠灵）、奋乃静等，参见图 1-15。

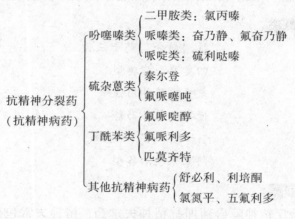

图 1-15　抗精神分裂药分类

2. 奋乃静作用较氯丙嗪缓和，对慢性分裂症疗效高于氯丙嗪。也用于治疗偏执型、青春型精神分裂症。

3. 氟哌啶醇有很强的抗精神病作用，不仅可显著控制各种精神运动兴奋作用，同时对慢性症状有较好疗效。主要用于各种急慢性精神分裂症，尤其是急性青春型以及具有攻击行为偏执型分裂症，也可用于吩噻嗪类无效的精神分裂症其他类型。

4. "三平"指氯氮平、奥氮平、喹硫平；"五利"指舒必利、氨磺必利、利培酮、帕利哌酮（帕潘立酮）、五氟利多；一长效指癸氟奋乃静。氯氮平适用于急性和慢性精神分裂症；奥氮平优于氯氮平；喹硫平用于治疗各型精神分裂症。舒必利对淡漠、退缩、木僵和妄想症状的疗效较好；氨磺必利适用于急性和慢性精神分裂症与心境恶劣；利培酮亦用于治疗急性和慢性精神分裂症，特别是伴发焦虑或抑郁等情感的患者；帕利哌酮（帕潘立酮）主要用来治疗精神分裂症急性期；五氟利多主要用来慢性精神分裂症的维持治疗。长效抗精神病药主要指癸氟奋乃静，一次用药至少维持 1 周，五氟利多也具有长效作用，可每周给药一次。

5. 阿立哌唑与喹硫平都用来治疗各型精神分裂症，阿立哌唑还可减低精神分裂症的复发率。

（二）氯丙嗪（冬眠灵）

♪ **歌诀**

药理作用三足立
中枢自主内分泌
安定镇吐强降温
阻断受体 αM D
用于 I 型分裂症
冬眠呕吐与呃逆

**注释**

1. 氯丙嗪又称冬眠灵，药理作用广泛，作用主要有三方面，即对中枢神经系统、自主神经系统、内分泌系统的作用，故称"三足立"。

2. 中枢作用表现：①强镇静作用（抗精神病），其作用机制是由于阻断中脑–边缘系统和中脑–皮层系统的 $D_2$ 样受体而发挥疗效；②镇吐作用，小剂量抑制延髓第四脑室底部的催吐化学感受区（CTZ），大剂量直接抑制呕吐中枢；③抑制下丘脑体温调节中枢，不但降低发热机体的体温，也能降低正常体温。

3. 对自主神经系统的作用表现在阻断 α 受体和 M 受体，引起血压下降、口干、便秘、视物模糊。

4. 对内分泌系统影响在于阻断结节-漏斗系统中的 $D_2$ 亚型受体，增加催乳素（PRL）分泌，抑制促性腺激素（GNH）和糖皮质激素的分泌，也可抑制垂体生长素（GH）的分泌。

5. 临床应用：①氯丙嗪主要用于Ⅰ型精神分裂症（精神运动性兴奋和幻觉妄想为主），已在临床使用 50 年。②配合物理降温，氯丙嗪与哌替啶、异丙嗪合用可帮助患者度过危险的缺氧缺能阶段，这就是所谓人工冬眠疗法。③本药还可用于各种药物和疾病引起的呕吐，如洋地黄、吗啡引起的呕吐和尿毒症、恶性肿瘤引起的呕吐等，对顽固性呃逆也有显著疗效，参见表 1-11。

表 1-11  氯丙嗪的作用、用途与不良反应

| 用途 | 作用 | 不良反应 |
| --- | --- | --- |
| Ⅰ型精神分裂症← | 1. 中枢作用：强镇静→ | 嗜睡、淡漠、无力 |
| 各种呕吐与顽固呃逆← | 抗精神病→ | 锥体外系反应、惊厥、癫痫、 |
| 冬眠疗法← | 镇吐止咳 | 过敏、中毒 |
|  | 调节体温 |  |
|  | 2. 自主神经系统 |  |
|  | 阻断α受体→ | 直立性低血压、低血压休克 |
|  | 阻断M受体→ | 口干、便秘、眼压增高 |
|  | 3. 内分泌系统 |  |
|  | PRL↑→ | 乳腺增大、泌乳 |
|  | GNH↓→ | 月经停止，成人性功能障碍 |
|  | GH↓→ | 抑制小儿生长 |

（三）奥氮平

 歌诀

苯二氮䓬奥氮平

拮抗"精分"阴阳症

阳症多巴胺受体

5-羟色胺受体阴

用于病情严重者

可有嗜睡体重增

**注释**

1. 奥氮平属二苯二氮䓬类，可拮抗多巴胺受体与5-羟色胺受体，故前者对抗精神分裂阳症，后者对抗精神分裂阴症。

2. 本品用于精神分裂症病情严重者，也可用于缓解精神分裂症继发性情感症状。

3. 本品常见的不良反应有嗜睡、体重增加等。

## 二、抗抑郁药

（一）基本药品——阿米替林、多塞平（多虑平）、氯米帕明（氯丙咪嗪、海地芬）、氟西汀、帕罗西汀、艾司西酞普兰、文拉法辛、米氮平（米塔扎平）

**歌诀**

国家基药有八品

三环三种"阿多嗪"

非三环类半数多

其中四环米氮平

递质回收均抑制

5-羟色胺去甲肾

**注释**

1. 抑郁症是各种原因引起的、以持久心境低落状态为特征的一种心境障碍，是以抑郁心境为中心的临床综合征。包括原发性抑郁与继发性抑郁，前者又称真性抑郁症，是情感障碍中最常见、最重要的临床类型，也是当今威胁人类健康和生命的最常见世界性心理疾病，称为"人类第一心理杀手"且呈上升趋势，相当于中医的"郁证"。

抗抑郁剂是当前治疗抑郁症的主要药物，此类药物已发展到第三代，即5-羟色胺再摄取抑制剂以及阻滞去甲肾上腺素回收剂，代表药物有阿米替林、多塞平、氟西汀、舍曲林、马普替林、米氮平（米塔扎平）、文拉法辛等（图1-16）。其中国家基本药物有8种，即上述国家基本药品。

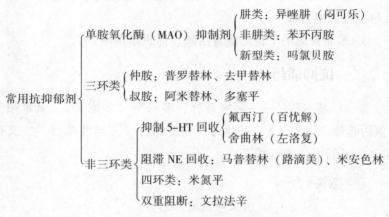

图1-16　临床常用抗抑郁剂

2. 基药8种中，三环类有3种，即阿米替林、多塞平（多虑平）、氯米帕明（氯丙咪嗪、海地芬）；非三环类5种，即氟西汀、帕罗西汀、艾司西酞普兰、文拉法辛以及四环类的米氮平。这些药物均抑制中枢突触前膜对两种递质的回吸收，从而增加突触间隙两种递质的含量，起到抗抑郁的作用。

3. 这两种递质就是5-羟色胺（5-HT）与去甲肾上腺素（NA）。

（二）三环类三药——阿米替林、多塞平（多虑平）、氯米帕

明（氯丙咪嗪、海地芬）

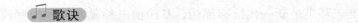 歌诀

阿米替林多塞平

作用极似海地芬

阻断递质再摄取

促进传递抗郁症

镇静作用均较强

阻断胆碱副反应

注释

1. 此三药的药理作用极为相似，其机制是阻断了递质 NE、5–HT 在神经末梢的再摄取，从而使突触间隙的递质浓度增高，促进突触传递功能而发挥抗抑郁作用。

2. 此三药的镇静作用都较强。正常人服用后出现嗜睡、头晕、血压下降，但抑郁症患者连续服用后反而精神振奋，情绪高涨。

3. 此三药的不良反应呈现阻断 M 胆碱受体的不良反应，类似阿托品的副作用，如口干、便秘、排尿困难、视物模糊、心动过速等。

（三）非三环类五药——氟西汀、帕罗西汀、艾司西酞普兰、文拉法辛、米氮平（米塔扎平）

歌诀

非三环类新一代

前三 5–HT 阻断

后二双重均抑制

一为二环一四环

难治抑郁疗效好

此为近年大进展

**注释**

1. 非三环类是新一代抗抑郁药, 基药前三种氟西汀、帕罗西汀、艾司西酞普兰是选择性 5-HT 阻断剂; 后两种文拉法辛、米氮平 (米塔扎平) 是双重阻断剂, 不仅抑制中枢突触前膜对 5-HT 的回吸收, 而且抑制对 NA 的回吸收。

2. 氟西汀用于治疗各种抑郁伴有焦虑症, 尤其是老年抑郁症, 一般每日用药一次即可, 但 4 周才能显效, 不良反应较轻; 帕罗西汀优于氟西汀; 艾司西酞普兰用于治疗内源性和非内源性抑郁症, 不良反应短暂而轻微。

3. 文拉法辛属二环类, 米氮平 (米塔扎平) 属四环类, 此二药均用于难治抑郁且疗效好, 不良反应少, 这是近年来抗抑郁药的一大进展。

## 三、抗焦虑药

(一) 基本药品——地西泮、氯硝西泮、劳拉西泮、艾司唑仑 (舒乐安定)、阿普唑仑 (佳静安定)、坦度螺酮、丁螺环酮

**歌诀**

> 基本药品有七种
> 苯二氮䓬氮螺酮
> 前者五品常一线
> 易于产生依赖性
> 后者二品为新型
> 作用受体迥不同

**注释**

1. 抗焦虑药国家基药有 7 种, 参见上述基本药品。其中前五品属苯二氮䓬类, 后二品属氮螺酮类。

2. 前五品在临床治疗焦虑症时，常作为第一线药物使用，但易于产生依赖性与耐受性；后二品为新型抗焦虑药，其副作用比苯二氮䓬类小，但肝肾病患者禁用。

3. 两类抗焦虑药作用机制迥然不同：苯二氮䓬类作用于 BDZ 受体，加强了 GABA 能神经传递所起的抑制作用；氮螺酮类作用于 5-HT$_{1A}$ 受体，抑制了 5-HT 神经元的兴奋活动。

（二）艾司唑仑（舒乐安定）

 **歌诀**

> 作用 BDZ 受体
> 调节"边缘"抗焦虑
> 阻滞脑干"网结构"
> 镇静催眠癫痫弭
> 主治失眠焦虑症
> 个别嗜睡与乏力

**注释**

1. 焦虑症又称焦虑性神经症，是指一种弥散的、高度不愉快、紧张、恐惧的情绪障碍，常伴自主神经系统症状和运动性不安（简称精神性不安）。简言之这种情绪障碍并非实际的威胁所引起，实质上是一种无根据的惊慌和紧张，心理上体验为泛化的、无固定目标的担心惊恐，生理上伴有警觉增高的躯体症状。焦虑症临床上分为慢性广泛焦虑症和急性发作，又称惊恐发作。

焦虑症发病年龄多在 20~40 岁，女性比男性高 1 倍。关于发病机制，近来国际性广泛研究表明和四种神经递质系统有关，即去甲肾上腺素能系统、中脑多巴胺系统、血清素能系统以及 GABA（氨酪酸）系统。另外心理生理学实验研究提示，边缘系统特别是杏仁核和下丘脑对焦虑症的发病有重要作用。焦虑症的基本临床表现有三组：病理性焦虑情绪、自主神经功能紊乱以及精神运动性不安。

治疗焦虑症以心理疗法为主，辅以适量抗焦虑药，主要是苯二氮䓬类（BDZ），此外还有丁螺环酮、5-羟色胺再摄取抑制剂，艾司唑仑（舒乐安定）属苯二氮䓬类（BDZ），是遴选的国家基本药物。

2. 艾司唑仑作用于 BDZ 受体，强化 GABA 能神经传递所起到的抑制作用，加强了对边缘系统的调节，从而发挥了抗焦虑作用。

3. 本药还阻滞脑干网状结构上行激活系统，具有镇静催眠作用与抗惊厥作用，可用于癫痫大发作与小发作。

4. 本药主治：①各种类型的失眠；②焦虑、紧张、恐惧症；③对癫痫大发作与小发作有一定疗效；④也可用于术前镇静。

5. 本药不良反应少，个别患者有嗜睡与乏力等不良反应。

附注：阿普唑仑（佳静安定）与艾司唑仑（舒乐安定）均为短效，结构类似，阿普唑仑优于艾司唑仑，后者化学名为去甲阿普唑仑。

## 四、抗躁狂药——碳酸锂

 歌诀

一枝独秀碳酸锂

促进 NA 再摄取

有助 5-HT 合成

遂成情绪稳定剂

躁狂"再障""急痫"治

多尿烦渴在初期

注释

1. 躁狂症是指心境显著而持久高涨为基本临床表现的一类精

神疾病。抗躁狂药主要用来治疗躁狂症，目前临床最常用的是碳酸锂，有效率 80%。其作用机制主要是抑制去极化和 $Ca^{2+}$ 依赖的 NA 和多巴胺（DA）从神经末梢释放，促进神经细胞对突触间隙中 NA 再摄取，从而使 NA 的血清浓度降低。

2. 碳酸锂主要抗躁狂，但对抑郁症也有效。这是因为本品还有助于 5-HT 合成，故有情绪稳定药之称。

3. 本品除了治疗躁狂症外，还可治疗再障、粒细胞减少以及急性细菌性痢疾等疾病。

4. 本品的不良反应呈剂量相关性，口服初期可见多尿、口干与烦渴等。

## 五、镇静催眠药

（一）基本药品——地西泮（安定）、咪达唑仑（速眠安）、佐匹克隆、唑吡坦

♪ 歌诀

镇静催眠两类佳

苯二氮䓬与其他

前者安定速眠安

长效短效效堪夸

咪达唑仑唑吡坦

广谱慢性和偶发

▦ 注释

1. 镇静催眠药是一类通过抑制神经系统而达到缓解过度兴奋和引起近似生理性睡眠的药物。包括苯二氮䓬类、巴比妥类与其他类三类，苯二氮䓬类又可分为长、中、短效 3 种类型。其中，地西泮（安定）、咪达唑仑（速眠安）、佐匹克隆、唑吡坦是遴选的 4 种国家基本药物。前两种属于苯二氮䓬类，后两种属于其他类

（图1-17）。

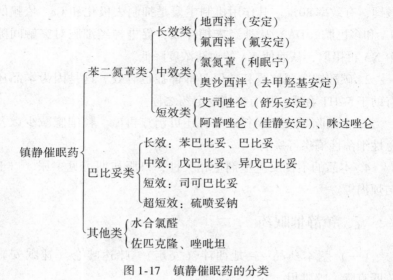

图1-17　镇静催眠药的分类

2. 安定是地西泮的商品名，属长效类；速眠安是咪达唑仑的商品名，属短效类。

3. 佐匹克隆属第三代催眠药，用于治疗各种原因引起的失眠症，可以说是"广谱"；唑吡坦用于治疗慢性失眠和偶发性失眠症。这两种药物属于其他类催眠药，不良反应均较少。

（二）地西泮（安定）

 歌诀

亦属苯二氮䓬类

镇静催眠抗焦虑

量增肌松抗惊厥

癫痫持续状态去

六大用途要记牢

长期大量戒断续

**注释**

1. 地西泮（安定）属苯二氮䓬长效类。

2. 地西泮（安定）随着剂量增加而呈现镇静、催眠、抗焦虑、中枢性肌肉松弛作用与抗惊厥、抗癫痫作用，后者指能去除癫痫持续状态。其作用机制与苯二氮䓬受体（BZ 受体或结合位点）有关，受体亲和力与药理效应正相关。BZ 受体与 $\gamma$-氨基丁酸（GABA）受体分布基本一致，也就是说，地西泮（安定）能使 $Cl^-$ 通道开放 $Cl^-$ 内流，进而使神经细胞超极化，产生突触后抑制效应。

3. 本药的六大用途：①用于焦虑症等各种神经症；②用于失眠，是目前临床上最常用的催眠药；③静脉注射控制癫痫持续状态；④各种原因引起的惊厥，如子痫、破伤风、小儿高热惊厥等；⑤脑卒中与脊髓损伤性中枢性肌强直或腰肌劳损以及内镜检查引起的肌痉挛；⑥其他如偏头痛、肌紧张性头痛、呃逆、麻醉前给药等。

4. 长期和大量应用可出现嗜睡、乏力、头痛等，突然停药出现戒断症如运动失调、兴奋不安等。

# 第五节  作用于心血管系统的药物

## 一、抗心绞痛药

（一）基本药品——硝酸甘油、硝酸异山梨酯（消心痛）、单硝酸异山梨酯、硝苯地平（心痛定）、地尔硫䓬、尼可地尔

**歌诀**

　　　　"六基"主要有"五硝"

　　　　两种阻滞钙通道

　　　　血管扩张两机理

> 尼可地尔新型药
> 冠心最多心绞痛
> 精选"三硝"常用好

**注释**

1. 冠心病是指冠状动脉硬化、管腔狭窄与冠脉痉挛，导致心肌缺血缺氧甚至坏死而引起的心脏病，又称缺血性心脏病。冠心病分为五型，即隐性冠心病、心绞痛、心肌梗死、缺血性心肌病（心力衰竭或心律失常型）、猝死型，其中最常见的是心绞痛。

心绞痛是指冠状动脉供血不足导致心肌暂时缺氧的临床综合征，主要表现为发作性胸痛或胸部不适，相当于中医的"胸痹""卒心痛""厥心痛"。心绞痛包括劳力性、自发性、混合性3种类型，或分为稳定型与不稳定型两大类。劳力性心绞痛又包括3种亚型，即稳定型、初发型与恶化型；变异型心绞痛属于自发性心绞痛范畴。

抗心绞痛药是指能降低心肌耗氧量、扩张冠状动脉、改善冠脉供血的药物，包括硝酸酯类、β受体阻断药、钙离子通道阻断剂与其他类（图1-18）。

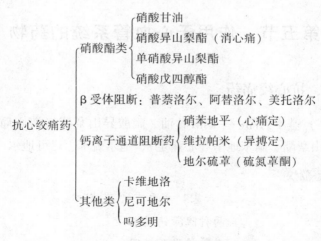

图1-18　抗心绞痛药物分类示意图

2. 抗心绞痛药中，国家基本药物有 6 种（上述基本 6 种药品）。其中 5 种属硝酸酯类，即硝酸甘油、硝酸异山梨酯（消心痛）、单硝酸异山梨酯、硝苯地平（硝苯吡啶、心痛定）与尼可地尔（硝酸乙氧烟酰胺）；硝苯地平（心痛定）、地尔硫草属于钙通道阻滞剂。

3. 尼可地尔是新型抗心绞痛药物，其扩张血管有两种机制：既可释放"NO"，松弛血管平滑肌，又可激活血管平滑肌的钾通道开放，从而解除冠状动脉痉挛，增加冠状动脉血流量。主要适用于变异型心绞痛。头痛是其主要不良反应。

4. 国家基本抗心绞痛药物精选"三硝"，即硝酸异山梨酯、硝苯地平与硝酸甘油。此三药是治疗冠心病更常用的药物。

（二）硝酸甘油

♪ 歌诀

<blockquote>
基本作用扩血管<br>
冠状动脉体循环<br>
作用机制"NO"释<br>
过量低血压晕厥<br>
缓解各型心绞痛<br>
心梗心衰与呼衰
</blockquote>

注释

1. 硝酸甘油是硝酸酯类的代表药，是防治心绞痛最常用的药物，其基本作用是松弛血管平滑肌，由于硝酸甘油扩张了冠状动脉与体循环血管，因而具有降低心肌耗氧量、增加缺血区血液灌注、增加心内膜供血以及保护缺血的心肌细胞与减轻缺血损伤。

2. 作用机制主要是释放"NO"，松弛血管平滑肌，产生强烈的扩血管效应，抑制血小板聚集与黏附。

3. 硝酸甘油作为 NO 供体，在谷胱甘肽转移酶的催化下释放出 NO，松弛血管平滑肌：①NO 即内源性血管内皮舒张因子，其受体是鸟苷环化酶活性中心的 $Fe^{2+}$，二者结合后激活鸟苷环化酶，增加第二信使 cGMP 含量，减少细胞内 $Ca^{2+}$ 释放和外钙内流，从而松弛血管平滑肌；②硝酸甘油通过产生 NO 而抑制血小板聚集与黏附，也有利于冠心病的治疗。

4. 多数不良反应是由硝酸甘油扩张血管引起的，如面部发红、搏动性头痛，大剂量可出现直立性低血压及晕厥，剂量过大可使血压过度下降。

5. 舌下含服硝酸甘油能迅速缓解各型心绞痛，对急性心肌梗死可缩小梗死范围。

6. 硝酸甘油既扩张动脉又扩张静脉，从而降低心脏前、后负荷，因此可用于心衰的治疗，还可舒张肺血管，改善肺通气，用于急性呼吸衰竭患者。

（三）硝酸异山梨酯（消心痛）

♪ 歌诀

作用机制似"硝甘"
作用较弱起效慢
维持时间较长久
头痛低压总难免
防治心绞痛心衰
急发缓解需舌含

▦ 注释

1. 硝酸异山梨酯的作用机制与硝酸甘油相似，但作用较弱起效较慢，作用维持时间较长。

2. 不良反应常见头痛、低血压等，缓释剂可减少其不良反应。

3. 主要用于心绞痛的防治和心肌梗死后心力衰竭（心衰）的长期治疗。急性心绞痛发作时，舌下含服 3 分钟内可见效。

## （四）硝苯地平（心痛定）

♪ **歌诀**

抑钙内流扩动脉

变异心绞最首选

伴高血压尤适用

近倡缓释控释片

长期服用治心衰

初服面红心跳快

**注释**

1. 硝苯地平化学结构为二氢吡啶类钙拮抗药，又称钙通道阻滞药，它作用于细胞膜 L 型钙通道抑制钙内流，从而使细胞内 $Ca^{2+}$ 浓度降低，松弛了平滑肌，扩张了冠状动脉和外周小动脉，改善了心肌缺血区域的供血供氧，可用来治疗心绞痛，对变异型心绞痛最有效。

2. 由于硝苯地平导致外周血管阻力下降而降低血压，因此对各期高血压均有降压作用，其降压机制是由于阻滞了血管平滑肌钙离子通道的开放，抑制了 $Ca^{2+}$ 跨膜转运，从而松弛了平滑肌，进而降低了血压。本药对伴高血压的冠心病心绞痛患者尤为适用。

3. 本药不良反应较轻，初服常见面部潮红、心悸、心动过速等不良反应，故近来提倡使用缓释控释片如尼福达、拜心通等。

4. 本药扩张外周小动脉，降低后负荷，长期服用对顽固心衰也有良效。

## 二、抗心律失常药

（一）基本药品——美西律（慢心律）、普罗帕酮（心律平）、普萘洛尔、阿替洛尔、美托洛尔、艾司洛尔、索他洛尔、胺碘酮（安律酮）、维拉帕米（异搏定）、伊布利特、莫雷西嗪

🎵 **歌诀**

基药十一种遴选

四类药物都占全

Ⅰ三Ⅱ五Ⅲ类二

Ⅳ类异搏定独擅

一美二酮五洛尔

代表药品应熟谙

📅 **注释**

1. 心律失常是指心脏冲动频率、节律、起源部位、传导速度与激动次序的异常，最常见的心律失常是过早搏动（期前收缩），其次是心房颤动（房颤）。抗心律失常药指阻滞钠通道、钙通道，调节钾通道的化学药物。根据药物主要作用通道和电生理特点，可将抗心律失常药分成四大类：Ⅰ类为 $Na^+$ 通道阻滞剂；Ⅱ类为 β受体阻滞剂；Ⅲ类为动作电位延长剂（$K^+$ 通道阻滞药）；Ⅳ类为 $Ca^{2+}$ 通道阻滞药。Ⅰ类药物又分三亚型即 Ⅰa、Ⅰb、Ⅰc。Ⅰa 常数 1~10s，为适度阻滞，常用药有奎尼丁、莫雷西嗪；Ⅰb 常数 <1s 为轻度阻滞，如利多卡因、苯妥英钠；Ⅰc 常数 >10s，明显阻滞 $Na^+$ 通道，如普罗帕酮、氟卡尼（图1-19）。

抗心律失常药
- $Na^+$ 通道阻滞剂（Ⅰ类）
  - Ⅰa：奎尼丁、莫雷西嗪
  - Ⅰb：利多卡因、美西律
  - Ⅰc：普罗帕酮、氟卡尼
- β受体阻滞剂（Ⅱ类）：普萘洛尔、阿替洛尔、美托洛尔
- 动作电位延长剂（Ⅲ类）：胺碘酮、伊布利特
- $Ca^{2+}$ 通道阻滞药（Ⅳ类）：维拉帕米、地尔硫草

图1-19 常用抗心律失常药物分类示意图

精心遴选的 11 种国家基本药物分别是美西律（慢心律）、普

罗帕酮（心律平）、普萘洛尔、阿替洛尔、美托洛尔、艾司洛尔、索他洛尔、胺碘酮（安律酮）与维拉帕米（异搏定）、伊布利特、莫雷西嗪。

2. 基药11种选自四类抗心律失常药，其中 I 类 3 种，II 类 5 种，III类 2 种与IV类 1 种。

3. 应熟悉四类抗心律失常药的 11 种代表药物：①奎尼丁为广谱抗心律失常药，适用于心房颤动、心房扑动、室上性和室性心动过速的转复，但由于不良反应较多，目前应用已较少；莫雷西嗪作用与奎尼丁相似，但其不良反应轻微，耐受性好，宜于长期使用；②美西律与利多卡因相似，用于室性心律失常，特别是对心肌梗死后，急性频发室性期前收缩、短阵室性心动过速有效；③普罗帕酮适用于室上性和室性期前收缩、心动过速、预激综合征等；④普萘洛尔是 β 受体阻滞剂，主要用于室上性心律失常，对于交感兴奋性过高、甲状腺功能亢进症（甲亢）等引起的窦性心动过速疗效良好；索他洛尔拮抗 $\beta_1$ 受体、$\beta_2$ 受体的作用同普萘洛尔，但强度仅为其1/3；⑤阿替洛尔是选择性 $\beta_1$ 受体阻滞剂，用于室上性心律失常，对室性心律失常也有效；美托洛尔、艾司洛尔也是选择性 $\beta_1$ 受体阻滞剂，静脉注射对心律失常，特别是对室上性心律失常有效；⑥伊布利特为III类药，可中止心房扑动、心房颤动的发作；⑦胺碘酮也是广谱抗心律失常药；⑧维拉帕米为阵发性室上性心动过速的首选药，对急性心肌梗死、心肌缺血及洋地黄中毒引起的室性期前收缩也有效。

4. 为了记忆方便，可将基药11种简编为：一美二酮洛尔五，"莫雷维拉与伊布"。一美指美西律；二酮指普罗帕酮、胺碘酮；洛尔五指普萘洛尔、阿替洛尔、美托洛尔、艾司洛尔、索他洛尔；第 9 种指莫雷西嗪；第 10 种指维拉帕米，第 11 种指伊布利特。

## （二）美西律（慢心律）

 歌诀

轻度阻滞钠通道

激活失活都有效

提高兴奋降自律

用于室性失常妙

大量引起 AVB

血压下降减心跳

注释

1. 美西律属于 Ib 类抗心律失常药，轻度阻滞 $Na^+$ 通道，对激活和失活状态的钠通道都有阻滞作用。

2. 美西律能减小动作电位 4 相除极斜率，提高兴奋阈值、降低自律性。

3. 美西律主要用于室性心律失常，如心脏手术、心导管检查、急性心肌梗死或强心苷中毒引起的室性心动过速或心室颤动，但对房性心律失常疗效差。

4. 美西律不良反应较少，一般剂量可出现胃肠道不适；剂量过大可引起房室传导阻滞、心率减慢和血压降低（表1-12）。

表 1-12　美西律的作用、用途与不良反应

| 药理作用 | 临床用途 | 不良反应 |
|---|---|---|
| 1. 对激活和失活的钠通道都有轻度阻滞作用 对缺血区作用强 对心房肌作用弱 2. 提高心肌兴奋阈降低其自律性 | 1. 主要用于室性心律失常特别是防治心肌梗死引起的室性心动过速与室颤 2. 对强心甘引起的室性心律失常也有较好疗效 | 1. 一般剂量引起恶心、呕吐、嗜睡 2. 过量引起房室传导阻滞、心率↓、血压↓ |

（三）普罗帕酮（心律平）

🎵 歌诀

商品名为心律平

减慢传导折返引

具 β 受体弱拮抗

复极差于奎尼丁

适用室性室上性

伴有房颤预激征

📅 注释

1. 普罗帕酮商品名为心律平，能减慢心房、心室和浦肯野纤维的传导，但易导致折返引发心律失常，这就是抗心律失常药的致心律失常作用。

2. 本药化学结构与普萘洛尔相似，具有较弱的 β 受体拮抗作用，延长动作电位时限（APD）和有效不应期（ERP），但对复极过程影响弱于广谱抗心律失常药奎尼丁。

3. 本药适用于室上性和室性期前收缩、室上性和室性心动过速以及伴心房颤动的预激综合征。

（四）胺碘酮（安律酮）

🎵 歌诀

抑制多种离子道

广谱对抗失常药

尚抗肾上腺受体

扩冠减少心氧耗

常见窦缓偶"扭速"

QT 延长最紧要

> **注释**

1. 胺碘酮对心脏多种离子通道都有抑制作用，降低窦房结、浦肯野纤维的自律性和传导性，明显延长 APD 和 ERP，口服、静脉给药均可。

2. 本药为广谱抗心律失常药，对心房扑动、房颤、室上性心动过速和室性心动过速皆有效。

3. 本药尚能非竞争性拮抗 α、β 肾上腺素能受体作用，扩张冠状动脉，增加冠状动脉血流，减少心肌耗氧量。

4. 常见心血管反应如窦性心动过缓，偶见尖端扭转性室性心动过速。

5. 注意本药导致 QT 间期延长，故在用药过程中要动态观察心电图、避免导致心脏骤停的严重后果。

# 三、抗心力衰竭药

（一）基本药品——地高辛、去乙酰毛花苷（西地兰 D）、伊伐布雷丁

> **歌诀**

抗心衰药六类分
强心药又两亚型
强心苷与非苷类
前者相对较常用
基本药物有两种
两地伊伐布雷丁

> **注释**

1. 抗心衰药可分为六类，即强心药类、利尿药、肾素-血管紧张素-醛固酮系统（RAAS）抑制药、扩血管药、β 受体阻滞药

（βRB）与其他类。RAAS 抑制药简称转换酶抑制药，又称血管紧张素转换酶抑制药（ACEI），参见图 1-20。

$$
抗心衰药 \begin{cases}
强心药 \begin{cases} 强心苷：地高辛、去乙酰毛花苷 \\ 非苷类正性肌力药：米力农 \end{cases} \\
利尿药："双克"、呋塞米 \\
RAAS 抑制药（ACEI）：卡托普利、依那普利 \\
扩血管药 \begin{cases} 直接：硝普钠、哌唑嗪 \\ CCB（钙通道阻滞药）：氨氯地平 \end{cases} \\
β 受体阻断剂：卡维地洛、美托洛尔 \\
其他类：伊伐布雷丁
\end{cases}
$$

图 1-20　治疗慢性心衰药的分类示意图

2. 强心药有两亚型，即强心苷与非苷类正性肌力药，临床上强心苷疗效好，较为常用。

3. 国家基本药物有 3 种，即地高辛、去乙酰毛花苷（西地兰 D）。与伊伐布雷定。两地即地高辛与西地兰；伊伐布雷定抑制心脏窦房结自律细胞的节律，延长左心室舒张期充盈时间，从而改善心室舒张功能，增加冠脉血流。主要用于治疗慢性心衰与冠心病，常见不良反应有头晕、心动过缓等。

（二）地高辛、去乙酰毛花苷（西地兰 D）

🎵 歌诀

正性肌力负频率

负性传导利尿继

主治心衰房颤扑

中止"室上速"利器

不良反应三方面

心脏胃肠中枢异

▦ 注释

1. 强心苷是一类具有强心作用的苷类化合物，常用的有长效、中效与速效类，代表药物分别是洋地黄毒苷、地高辛、毛花苷 K、毛花苷丙（西地兰）与去乙酰毛花苷（西地兰 D）。

2. 此类药物主要有 4 个方面的药理作用：①正性肌力作用：加强心肌收缩力，增加心排出量，其机制在于增加心肌细胞内的 $Ca^{2+}$；②负性频率作用即减慢心率作用，其机制在可反射兴奋迷走神经；③负性传导作用：降低窦房结自律性，减少房室结 $Ca^{2+}$ 内流而减慢房室传导；④继发性利尿作用：主要是心功能改善后增加了肾血流量和肾小球的滤过功能，此外，强心苷直接抑制肾小管 $Na^+$–$K^+$–ATP 酶，减少肾小管对 $Na^+$ 的重吸收，促进水钠排出，从而发挥利尿作用。

3. 本类药物主要用于治疗心功不全和房扑、房颤与阵发性室上性心动过速：①治疗各种慢性心衰：对伴心室率快的患者疗效最佳，对风湿性心脏病（风心病）、冠心病、高血压性心脏病导致的心衰疗效也较好，但对肺源性心脏病疗效较差，且易发生中毒；②治疗房颤、心房扑动效果也较好，还可迅速终止阵发性室上性心动过速。

4. 强心苷的不良反应有 3 个方面：①心脏反应如快速性心律失常（最多见的是室性期前收缩二联律、三联律）、房室传导阻滞、窦性心动过缓等；②胃肠道反应：是最常见的早期中毒症状，如恶心、呕吐及腹泻等；③中枢神经系统反应：如眩晕、头痛、失眠、谵妄以及黄视、绿视及视物模糊等。

# 四、抗高血压药

（一）基本药品——吲达帕胺（寿比山）、卡托普利、依那普利（悦宁定）、赖诺普利、缬沙坦、缬沙坦氨洛地平、硫酸镁、硝普钠、硝苯地平、尼群地平、氨洛地平、左氨洛地平、非洛地平、比索洛尔、拉贝洛尔、酚妥拉明、哌唑嗪、乌拉地尔、波生坦

♪ 歌诀

一线六类降压药

从中遴选出代表

基药尚有硝普钠

强力扩张血管好

可用几何图形示

基药十九乃至少

▦ 注释

1. 目前，国内外称第一线六类抗高血压药物（降压药）是利尿药、血管紧张素转换酶抑制药（ACEI）、β受体阻滞药（βRB）、钙离子通道阻断剂（CCB）、$\alpha_1$受体阻滞剂（$\alpha_1$RB）与血管紧张素Ⅱ受体阻断剂即 $AT_1$ 受体阻断药（ARB）。

2. 从中遴选出代表药物是卡托普利、依那普利、美托洛尔（倍他乐克）、拉贝洛尔、尼群地平、硝苯地平、吲达帕胺（寿比山）、氯沙坦、缬沙坦、哌唑嗪等。

3. 此外，还有血管扩张剂硝普钠等。

4. 国家基本药物可用几何图形表示，几何图形利用了等边三角形及其内切圆与外接圆。三角形的三个顶点是最常使用的转换酶抑制剂、β受体阻滞剂与钙通道阻断剂；内切圆利尿药属基础降压药，外接圆 $\alpha_1$ 受体阻断剂与血管紧张素Ⅱ受体阻断剂则相对少用（图1-21）。

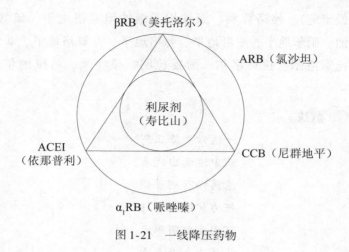

图 1-21　一线降压药物

5. 抗高血压药国家基本药物至少有 19 种，即上述降压基本药品。

（二）吲达帕胺（寿比山）

 歌诀

基础降压寿比山

强效长效疗效显

利尿钙拮抗作用

轻中患者可用单

量大导致低血钾

眩晕失眠是个别

📋 注释

1. 基础降压药指利尿剂，如氢氯噻嗪（双氢克尿噻，双克）、氨苯蝶啶、呋塞米等，但都容易引起电解质紊乱，而吲达帕胺（寿比山）不易引起，故更常用。

2. 吲达帕胺是一种新的强效、长效利尿降压药，对轻中度高血压患者单用就有良效，这与减少细胞外液容量及心排血量，降低血管阻力，钙离子通道阻断作用均有关。

3. 本药大剂量、长期使用也会导致低血钾，但一般不引起血脂改变，可用于伴有高血脂的高血压患者；个别患者也可能出现眩晕、头痛、失眠等不良反应。

（三）转换酶抑制剂——卡托普利、依那普利、赖诺普利

♪ **歌诀**

> 卡托普利第一代
>
> 尤宜糖尿伴心衰
>
> 不良反应干咳多
>
> 二代依那咳亦然
>
> 三代赖诺日一次
>
> 特点肾功可改善

**注释**

1. ACEI 的应用，是降压药治疗的一大进步，此类药物不仅有良好的降压作用，对高血压并发症与心衰等也具有良好影响，目前已发展至第三代。

2. 卡托普利化学名巯甲丙脯酸，商品名开搏通，具有轻中强度的降压作用，其降压机制是由于抑制了 RAAS，本品尤其适用于合并糖尿病及胰岛素抵抗、左心室肥厚、心力衰竭、急性心肌梗死的高血压患者，而且停药不反跳。

3. 由于卡托普利抑制缓激肽水解，使缓激肽增多，故可引起无痰干咳。另外 ACEI 还能引起前列腺素、P 物质（Substance P，兴奋性神经元递质之一）在肺内蓄积而致咳。

4. 依那普利（悦宁定）属第二代 ACEI，效能比卡托普利高10 倍、作用维持时间较长，可达24 小时以上，因此每日给药 1～2 次即可，但仍有干咳等不良反应。

5. 赖诺普利为第三代 ACEI，作用强于依那普利，持续时间长，致咳作用轻微，日服一次即可。其药理特点是在体内不经肝脏转化即可产生药理效应，作用出现迟，但维持时间长而平稳，目前本品是高血压病及心衰治疗的二线药物。

（四）钙离子通道阻断剂——硝苯地平、尼群地平、氨洛地平、左氨洛地平、非洛地平

 **歌诀**

机制阻断钙通道

硝苯地平为代表

化学结构分两类

保护器官宜长效

缓释控释近提倡

尼群氨氯效亦好

**注释**

1. 钙拮抗药又名钙离子通道阻断药（CCB），其降压机制是由于阻滞了血管平滑肌钙离子通道的开放，抑制了 $Ca^{2+}$ 跨膜转运，从而松弛了平滑肌，进而降低了血压。

2. 钙离子通道阻断药的代表为硝苯地平（心痛定），它作用于细胞膜 L 型钙离子通道而使细胞内 $Ca^{2+}$ 浓度降低，导致外周血管阻力下降而降低血压，对各期高血压均有降压作用，也适用于合并心绞痛或肾脏病、糖尿病、哮喘、高脂血症及恶性高血压患者。

3. CCB 按化学结构分为二氢吡啶类和非二氢吡啶类。前者选择性作用于血管平滑肌，较少影响心脏，如硝苯地平、尼群地平、尼卡地平、氨洛地平等；后者对心血管均有作用，如维拉帕米等（图 1-22）。

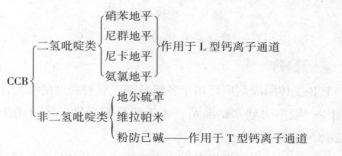

图 1-22　CCB 化学结构分类示意图

4. 近来高血压的药物治疗的新观念之一是要保护靶器官，抗高血压治疗中必须考虑逆转或阻滞靶器官损伤，如心肌肥厚、肾小球硬化和小动脉重构等，因此主张用长效类新药如氨氯地平（络活喜）、左氨氯地平（施慧达）、非洛地平（波依定）等，此外还提倡用缓释剂与控释剂。

5. 氨氯地平降压作用较硝苯地平平缓而持续时间显著延长，每日口服一次即可，但价格较贵；左氨氯地平是氨氯地平的左旋体，不良反应轻，但价格不菲；非洛地平亦然。

6. 中效类尼群地平适用于各型高血压，疗效确实，价格低廉，降压作用温和而持久，每日口服 1～2 次，不良反应同硝苯地平，即反射性引起心率加快，可用 β 受体阻滞剂矫治。

附注：缬沙坦氨洛地平是复合剂、前者属血管紧张素受体阻滞药；后者属钙拮抗药，二者联合可获协同作用，即药理作用增强而不良反应减小，用于中重度高血压。

（五）β 受体阻滞剂——比索洛尔、拉贝洛尔

 歌诀

各级各期用广泛

不具内在拟交感

"比索" 每日服一次

　　　　　　　"拉贝"兼抗 α 受体

　　　　　　　静注危象化为安

**注释**

　　1. β 受体阻滞剂广泛用于各级各期、各种程度的高血压，长期应用于一般不引起水钠潴留，也无明显耐受性。还可用于冠心病与心律失常等疾病。

　　2. β 受体阻滞剂根据有无拟交感活性分为内在拟交感活性及无内在拟交感活性两类。内在拟交感活性（ISA）指有些 β 受体阻滞剂与受体结合后除阻断受体外，尚具有部分激动作用，如吲哚洛尔与醋丁洛尔，ISA 类药物对血脂影响很小或无影响，多数 β 受体阻断剂不具 ISA，可增加血浆三酰甘油浓度而降低高密度脂蛋白（HDL），包括阿替洛尔、比索洛尔与美托洛尔等。

　　3. 比索洛尔对 $\beta_1$ 受体有较大选择性，而对血管及支气管的 $\beta_2$ 受体影响较小，无内在拟交感活性，用于治疗各种程度高血压，由于降压作用持续时间较长，每日服用一次即可。还用于心绞痛、心律失常与青光眼的治疗。

　　4. 拉贝洛尔兼有 β 受体与 α 受体拮抗作用，用于各期高血压与心绞痛，静脉注射能治疗高血压危象。

　　（六）α 受体阻滞剂——酚妥拉明、哌唑嗪、乌拉地尔

**歌诀**

　　　　　　　α 受体两亚型分

　　　　　　　三药小异而大同

　　　　　　　酚妥拉明皆拮抗

　　　　　　　$\alpha_1$ 阻滞是哌唑嗪

　　　　　　　"乌拉"还抗外周 $\alpha_2$

　　　　　　　扩张血管降压均

注释

1. α受体分为两种亚型，即 $α_1$ 受体与 $α_2$ 受体。酚妥拉明皆能拮抗之；哌唑嗪阻断突触后 $α_1$ 受体；乌拉地尔化学结构不同于哌唑嗪，除了阻断突触后 $α_1$ 受体外，还拮抗外周 $α_2$ 受体，三药大同小异，均可扩张血管而降压。

2. 酚妥拉明是 $α_1$、$α_2$ 受体阻滞剂，可扩张血管，降低动脉血管阻力从而降低血压，作用温和，维持时间短暂，还可用于雷诺病、勃起障碍等。

3. 哌唑嗪阻滞 $α_1$ 受体，本药对轻中度高血压有明显疗效，主要不良反应为首剂现象：首次服用可有恶心、眩晕、头痛、心悸与直立性低血压等，还可能引起水钠潴留，故首次剂量应减半。

4. 乌拉地尔的作用既不同于哌唑嗪，也不同于酚妥拉明，因为中枢 α 受体不同于外周 α 受体。故本品口服治疗各型高血压，静脉注射则用于高血压危象。

（七）硝普钠

歌诀

> 扩张平滑肌血管
> 代谢产生一氧氮
> 内源血管舒张物
> 静滴急症高压患
> 合并心衰嗜铬瘤
> 呕吐出汗肌痉挛

注释

1. 硝普钠具有强大的扩张血管平滑肌作用，可直接松弛小动脉和静脉平滑肌。本品在平滑肌内代谢产生一氧化氮（NO），而NO为内源性血管舒张物质，可激活鸟苷环化酶，促进环磷鸟苷形成，从而产生扩张血管作用。

2. 本药静滴适用于高血压急症、高血压危象的治疗，5 分钟即见效。也用于高血压合并心衰、心源性休克或嗜铬细胞瘤发作引起的血压升高。

3. 常见的不良反应有呕吐、出汗、肌肉痉挛等。

（八）硫酸镁

 歌诀

> 途径不同效不同
> 肌注降压安心神
> 用于危象抗惊厥
> 也可治疗心绞痛
> 口服导泻利肝胆
> 溶液外敷消炎肿

注释

1. 给药途径不同，药理作用也不同，口服、肌内注射与外用的疗效不相同。

2. 本品肌内注射可扩张血管而使血压、颅内压下降；可抑制中枢神经、阻断外周神经肌肉接头从而产生镇静、解痉、松弛骨骼肌的作用。用于高血压危象、高血压脑病、破伤风、子痫、尿毒症等所致惊厥，也用于发作频繁而其他药物疗效不佳的心绞痛。

3. 本品口服导泻利肝胆。用于便秘、食物与药物中毒、胆汁淤积性黄疸及慢性胆囊炎。

4. 溶液外用热敷消炎去肿。

（九）波生坦

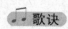 歌诀

> 拮抗受体内皮素

> 降低内皮素浓度
>
> 减少阻力肺动脉
>
> 治疗肺高压为主
>
> Ⅲ期Ⅳ期原发性
>
> 偶致头痛传导阻

### 🔲 注释

1. 内皮素是血管内皮细胞分泌的迄今所知作用最强和持续最久的收缩血管的多肽，它有两种受体（ETA 和 ETB）。波生坦是一种双重内皮素受体拮抗剂，具有对 ETA 和 ETB 受体的亲和作用，因而降低了内皮素浓度，使肺动脉和全身血管阻力下降。

2. 本品适应证为 WHOⅢ期和Ⅳ期原发性肺高压患者的肺动脉高压，或者硬皮病引起的肺高压；也可用于高血压患者。

3. 本品的不良反应较少，偶致头痛、房室传导阻滞等。

## 五、抗休克药

（一）基本药品——去甲肾上腺素（正肾）、间羟胺（阿拉明）、肾上腺素（副肾）、多巴胺、异丙肾上腺素（异丙肾）、多巴酚丁胺

### 🎵 歌诀

> 抗休克药三大类
>
> "三肾""三胺"共三对
>
> "三肾" 正副与异丙
>
> "正肾" 间羟胺代替
>
> "三胺" 另一多巴胺
>
> 多巴酚丁胺另为

▦ **注释**

1. 休克是由于各种致病因素引起的有效循环血容量急剧减少，致使组织缺氧、细胞代谢紊乱和器官功能受损的综合征，其本质是微循环障碍。常见休克临床分为 5 类，即感染性休克、心源性休克、过敏性休克、失血性休克（低血容量性休克）与神经源性休克。抗休克药均属肾上腺素能受体激动药，肾上腺素能受体激动药是一类化学结构和药理作用和肾上腺素（副肾）、去甲肾上腺素（正肾）相似的药物，又称拟肾上腺素药或称拟交感胺类。目前共有 12 种，按其对不同肾上腺素受体亚型的选择性而分为 3 大类：α 受体激动药、α、β 受体激动药以及 β 受体激动药（图 1-23）。

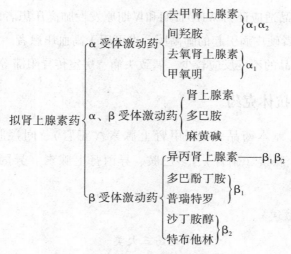

图 1-23　拟肾上腺素药类型示意图

（1）α 受体激动药有 4 种：去甲肾上腺素（正肾）、间羟胺（阿拉明）、去氧肾上腺素（新福林）、甲氧明，前两者更常用。

（2）α、β 受体激动药有 3 种：肾上腺素、多巴胺、麻黄碱，前两者更常用。

（3）β受体激动药激动药有 5 种：异丙肾上腺素、多巴酚丁胺、普瑞特罗、沙丁胺醇、特布他林，临床常用的两种药是异丙肾上腺素与沙丁胺醇。

2. 国家基本药遴选了 3 对 6 种：去甲肾上腺素（正肾）、间羟胺（阿拉明）；肾上腺素（副肾）、多巴胺；异丙肾上腺素、多巴酚丁胺。为了记忆方便，可将六种国家基本药概括为"三肾""三胺"：前者为正副肾与异丙肾，后者为间羟胺（阿拉明）、多巴胺与多巴酚丁胺。

3. "正肾"间羟胺代替的意思是间羟胺较正肾作用缓和而持久，临床上常作为去甲肾上腺素的代用品。

（二）α受体激动药——去甲肾上腺素（正肾）、间羟胺（阿拉明）

♪ 歌诀

正肾普遍缩血管

血压升高反扩冠

加快传导治心衰

抢救休克神经源

稀释口服治呕血

作用缓久间羟胺

▦ 注释

1. 去甲肾上腺素又称"正肾"，是肾上腺素能神经的主要递质，对 α 受体具有强大的激动作用，因此普遍收缩小血管，主要是小动脉和小静脉。

2. 小剂量正肾主要使收缩压升高，舒张压升高不明显，故脉压加大；较大剂量时，收缩压、舒张压均升高，脉压变小。由于血压升高，提高了冠状血管的灌注压，故冠脉流量增加。

3. 正肾激动心脏 $β_1$ 受体较弱，但也可使心率加快，传导加速，心排血量增加，故也可治疗心衰。

4. 临床上正肾主要用于抢救各种休克，尤其是神经源性休克早期血压骤降时。

5. 稀释本品 1～3mg，频频口服，因局部收缩食管与胃黏膜血管，产生止血效果，故还可用于治疗上消化道出血（呕血）。

6. 间羟胺较正肾作用弱而持久，性质较稳定，临床上作为去甲肾上腺素代用品。

（三）α、β 受体激动药——肾上腺素（副肾）、多巴胺

1. 肾上腺素（副肾）

♫ 歌诀

　　　　　　　副肾强心促代谢

　　　　　　　缩舒血管扩气管

　　　　　　　血压改变随剂量

　　　　　　　心脏复苏治哮喘

　　　　　　　过敏休克是首选

　　　　　　　局部止血局麻延

注释

（1）肾上腺素即副肾，可加强心肌收缩性，加快心率，加速传导，提高心肌兴奋性。

（2）副肾提高机体代谢，促使肝糖原分解，加速脂肪分解。

（3）舒缩血管：副肾使皮肤、黏膜血管收缩，而使骨骼肌与冠状血管扩张。

（4）副肾激动支气管平滑肌 $\beta_2$ 受体，从而扩张或舒张支气管。

（5）副肾对血压的影响比较复杂：低浓度时收缩压升高、舒张压不变或下降，此时脉压加大；较大剂量时收缩压和舒张压均升高；若预先用了 α 受体阻断药（如酚妥拉明）则会出现肾上腺升压作用的翻转。

（6）肾上腺素有以下临床用途：①应用于由于溺水、麻醉或手术意外、药物中毒、传染病和心脏传导阻滞等导致的心脏骤停；②为治疗过敏性休克的首选药；③控制支气管哮喘的急性发作，皮下或肌内注射能于数分钟内奏效；④0.1%肾上腺素蘸以棉球或纱布，塞于鼻孔或敷于牙龈处，可治愈鼻出血与牙龈出血；⑤与局麻药配伍可延长麻醉时间。

2. 多巴胺

♪ **歌诀**

> 兴奋心脏血压高
> 舒缩血管护肾好
> 激动多巴胺受体
> 增加脏血又利尿
> 用于休克心肾衰
> 不良反应轻而少

▦ **注释**

（1）多巴胺作用于心脏 $\beta_1$ 受体，使心肌收缩力增强，心排血量增多。

（2）多巴胺可激动血管 $\alpha$ 受体，导致血管收缩，引起总外周阻力增加，血压升高。

（3）多巴胺使皮肤黏膜血管收缩，使脑、肾、肠、冠状血管扩张。

（4）多巴胺除激动 $\alpha$、$\beta$ 受体外，还可激动多巴胺（DA）受体，因而增加心脑肾等脏器血流量，尤其是心、肾血管扩张，血流增加，肾小球滤过率增加，呈现排钠利尿作用。

（5）临床上用于治疗感染中毒性休克、心源性休克及出血性休克，但应酌情补充血容量。

（6）本品尚可与利尿剂合用于急性肾衰竭，也可用于急性心衰。

（7）本品不良反应较轻较少，偶见恶心、呕吐，剂量过大或滴注太快时出现心动过速、心律失常等。

（四）β受体激动药——异丙肾上腺素（异丙肾）、多巴酚丁胺

## 1. 异丙肾上腺素（异丙肾）

♪ **歌诀**

> 兴奋心脏扩血管
> 舒张气管促代谢
> 心脏复苏 AVB
> 感染休克先补液
> 喷雾控制急哮喘
> 心悸头晕较常见

**注释**

（1）异丙肾上腺素简称异丙肾，对心脏 $\beta_1$ 受体有强大的激动作用，与肾上腺素相比，加快心率、加速传导作用较强，甚至引起心律失常。

（2）对血管有舒张作用，对冠状血管亦然。静滴冠状动脉流量增加，静注冠状动脉流量不增加。

（3）异丙肾激动 $\beta_2$ 受体，舒张支气管平滑肌，作用略强于肾上腺素，但消除黏膜水肿作用不如肾上腺素。

（4）促进糖原分解、脂肪分解作用类似肾上腺素，但升高血糖作用较弱。

（5）临床应用：①可用于心脏骤停，曾用作心内注射法，现改用静脉滴注；②舌下含服或静脉点滴用于治疗二、三度房室传导阻滞（AVB）；③适用于中心静脉压（CVP）高、心排血量低的感染性休克，但要注意补液；④雾化吸入异丙肾，用于控制支气管哮喘急性发作，疗效快而强。

（6）本品不良反应较多，常见心悸与头晕，禁用于冠心病、心肌炎与甲亢等。

附注：异丙肾与正副肾药理作用比较（表1-13）。

表 1-13 异丙肾与正副肾作用比较

| 异丙肾上腺素 | 肾上腺素 | 去甲肾上腺素 |
|---|---|---|
| 1. 兴奋心脏：作用强于副肾 | 1. 兴奋心脏 | 1. 兴奋心脏：作用较弱 |
| 2. 扩张血管：骨骼肌、肾、肠、冠脉 | 2. 缩舒血管：皮肤黏膜血管收缩，骨骼肌、冠状血管扩张 | 2. 收缩血管：普遍 |
| 3. 影响血压：收缩压升高而舒张压略降 | 3. 影响血压：一般是收缩压高，较大量收缩压、舒张压均高 | 3. 升高血压且不被翻转 |
| 4. 舒张支气管：优于副肾 | 4. 舒张支气管 | |
| 5. 促进代谢：类似副肾，但升高血糖较弱 | 5. 促进代谢 | |

2. 多巴酚丁胺

 歌诀

用于低排性休克

疗效优于异丙肾

心梗并发左心衰

比多巴胺效更胜

非洋地黄强心药

心悸头痛副作用

注释

（1）本药是含右旋多巴酚丁胺与左旋多巴酚丁胺的消旋体，综合表现为激动心脏 $\beta_1$ 受体。可提高心指数，增加心排血量。治疗低排性休克（低血容量休克），其疗效优于异丙肾。

（2）如心肌梗死并发心衰，多巴酚丁胺增强心肌收缩性，改善左心功能优于多巴胺。

（3）本药是非洋地黄强心苷类的强心药，如洋地黄类疗效不佳或不良反应不能耐受，可使用本品。

（4）本药的不良反应可有心悸、头痛等。

# 六、调脂及抗动脉粥样硬化药

（一）基本药品——辛伐他汀、阿托伐他汀、瑞舒伐他汀、非诺贝特

♪ 歌诀

调脂药物四类型

降脂贝特与他汀

前者一种后者三

基药四品两亚型

非诺贝特降"三酯"

"他汀"主降胆固醇

注释

1. 用于防治动脉粥样硬化的药物称为调血脂和抗动脉粥样硬化药，包括四大类型：降血脂药、抗氧化剂、多烯脂肪酸类、黏多糖和多糖类（图1-24）。

调血脂药与抗动脉硬化药

- 降脂药
  - 主要降低总胆固醇、低密度脂蛋白（TC、LDL）
    - 他汀类：辛伐他汀
    - 树脂类：考来烯胺、甲亚油酰胺
  - 主要降低三酰甘油、极低密度脂蛋白（TG、VLDL）
    - 贝特类：非诺贝特
    - 烟酸类：烟酸
  - 降低脂蛋白（Lp）：阿司匹林、新霉素
- 抗氧化剂：普罗布考、维生素E
- 多烯脂肪酸
  - ω-3型：多烯康
  - ω-6型：亚油酸
- 黏多糖和多糖类
  - 低分子肝素：依诺肝素
  - 天然类肝素：硫酸软骨素

图1-24 调血脂药与抗动脉硬化药分类示意图

2. 国家基药遴选了 4 种降脂药的两亚型，即贝特类的非诺贝特与他汀类的辛伐他汀、阿托伐他汀与瑞舒伐他汀。

3. 贝特类主要降低三酰甘油（TG），他汀类主要降低总胆固醇（TC）。

（二）辛伐他汀、阿托伐他汀与瑞舒伐他汀

♫ **歌诀**

> 降低 TC 用他汀
>
> 阿托瑞舒辛伐群
>
> 机理抑制还原酶
>
> 不良反应少而轻
>
> Ⅱ Ⅲ 高脂血症用
>
> 糖尿肾病冠心病

📋 **注释**

1. 辛伐他汀等他汀类药物主要降低总胆固醇（TC）和低密度脂蛋白（LDL）。所谓他汀类药物是指羟甲基戊二酰辅酶 A（HMG-CoA）还原酶制剂，包括辛伐他汀、瑞舒伐他汀、阿托伐他汀及氟伐他汀等。

2. 辛伐他汀等他汀类药物降脂的机制是抑制了 HMG-CoA 还原酶，从而减少了内源性胆固醇的合成。该还原酶是肝细胞合成胆固醇的限速酶，催化乙酰 CoA 生成甲羟戊酸（MVA），MVA 是由内源性胆固醇合成的关键步骤，抑制了此还原酶则减少胆固醇合成。

3. 辛伐他汀等他汀类药物不良反应较少且轻微，大剂量应用时偶可出现胃肠反应、皮肤潮红、头痛肌痛等，偶见转氨酶水平升高，偶有横纹肌溶解症。

4. 辛伐他汀等他汀类药物主要用于Ⅱa、Ⅱb 和Ⅲ型高脂蛋白血症，也可用于 2 型糖尿病和肾病综合征引起的高胆固醇血症，对冠心病也有肯定的疗效。

（三）非诺贝特

♪ 歌诀

降低 TG 新贝特

非诺贝特用较多

用于高脂原、Ⅲ、混

2 型糖尿病亦可

不良反应消化道

机理不与他汀"合"

📋 注释

1. 传统贝特类药物氯贝丁酯（安妥明）曾广泛应用于降低 TG 与 VLDL，但不良反应较多，目前应用的是新型贝特类，代表药物就是非诺贝特。

2. 贝特类主要用于原发性高 TG 血症、Ⅲ型高脂蛋白血症和混合型高脂蛋白血症，贝特类还可用于 2 型糖尿病引起的高脂蛋白血症。

3. 本类药物不良反应主要为消化道反应，如食欲不振、恶心、腹胀等，转氨酶也可升高，但停药后可恢复。

4. 贝特类降脂机制不同于他汀类，其主要机制是由于抑制了乙酰 CoA 羧化酶，从而减少了脂肪酸从脂肪组织进入肝合成 TG 与 VLDL，而他汀类抑制 HMG–CoA 还原酶。

# 第六节　作用于呼吸系统的药物

## 一、祛痰药

（一）基本药品——溴己新（必嗽平）、氨溴索、桉柠蒎、羧

甲司坦、乙酰半胱氨酸（痰易净）

🎵 歌诀

祛痰基药选五种

黏痰溶解占四品

促进分泌桉柠蒎

均治"慢阻肺"疾病

不良反应皆轻微

偶有恶心过敏等

📅 注释

1. 作用于呼吸系统的药物主要是祛痰药、镇咳药与平喘药。祛痰药是能使痰液变稀、黏稠度降低而易咳出的药物，同时能加速纤毛运动，促进排痰功能，故又称黏液促动药。按作用机制的不同，祛痰药分两大类：黏液分泌促进剂与黏痰溶解药。黏痰溶解药可分 4 类，参见图 1-25。

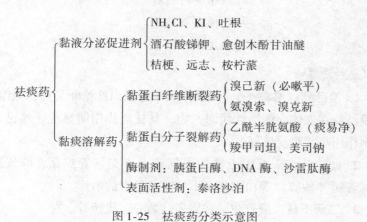

图 1-25  祛痰药分类示意图

2. 基本药品中，黏痰溶解药就占了四品，即溴己新（必嗽平）、氨溴索、羧甲司坦、乙酰半胱氨酸（痰易净）。其中，溴己新（必嗽平）、氨溴索属于黏蛋白纤维断裂药；羧甲司坦、乙酰半胱氨酸（痰易净）属于黏蛋白分子裂解药。

3. 黏液分泌促进剂指桉柠蒎。本品主要成分为桉油精、柠檬烯及 α-蒎烯，故称桉柠蒎。适用于急慢性气管炎、肺炎、支气管扩张、肺脓肿、慢性阻塞性肺疾病、肺部真菌感染、肺结核和硅沉着病（矽肺）等呼吸道疾病。不良反应轻微，偶有胃肠道不适及变态反应，如皮疹、面部水肿、呼吸困难和循环障碍。

4. 5 种祛痰基药均治"慢阻肺"疾病，不良反应皆轻微，偶有恶心、过敏等不良反应。

（二）黏蛋白纤维断裂药——溴己新（必嗽平）、氨溴索

 **歌诀**

溴己新与氨溴索

前者代谢为后者

二药黏痰溶解剂

纤维黏蛋白断折

用于慢支矽肺等

胃痛皮疹并不多

**注释**

1. 溴己新（必嗽平）、氨溴索属于黏蛋白纤维断裂药；氨溴索是溴己新在人体内的活性代谢产物，其祛痰作用明显优于溴己新，且副作用小，耐受性好。

2. 此二药临床上用于慢性支气管炎、支气管扩张、肺气肿、硅沉着病（矽肺）等白黏痰又不易咳出患者的治疗。

3. 二药不良反应较少，如胃痛、恶心、皮疹等。

## 二、镇咳药

（一）基本药品——喷托维林（咳必清）、可待因、复方甘草

♪ **歌诀**

中枢外周两类分

中枢麻非又两种

前者吗啡可待因

后者咳平咳必清

外周局麻缓和性

复方甘草较常用

▦ **注释**

1. 目前常用的镇咳药，根据其作用机制分为两类：中枢性镇咳药与外周性镇咳药。前者直接抑制延髓呼吸中枢而止咳，后者抑制咳嗽反射弧中的任何一环节而镇咳（图1-26）。

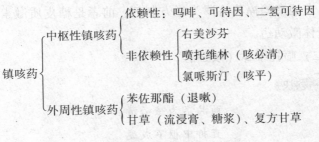

图 1-26　镇咳药的分类示意图

2. 中枢镇咳药又分为依赖性与非依赖性两类，或称麻醉性和非麻醉药两类镇咳药，前者主要指阿片类生物碱，其中镇咳作用最强的是吗啡，可待因即甲基吗啡，其镇咳强度约为吗啡的1/10；后者有氯哌斯汀（咳平）、喷托维林（咳必清）等。氯哌斯汀为苯海拉明的衍生物，用于急性上呼吸道感染、慢性支气管炎、结核、肺癌所致干咳；咳必清是含氨基的镇咳药，用于上呼吸道炎症引起的干咳与阵咳。

3. 外周镇咳药作用方式又有两方面

（1）局部麻醉作用，代表药物苯佐那酯，商品名为退嗽。

（2）缓和性作用：代表药物是复方甘草止咳糖浆，其成分中甘草流浸膏为保护性祛痰剂；酒石酸锑钾为恶心性祛痰药；复方樟脑酊为镇咳药；甘油、浓氨溶液、乙醇均为辅料，可保持制剂稳定，防止沉淀生成及析出，其不良反应有轻微的恶心、呕吐反应等。

4. 遴选的 8 种国家基本药物参见上述基本药品。其中，支气管扩张药就占 6 种：肾上腺受体激动药两种，即沙丁胺醇（舒喘灵）、福莫特罗；M 受体阻断两种，即异丙托溴铵、噻托溴铵；黄嘌呤类两种，即氨茶碱、茶碱。

5. 糖皮质激素遴选亦为两种，即丙酸氟替卡松、布地奈德。

6. 布地奈德福莫特罗为复方制剂：前者是糖皮质激素，后者是 $\beta_2$ 受体激动药。

（二）喷托维林（咳必清）

♪ 歌诀

商品名为咳必清
直抑中枢不成瘾
局麻与轻度抗 M
兼有镇咳外周性
上感干咳阵咳好
偶有消化道反应

▦ 注释

1. 喷托维林（咳必清）是含氨基的镇咳药，属非依赖性中枢镇咳药。

2. 咳必清是喷托维林的商品名，镇咳作用约为可待因的 1/3，而无后者的成瘾性，对咳嗽中枢具有直接抑制作用。

3. 咳必清还有轻度阿托品样作用和局部麻醉作用，可轻度抑制支气管内感受器及传入神经末梢，使痉挛的支气管平滑肌松弛，减轻气道阻力，因此兼具外周镇咳作用。

4. 本品用于上呼吸道感染引起的干咳与阵咳，对于小儿百日咳效果尤好。

5. 本品因有抗 M 受体作用，故偶有口干、恶心、腹胀和便秘等消化道不良反应。

附注：喷托维林（咳必清）与氯哌斯汀（咳平）作用特点比较见表1-14。

**表1-14 咳平与咳必清的比较**

| | 氯哌斯汀（咳平） | 喷托维林（咳必清） |
|---|---|---|
| 化学结构 | 苯海拉明衍生物 | 含氨基人工合成品 |
| 镇咳特点 | 1. 弱于可待因<br>2. 主要抑制咳嗽中枢<br>3. 可使末梢支气管平滑肌松弛 | 1. 为可待因1/3<br>2. 直接抑制咳嗽中枢<br>3. 兼有末梢性镇咳作用 |
| 其他作用 | $H_1$ 受体阻断作用 | M 受体阻断作用和局部麻醉作用 |
| 临床用途 | 用于急性"上感""慢支"、结核、肺癌引起的频繁干咳 | 用于"上感"引起的干咳、阵咳 |
| 不良反应 | 偶有口干与嗜睡 | 偶有口干、恶心、腹胀、便秘等 |

# 三、平喘药

（一）基本药品——沙丁胺醇（舒喘灵）、氨茶碱、茶碱、异丙托溴铵、噻托溴铵、丙酸氟替卡松、布地奈德、布地奈德福莫特罗

🎵 歌诀

常用三类平喘药

基药多选支扩药

黄嘌呤类选两种

受体激动阻断好

激素遴选亦为二

八种基药需记牢

📅 注释

1. 哮喘是一种以气道炎症和气道高反应性为特征的病理状态。凡能缓解哮喘症状的药物统称平喘药，常用平喘药有三类：支气管扩张药、抗炎性平喘药与抗过敏平喘药，支气管扩张药又包括肾上腺素能受体激动药、黄嘌呤类与 M 受体阻断药（图 1-27）。

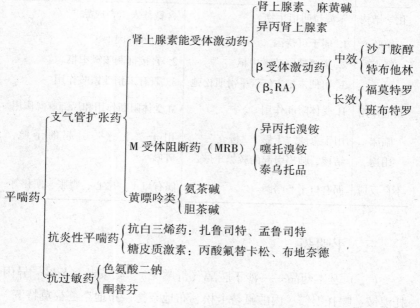

图 1-27　平喘药类型及代表药物

2. 遴选的 8 种国家基本药物参见上述基本药品。其中，支气管扩张药就占 6 种：肾上腺素能受体激动药 2 种，即沙丁胺醇（舒喘灵）、福莫特罗；M 受体阻断 2 种，即异丙托溴铵、噻托溴铵；黄嘌呤类 2 种，即氨茶碱、茶碱。

3. 糖皮质激素遴选亦为 2 种，即丙酸氟替卡松、布地奈德。

4. 布地奈德福莫特罗为复方制剂：前者是糖皮质激素，后者是 $\beta_2$ 受体激动药。

（二）沙丁胺醇（舒喘灵）

♪ 歌诀

商品名为舒喘灵

强大 $\beta_2$ 受体兴奋

明显扩张支气管

剂量过大心悸惊

用于"支哮""喘息支"

夜间发作缓释用

注释

1. 沙丁胺醇商品名舒喘灵，化学名羟甲叔丁肾上腺素，对 $\beta_2$ 受体选择性高，具有强大的 $\beta_2$ 受体兴奋作用，为异丙肾上腺素的 1375 倍，可采用多种途径给药。

2. 本药具有明显的支气管扩张作用，其作用与异丙肾上腺素相近而优于特布他林。

3. 本药不良反应较小，但因对 $\beta_1$ 受体也有微弱作用，故大剂量时兴奋心脏 $\beta_1$ 受体而导致心动过速、心悸。

4. 本药主要治疗支气管哮喘、喘息型慢性支气管炎。

5. 本品的缓释制剂名为长效喘乐片，适用于夜间发作的支气管哮喘，其控释制剂喘特宁片也有同样功效。

（三）氨茶碱

🎵 **歌诀**

> 直接松弛平滑肌
> 主要抑制二酯酶
> 用于"支哮""慢阻肺"
> 睡眠呼吸暂停累
> 不良反应胃肠道
> 心律失常血压低

**注释**

1. 氨茶碱是茶碱与乙二胺形成的复盐，含茶碱 77%～83%。茶碱是甲基黄嘌呤类衍生物，对支气管平滑肌有直接松弛作用。

2. 茶碱类平喘机制有 8 个方面：①抑制磷酸二酯酶；②阻断腺苷受体；③增加内源性儿茶酚胺的释放；④干扰气道平滑肌 $Ca^{2+}$ 转运；⑤免疫调节与抗炎作用；⑥增加膈肌收缩力；⑦促进纤毛运动；⑧抑制肥大细胞释放炎症介质，其中最主要就是因为抑制了磷酸二酯酶（PDE）。由于抑制了该酶，就使第二信使环磷腺苷与环磷鸟苷比值（cAMP/cGMP）增高，从而发挥了平喘的作用。cAMP/cGMP 决定气道缩舒状态，比值升高气管扩张，比值降低气管痉挛，凡是升高比值的药物皆可平喘，凡是降低比值的药物皆可致喘，氨茶碱等茶碱类药物抑制二酯酶而使 cAMP 水平升高，进而使 cAMP/cGMP 比值升高而治疗哮喘。

茶碱类平喘机制有 8 个方面，但最主要的机制是抑制了磷酸二酯酶。

3. 氨茶碱主要用于慢性哮喘的维持治疗，静脉注射或静脉滴注可治疗重度哮喘或哮喘持续状态，以迅速缓解喘息与呼吸困难等症状，还可用于慢性阻塞性肺疾病（COPD 简称"慢阻肺"）。

4. 氨茶碱还可用来治疗中枢性睡眠呼吸暂停综合征（CSAS）。睡眠呼吸暂停综合征有 3 种类型：中枢性、阻塞性与混合性。CSAS 由于脑部器官或原发性呼吸中枢病变导致通气不足，而氨茶碱可使通气功能明显增强，改善 CSAS 症状。

5. 氨茶碱局部刺激性大，口服容易引起胃肠道刺激症状，可见上腹部疼痛、恶心、呕吐、胃食管反流等。用量过大时出现严重的不良反应，如心律失常、低血压等。

# 第七节　作用于消化系统的药物

## 一、抗酸药与抗溃疡病药

（一）基本药品——复方氢氧化铝（胃舒平）、雷尼替丁、法莫替丁、奥美拉唑（洛赛克）、枸橼酸铋钾、胶体果胶铋（维敏）、铝碳酸镁

♪ 歌诀

> 国家基本药七种
>
> 铝碳酸镁胃舒平
>
> 奥美拉唑胶体铋
>
> 雷尼法莫二替丁
>
> 抗酸有二抑酸三
>
> 胶体铋钾强胃屏

注释

1. 抗酸药与抗消化性溃疡目前有四类，即抗酸药、抑制胃酸分泌药、增强胃黏膜屏障功能药物以及抗幽门螺杆菌（Hp）药物（图 1-28）。

抗酸药与抗溃疡药
- 抗酸药：铝碳酸镁、胃舒平
- 抑制胃酸分泌药
  - M受体阻断剂：哌仑西平
  - $H_2$受体阻断剂：西咪替丁、雷尼替丁、法莫替丁
  - $H^+$泵抑制剂：奥美拉唑、兰索拉唑、潘多拉唑
  - 胃泌素受体阻断剂：丙谷胺
- 增强胃黏膜屏障功能
  - PG衍生物：米索前列醇、恩前列素
  - 硫糖铝、胶体铋、枸橼酸铋钾
- 抗幽门螺杆菌药
  - 阿莫西林、克拉霉素、庆大霉素
  - 甲硝唑、痢特灵（呋喃唑酮）

图1-28 抗酸药与抗消化性溃疡药分类

其中，国家基本药7种，即上述基本药品。

2. 基药7种中，抗酸药有2种，即复方氢氧化铝、铝碳酸镁；抑酸药3种，即雷尼替丁、法莫替丁、奥美拉唑（洛赛克）；另有枸橼酸铋钾与胶体果胶铋增强胃黏膜屏障功能。

（二）$H_2$受体阻断药（$H_2$RB）——雷尼替丁、法莫替丁

🎵 **歌诀**

> 阻断壁细胞受体
> 抑制基础胃酸泌
> 一代西咪二雷尼
> 三代法莫更强力
> 治疗溃疡促愈合
> 头痛"白少"需注意

📋 **注释**

1. $H_2$RB作用机制是通过阻断壁细胞上的$H_2$受体而抑制基础胃酸分泌的，对胃泌素及M受体激动引起胃酸分泌也有抑制作用。

2. 目前已有三代$H_2$RB：第一代为西咪替丁（甲氰咪胍）。第

二代为雷尼替丁，抗酸作用为西咪替丁的 4～10 倍，可缓解溃疡症状，促进溃疡愈合，每次 150mg，每日 2 次或睡前一次服用 300mg，4 周为一个疗程。第三代为法莫替丁，其抑酸作用更加强而有力。

3. 法莫替丁与雷尼替丁作用相似，但抑酸作用为其 7～10 倍，且不抑制肝药酶，无抗雄激素作用，也不影响催乳素浓度。

4. 三代 $H_2RB$ 都可用于消化性溃疡治疗，此外还可治疗带状疱疹、胃泌素瘤（卓-艾综合征）、反流性食管炎、上消化道出血等（表 1-15）。

### 表 1-15 三代 $H_2RB$ 比较

|  | 西咪替丁 | 雷尼替丁 | 法莫替丁 |
|---|---|---|---|
| 作用特点 | 1. 抑制基础胃酸、夜间和各种刺激引起的胃酸分泌<br>2. 抑制胃蛋白酶分泌，保护胃黏膜<br>3. 停药后复发率24% | 1. 抑制胃酸作用为西咪替丁的 4～10 倍<br>2. 远期疗效优于西咪替丁且复发率低 | 1. 长效、强效为西咪替丁的 40～50 倍，为雷尼替丁的 7～10 倍<br>2. 对肝药酶无抑制作用，无抗雄激素作用，也不影响催乳素 |
| 临床用途 | 1. 用于消化性溃疡，十二指肠溃疡较好，愈合率78%，胃溃疡为68%<br>2. 可用于治疗带状疱疹 | 1. 对胃溃疡、十二指肠溃疡均有较好疗效<br>2. 用于胃泌素瘤（卓-艾综合征） | 1. 适用于胃及十二指肠溃疡<br>2. 反流性食管炎<br>3. 应激性溃疡与急性胃黏膜出血、上消化道出血等 |

续表

|  | 西咪替丁 | 雷尼替丁 | 法莫替丁 |
|---|---|---|---|
| 不良反应 | 发生率 1%~5%<br>1. 头痛、头晕、乏力<br>2. 焦虑、幻觉<br>3. 性功能减退、男性乳腺发育<br>4. 肝功能损伤、WBC↓ | 发生率约 10%<br>1. 头痛、头晕<br>2. 幻觉、躁狂<br>3. 静注可致 HR↓<br>4. 偶见转氨酶↑、WBC↓、PLT↓ | 不良反应少<br>1. 头痛、头晕<br>2. 便秘、腹泻<br>3. HR↑、BP↑<br>4. 转氨酶↑、WBC↓ |

5. 法莫替丁等第三代 $H_2RB$ 不良反应有头痛、头晕、白细胞减少等，应进行动态观察。

（三）质子泵（$H^+$ 泵）抑制药——奥美拉唑（洛赛克）.

 歌诀

抑制氢泵壁细胞

抑酸酶螺强久好

一代奥美二兰索

三代潘多雷贝高

用于溃疡食管炎

上消出血反应少

注释

1. 氢泵（质子泵）即胃 $H^+$-$K^+$-ATP 酶，氢泵抑制剂与该酶的巯基结合，使酶失去活性，从而抑制 $H^+$ 的分泌。其抑酸作用强而持久，可使胃内 pH 上升至 7。

2. 此类药物不仅抑酸而且抑制胃蛋白酶的分泌，另外对幽门螺杆菌也有抑制作用。

3. 奥美拉唑是 1987 年首次推出的第一代质子泵抑制药，1992 年又推出第二代的兰索拉唑。①奥美拉唑又名洛塞克，抑酸作用持久，一次口服 40mg，3 天后胃酸分泌仍部分受抑制，连服 8 天，pH 升高至 5.3；②兰索拉唑作用与奥美拉唑类似，但抑制胃酸及抗幽门螺杆菌作用强于奥美拉唑。

4. 潘多拉唑与雷贝拉唑是第三代质子泵抑制药的代表药物，临床疗效更好。

5. 质子泵抑制药临床用于治疗反流性食管炎、消化性溃疡、上消化道出血等疾病。

6. 本类药物不良反应较少，例如奥美拉唑不良反应发生率为 1.1%～2.8%，症状有头痛、失眠、外周神经炎、口干、恶心、呕吐等；第三代更加安全，不良反应轻微。

## 二、助消化药

基本药品——乳酶生（表飞鸣）

🎵 **歌诀**

> 国家基药就一种
> 微生态类乳酶生
> 分解糖类成乳酸
> 抑制肠内病原菌
> 消化不良肠发酵
> 主治腹泻尤孩童

**注释**

1. 助消化药国家基本药品只选了 1 种，即乳酶生（表飞鸣）。

2. 乳酶生为微生态药物，能分解糖类生成乳酸，抑制肠内病原体的繁殖，用于消化不良、肠发酵、小儿饮食不当引起的腹泻等。

3. 本品餐前口服一日三次，注意勿与抗菌药合用，或分开服用。

## 三、胃肠解痉药

（一）基本药品——颠茄、山莨菪碱（654-2）、阿托品

🎵 **歌诀**

国家基药选三种

颠茄莨菪阿托品

莨菪单指山莨菪

抗 M 胆碱属共同

均可植物中提取

结构酸叔胺基本

📅 **注释**

1. 胃肠解痉药的国家基药品遴选了 3 种，即颠茄、山莨菪碱与阿托品，此三药皆属抗 M 胆碱药或称 M 胆碱受体阻断药。

2. 此三药皆可从植物中提取，这些植物是颠茄、曼陀罗、洋金花、莨菪与唐古特莨菪。

3. 此三药具有共同的基本结构：托品酸的叔胺生物碱酯。

（二）代表药物——阿托品

🎵 **歌诀**

兴奋心脑血管红

肌松抑泌又扩瞳

调节麻痹眼压增

治疗虹膜脏绞痛

缓慢心律抗休克

解救中毒有机磷

**注释**

1. 阿托品是 M 胆碱受体阻断药（抗 M 胆碱药）中的代表药物，其药理作用广泛，包括：

（1）兴奋心脏：①增加心率；②加快传导，缩短房室结有效不应期。

（2）兴奋中枢神经系统：治疗量时轻度兴奋延髓，较大剂量兴奋大脑。

（3）治疗量单用时对血管与血压无显著影响，大剂量引起皮肤血管扩张，出现潮红、温热等症状，可能是阿托品直接扩张血管作用所致。

（4）松弛内脏平滑肌，尤其对过度活动或痉挛的平滑肌更为显著。对胃肠道平滑肌作用较强，也可降低尿道和膀胱逼尿肌的张力和收缩幅度，对胆管解痉作用较弱，对子宫平滑肌作用也较弱。

（5）抑制腺体分泌，尤其是涎腺与汗腺最明显，故在治疗严重盗汗及流涎症时可出现口干等不良反应。

（6）对眼的作用是扩瞳、升高眼内压与调节麻痹：①阿托品松弛瞳孔括约肌使瞳孔扩大；②由于瞳孔扩大，虹膜退向四周，前房角间隙变窄，阻碍房水回流巩膜静脉窦，造成眼内压升高，故青光眼患者禁用；③调解麻痹：松弛睫状肌使悬韧带拉紧，晶状体扁平，折光度降低，只适合看远物而视近物模糊。

上述阿托品药理作用基本上与 ACh 相反，这是因为阿托品作用机制为竞争性拮抗 ACh 对 M 胆碱受体的激动作用所致（表1-16）。

### 表 1-16 阿托品与 ACh 药理作用比较

| | 乙酰胆碱（ACh） | 阿托品（atropine） |
|---|---|---|
| 本质 | M 受体激动药 | M 受体阻断药 |
| 心脏 | 心脏抑制 | 心脏兴奋 |
| | 1. 减慢心率 | 1. 增加心率 |
| | 2. 减慢传导、缩短心房不应期 | 2. 加快传导，缩短房室结不应期 |
| | 3. 减弱心肌收缩力 | |
| 中枢 | 不易进入中枢，很少产生作用 | 兴奋延髓与大脑，甚至引起谵妄昏迷、呼吸衰竭与循环衰竭 |
| 血管 | 扩张血管、血压短暂下降 | 大剂量扩张血管引起皮肤潮红，可改善微循环 |
| 平滑肌 | 收缩作用 | 松弛作用 |
| | 1. 明显兴奋胃肠道，使其平滑肌蠕动增加，张力增加 | 1. 对胃肠道平滑肌作用较轻 |
| | 2. 增加尿道平滑肌蠕动，收缩膀胱逼尿肌，舒张外括约肌导致膀胱排空 | 2. 也可降低尿道和膀胱逼尿肌张力和收缩幅度，引起尿潴留，故禁用于前列腺肥大 |
| 腺体 | 分泌增加 | 抑制分泌 |
| 眼部 | 瞳孔缩小 | 瞳孔扩大 |
| | 眼内压降低 | 眼内压升高故禁用于青光眼 |
| | 调解痉挛：只适合看近物 | 调解麻痹：只适合看远物 |

2. 阿托品的临床用途

（1）治疗内脏绞痛：对胃肠痉挛绞痛、膀胱刺激症（尿痛、尿频、尿急）疗效较好，但对胆绞痛或肾绞痛较差。

（2）治疗虹膜睫状体炎，还可与缩瞳药交替使用，预防虹膜与晶状体粘连。

（3）用于缓慢性心律失常：治疗迷走神经过度兴奋所致窦房

阻滞、房室传导阻滞、窦性心动过缓等。

（4）抗休克：大剂量阿托品可治疗流行性脑脊髓膜炎、中毒性痢疾、中毒性肺炎引起的感染性休克。

（5）抢救有机磷中毒：轻度中毒单用阿托品即可，中重度还需合用解磷定。

3. 图解：阿托品作用、用途、不良反应三者之间的内在关系见表 1-17。

表 1-17 阿托品作用、用途、不良反应之间的内在关系

| 临床用途 | 药理作用 | 不良反应 |
|---|---|---|
| 有机磷农药中毒 ← | 1. 兴奋心脏 | |
| 窦房阻滞、窦性心动过缓、房室传导阻滞 | ← 心率↑　传导↑ | → 心悸 |
| | 2. 兴奋大脑延髓 → | 谵妄、昏迷、呼衰与循环衰竭 |
| 治疗感染性休克 ← | 3. 扩张血管、改善微循环 → | 皮肤潮红 |
| 有机磷中毒 ← | 4. 松弛平滑肌 | |
| 胃肠痉挛、绞痛较好 ← | 胃肠道较强 | |
| 缓解膀胱刺激症亦好 ← | 尿道 | → 尿潴留、排尿困难 |
| 胆绞痛、肾绞痛较差 ← | 胆道、肾 | |
| 有机磷中毒 ← | 5. 抑制腺体分泌 | |
| 流涎症、盗汗症 ← | 涎腺、汗腺明显 | → 口干 |
| 麻醉前给药，防止吸入性肺炎 ← | 呼吸道分泌物 胃液影响较少 | |
| | 6. 眼部 | |
| 虹膜睫状体炎、有机磷中毒 ← | 扩瞳 | |
| | 升高眼内压 → | 青光眼 |
| | 调解麻痹 → | 视近物模糊、视力不清 |

## 四、胃动力药

（一）基本药品——甲氧氯普胺（胃复安、灭吐灵）、多潘立酮（吗丁啉）、莫沙必利、匹维溴铵

 **歌诀**

> 胃肠促动选四种
> 阻断 DA 前二品
> "莫沙"激动 5-HT
> 强效促进胃排空
> 钙拮抗药"匹维"是
> 解痉并增肠蠕动

**注释**

1. 胃动力药国家基药遴选了 4 种，即上述基本药品。

2. 前二药均阻断多巴胺（DA 或称 $D_2$）受体。甲氧氯普胺作用机制包括：①阻断中枢多巴胺受体，发挥镇吐作用；②阻断胃肠多巴胺受体，加速胃的正向排空，用于慢性功能性消化不良引起的胃肠功能障碍，如恶心、呕吐等。本品可能出现锥体外系反应如焦虑与抑郁、伸舌与流涎、肌肉震颤；其他尚有男性乳房发育等。

3. 莫沙必利是强效选择性 5-羟色胺（5-HT）受体激动剂，可促进胃的排空。不良反应较少，如头晕、心悸等。

4. 匹维溴铵是钙通道阻断药，对胃肠道有高度选择性解痉作用并增强肠道蠕动能力。本品耐受性良好，不良反应轻微。

（二）代表药物——多潘立酮（吗丁啉）

 **歌诀**

> 阻断 $D_2$ 胃肠部分

促进蠕动胃排空

恶心呕吐多有效

尤其消化不良症

协调胃肠防反流

注意泌乳与头痛

📋 **注释**

1. 多潘立酮又名吗丁啉，属于多巴胺受体阻断药，由于不易通过血脑屏障，故主要阻断胃肠 $D_2$ 受体，从而加强胃肠蠕动，促进胃的排空。

2. 本品对多种呕吐有效，如偏头痛、脑外伤、放射治疗及化学治疗肿瘤引起的恶心、呕吐等，尤其用于治疗慢性消化不良、恶心、呕吐和胃潴留。

3. 本品协调胃肠运动，防止食物反流，但对结肠作用很小。

4. 本品不良反应有头痛、促进催乳素释放及胃酸分泌。

## 五、泻药——聚乙二醇、乳果糖、开塞露

🎵 **歌诀**

国家基药选三品

肛用开塞露两种

聚乙二醇高渗透

成人便秘对症润

酸性双糖乳果糖

治疗便秘保肝功

📋 **注释**

1. 国家基本泻药遴选 3 种，即聚乙二醇、乳果糖与开塞露。所谓泻药指促进排出粪便的药物。按作用机制的不同，泻药

分为 3 类，即刺激性泻药，渗透性泻药与润滑性泻药，各类泻药的常用药物见图 1-29。

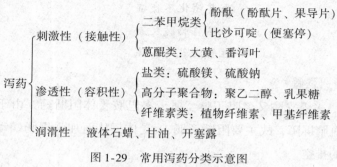

图 1-29　常用泻药分类示意图

2. 开塞露有两种溶液剂，成分各不相同，一种含山梨醇与硫酸镁，一种含甘油，但含量相同，均为 20ml，均为直肠用。

3. 聚乙二醇为高分子聚合物，由于其高渗透性，可在肠道内产生容积性和湿润性导泻作用，用于成人便秘的对症治疗，不良反应极少。

4. 乳果糖是人工合成的酸性双糖，在肠道内不被吸收从而发挥渗透性导泻作用。又由于其在结肠内分解为乳酸、乙酸等弱酸，减少氨的生成与吸收从而发挥保肝作用，还可用于肝性脑病的辅助治疗。

# 六、止泻药——蒙脱石（思密达）、咯哌丁胺（易蒙停）

🎵 歌诀

蒙脱石为八面体

属于吸附止泻类

用于急慢性腹泻

疼痛对症尤孩提

易蒙停抑肠蠕动

不良反应较轻微

### 注释

1. 腹泻应以对因治疗为主，但"急则治其标"，对于剧烈而久泻者，可适当应用止泻药。止泻药一般分三类，即收敛类、吸附类、抑制肠蠕动类，常用泻药参见图1-30。

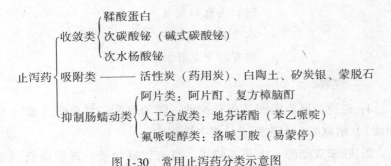

图1-30 常用止泻药分类示意图

2. 蒙脱石（思密达）属于吸附类止泻药。蒙脱石的主要成分为双八面体氧化铝与氧化硅 $[Si_8 Al_4 O_{20}(OH)_4]$，具有极高的定位能力，可吸附多种病原体，将其固定在肠腔表面，而后随肠蠕动排出体外。另外，还能增加肠黏液的内聚力、黏弹性与存在时间，从而增强肠黏液屏障，保护肠细胞免受损坏。

3. 蒙脱石用于急慢性腹泻，尤其对儿童的急性腹泻疗效良好。此外，也用于食管炎、胃及十二指肠、结肠疾病有关疼痛的对症治疗。

4. 咯哌丁胺（易蒙停）属氟哌啶醇类，可抑制肠蠕动，亦用于急慢性腹泻，尤其适用于其他止泻药疗效不佳者。其不良反应轻微，主要是皮疹、口干等。

## 七、肝胆疾病用药

（一）基本药品——联苯双酯、甘草酸二胺（甘利欣）、精氨

酸、水飞蓟素（益肝灵）与熊去氧胆酸

♪ **歌诀**

遴选基药有五种

联苯双酯甘利欣

后者甘草酸二胺

利胆去氧胆酸熊

水飞蓟素精氨酸

均有助于复肝功

**注释**

1. 遴选的肝胆疾病基药有 5 种：联苯双酯、甘草酸二胺（甘利欣）、精氨酸、水飞蓟素与熊去氧胆酸。

2. 联苯双酯源于中药五味子，具有保肝功能，近期降低丙氨酸转氨酶（ALT）作用肯定，用于慢性迁移性肝炎。

3. 甘草酸二胺（甘利欣）源于中药甘草，具有抗炎、抗过敏、保肝与免疫调节等功能。其降低 ALT 作用肯定，用于伴 ALT 增高的慢性肝炎。

4. 精氨酸降低血氨水平，可治疗肝性脑病；水飞蓟素（益肝灵）有明显的保护与稳定肝细胞膜的作用，用于肝炎、肝硬化与肝损伤，其不良反应少。

5. 上述药物不良反应轻微，均有助于保肝，恢复肝功能。

（二）代表药物——熊去氧胆酸

♪ **歌诀**

降低胆汁胆固醇

抑肠吸收胆固醇

增酸利胆溶结石

至少六个月疗程

较小浮动结石好

腹泻为其副作用

 注释

1. 长期服用熊去氧胆酸：①可显著降低胆汁中胆固醇的含量；②抑制肠道吸收胆固醇；③增加胆汁酸的分泌，并提高磷脂含量。以上机制均利于结石中胆固醇逐渐溶解，均利于利胆，即促进胆汁分泌与胆囊排空。

2. 疗程较长，一个疗程至少要 6 个月，早晚进餐时口服。

3. 结石大小与溶石成功率密切相关，较小（直径<5mm）或浮动结石疗效好。

4. 本药的不良反应少见，5% 患者可有明显腹泻。

## 八、治疗炎性肠病药——柳氮磺吡啶

♫ 歌诀

"柳氮" 口服吸收少

肠道环境分解药

吡啶氨基水杨酸

急慢 "溃结" 疗效好

久用呕、疹、白球减

尚致男性不育糟

 注释

1. 柳氮磺吡啶（SASP）口服很少吸收，大部分集中在小肠远端和结肠，该药本身无抗菌活性，但在肠道碱性环境下和局部微生物作用下分解成磺胺吡啶和 5–氨基水杨酸。前者有微弱抗菌活性，后者具有抗炎和免疫抑制作用。本药用于急、慢性溃疡性结肠炎、节段性回肠炎，且可防止复发。此外，还可治疗类风湿关节炎。

2. 长期服用本药可产生较多不良反应如恶心、呕吐、皮疹、药热以及白细胞减少等，还可影响精子活力而致不育症。

## 九、微生态制剂——地衣芽孢杆菌活菌、双歧杆菌 三联活菌、枯草杆菌二联活菌

 **歌诀**

无毒无害三活菌

调整肠菌达平衡

地衣双歧枯草杆

急慢腹泻防治灵

菌群紊乱抗生素

连同易激综合征

**注释**

1. 临床应用的微生态制剂是指能在人体肠道定植生长、繁殖且无毒、有益无害的活菌，可调整肠道正常菌群达到生理平衡，从而治愈疾病。

2. 国家基药遴选了 3 种活菌制品，即地衣芽孢杆菌活菌、双歧杆菌三联活菌与枯草杆菌二联活菌。

3. 上述 3 种活菌均可用来治疗急慢性腹泻、菌群紊乱、广谱抗生素引起的肠道菌群紊乱以及肠易激综合征（IBS）等。

# 第八节　作用于泌尿系统的药物

## 一、利尿药

（一）基本药品——呋塞米（速尿）、氢氯噻嗪（双氢克尿

噻）、氨苯蝶啶（三氨蝶呤）、螺内酯（安体舒通）

♪ 歌诀

> 利尿基药选四品
> 高一中一低两种
> 排钾速尿与"双克"
> 保钾利尿亦两种
> 氨苯蝶啶螺内酯
> 治疗水肿性疾病

📅 注释

1. 常用利尿药按其效能分为三类：高效能利尿药、中效能利尿药与低效能利尿药。其常用药物及代表性药物见图1-31。

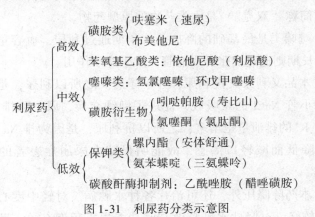

图1-31　利尿药分类示意图

利尿药的国家基本药物遴选3种：高效选1种：呋塞米（速尿）；中效选1种：氢氯噻嗪；低效选2种：氨苯蝶啶（三氨蝶呤）、螺内酯（安体舒通）。

2. 利尿剂都容易引起电解质紊乱，比如氢氯噻嗪、呋塞米等排钾而氨苯蝶啶、螺内酯保钾，因此，应用利尿剂时先要关注是排钾还是保钾，注意维持电解质平衡。

3. 利尿药主要治疗水肿性疾病。

（二）氢氯噻嗪（双氢氯噻嗪或双氢克尿噻）

 歌诀

> "双克"噻嗪类原型
>
> 基础降压首当冲
>
> 又利尿又抗利尿
>
> 治疗各种水肿病
>
> 肾性尿崩肾结石
>
> 五高三低需谨慎

**注释**

1. 噻嗪类是临床广泛应用的一类口服利尿药与降压药，氢氯噻嗪（简称"双克"）是本类药物的原型药物。

2. 噻嗪类是最基础的降压药。早期通过利尿、血容量减少而降压；长期则通过扩张外周血管而产生降压作用。

3. 本品又利尿又抗利尿，并不矛盾。之所以利尿，是因为抑制远曲小管 NaCl 的重吸收，促进了钾钠交换，尿中除排出 $Na^+$、$Cl^-$ 外，$K^+$ 的排泄量也增多；之所以抗利尿，是因为排 $Na^+$ 使血浆渗透压降低而减轻口渴感，故能明显减少尿崩症患者的尿量与口渴。

4. 本药除降压外，还可治疗各种水肿病。对轻中度心源性水肿疗效较好，对肾性水肿疗效与肾功能损害程度有关。肝性水肿应用时，要注意低钾诱发肝昏迷。

5. 本药也可治疗肾性尿崩症以及高尿钙伴肾结石患者。这是因为本药还可促进远曲小管钠钙的交换，减少钙在管腔中的沉积。

6. 本药的不良反应概括为"五高四低"：五高指高血糖、高血脂、高血氨、高尿酸、高氮质血症；四低指低血压、低血钾、低血钠、低血氯。

（三）呋塞米（速尿）

🎵 **歌诀**

> 袢利尿药呋塞米
> 升支粗段抑盐吸
> 扩张血管增肾血
> 用于肺脑水肿急
> 排毒肾衰高钙血
> 注意耳损与钾低

📖 **注释**

1. 呋塞米是代表性的袢利尿药。其分子机制是特异性抑制分布在髓袢升支管腔膜侧 $Na^+ - K^+ - 2Cl^-$ 共转运子（共同转运载体），因而抑制 NaCl（盐）的重吸收，排出大量等渗尿。

2. 呋塞米可直接扩张血管床影响血流动力学，减轻肺淤血；还能增加肾血流量，改变肾皮质内血流分布，可能与其促进前列腺素合成有关。

3. 呋塞米主要用于急性肺水肿和脑水肿，对脑水肿合并心衰者尤为适用。

4. 本药加速某些毒物排泄，如长效巴比妥类、水杨酸类、溴剂、氟化物等。

5. 本药可用于急、慢性肾衰竭。急性肾衰竭时，呋塞米增加尿量和排钾，冲洗肾小管，减少其萎缩和坏死；大剂量呋塞米可治疗慢性肾衰竭，增加尿量，优于其他药物。

6. 呋塞米可抑制 $Ca^{2+}$ 的重吸收，降低血钙，辅以静脉点滴生理盐水可大大增加 $Ca^{2+}$ 的排泄，有利于迅速控制高钙血症。

7. 呋塞米不良反应主要是低钾与耳毒性：①剂量稍大时可引起低血钾、低血钠、低氯性碱血症，故应注意及时补充钾盐或加服保钾利尿剂；②耳毒性表现为耳鸣、听力减退和暂时性耳聋，其机制与药物引起内耳淋巴液电解质成分改变有关。

（四）螺内酯（安体舒通）

 歌诀

竞争拮抗醛固酮
排钠排水保钾浓
作用弱慢而持久
治疗肝肾顽固肿
用于心衰机制多
少数高钾与头痛

注释

1. 螺内酯是人工合成的甾体化合物，其化学结构与醛固酮相似，从而竞争性拮抗醛固酮。

2. 本药呈现排 $Na^+$、保 $K^+$、弱利尿作用，服药后 1 天生效，2~4 天达最大效应，故称慢而持久。

3. 主要治疗与醛固酮升高有关的顽固性水肿，尤其是肝硬化和肾病综合征水肿患者。

4. 用于心衰不仅限于排钠、利尿，而且通过肾素-血管紧张素-醛固酮系统（RAAS）多方面的作用改善病情。

5. 本药不良反应较轻，少数患者引起头痛，久用可引起高血钾，尤其是肾功能不全者。

（五）氨苯蝶啶（三氨蝶呤）

 歌诀

直抑钠的吸收重
排钠保钾非竞争
治疗水肿心肝肾
常与排钾药合用
半衰期短频繁服
胃肠反应头痛晕

📋 **注释**

1. 本药的作用机制是直接抑制远曲小管末端钠的重吸收，同时抑制了钾分泌，从而产生了排钠、保钾、利尿的作用，这种机制并非竞争性拮抗醛固酮。

2. 本药可治疗各种水肿，如心衰、肝硬化以及慢性肾炎引起的水肿或腹水，常与排钾利尿药合用。

3. 该药半衰期短约 2 小时，故需较频繁地服用。每日 3 次，每次 50 ~ 100mg。

4. 该药不良反应较少，偶见恶心、呕吐与腹泻等胃肠反应，可见头痛、头晕、嗜睡等。

## 二、脱水药——甘油果糖

🎵 **歌诀**

> 超强利尿脱水剂
> 国家基药单选一
> 甘油果糖高渗性
> 减轻水肿颅压低
> 主治急慢脑水肿
> 降低眼压缩容积

📋 **注释**

1. 脱水药属于超强高效能利尿剂或称渗透性利尿药，国家基药只选了一种，即甘油果糖。

2. 本品成分为甘油、果糖与氯化钠，由于其高渗性，静脉注射能提高胶体渗透压，从而降低颅内压与眼压。

3. 本品主治急慢性脑水肿、脑外科手术后降颅压、青光眼患者降低眼压及眼科手术缩小眼容积等。

## 三、透析用药——腹膜透析液

**歌诀**

基本成分近血浆

浓度略高于血浆

治疗肾衰急慢性

顽固心衰效亦良

不良反应低钾钠

"代碱"腹膜炎高糖

**注释**

1. 腹膜透析液的基本成分接近于血浆，其浓度略高于血浆，有利体内水清除。

2. 本品可治疗急慢性肾衰竭以及顽固心力衰竭。

3. 本品的不良反应可有低钾、低钠、高糖、代谢性碱中毒、化学性腹膜炎等。

## 四、良性前列腺增生用药

基本药品——坦洛新（坦索罗辛）、特拉唑嗪（高特灵）、非那雄胺（保列治）

**歌诀**

国家基药选 3 种

特拉唑嗪坦洛新

二药拮抗 $\alpha_1$ 受体

用于轻中腺增生

合用抑酶保列治

两类配伍兼标本

📅 **注释**

1. 国家基药遴选 3 种，即坦洛新（坦索罗辛）、特拉唑嗪（高特灵）、非那雄胺（保列治）。特拉唑嗪、坦洛新都是 $\alpha_1$ 受体阻断剂，能松弛血管平滑肌，扩张血管，降低动脉血管阻力从而降低血压，主要用于控制高血压、降低冠心病的发病率（详见抗高血压药部分）。此外还是轻中度前列腺增生症比较理想的药物，能迅速解除排尿梗阻症状，有利于排尿的通畅。这是因为：①$\alpha_1$ 受体密集分布在膀胱颈与前列腺，而分布在膀胱体部的稀少；②特拉唑嗪与坦洛新降低了膀胱出口处的平滑肌张力，抑制了去甲肾上腺素所致的前列腺组织痉挛。

2. 非那雄胺（保列治）是一种 4-氮甾体激素化合物，这是一类 5$\alpha$-还原酶抑制剂，后者能将睾酮代谢为更强效的双氢睾酮，而双氢睾酮是前列腺生长所依赖的物质，由于保列治抑制了双氢睾酮的生成，从而可使前列腺消肿，但逆转过程需 3 个月以上。

3. 综上所述，特拉唑嗪或坦洛新与非那雄胺（保列治）二药组合，一快一慢，一对因一对症，标本兼治且不良反应有所减轻。

# 第九节　作用于血液系统的药物

## 一、抗贫血药

（一）基本药品——硫酸亚铁、琥珀酸亚铁、右旋糖酐铁、重组人促红素（促红细胞生成素）、叶酸、维生素 $B_{12}$（氰钴胺）、腺苷钴胺、甲钴胺

🎵 **歌诀**

无机有机铁剂三

氰钴腺苷甲钴胺

重组人类促红素

巨幼贫血用叶酸

抗贫血药基药八

口服注射需了然

**注释**

1. 抗贫血药基药8种，即上述基本药品。

2. 铁剂有3种，其中硫酸亚铁是无机铁；琥珀酸亚铁与右旋糖酐铁属有机铁，均用于缺铁性贫血。维生素 $B_{12}$（氰钴胺）主要用于恶性贫血；腺苷钴胺是维生素 $B_{12}$（氰钴胺）的同类物；甲钴胺是内源性辅酶 $B_{12}$，除用于巨幼红细胞性贫血与恶性贫血外，也用于周围神经病。

3. 重组人促红素用于尿毒症性贫血，需肌内注射；口服叶酸用于巨幼红细胞性贫血；右旋糖酐铁用于不能耐受口服铁剂的缺铁性贫血，需深部肌内注射。

（二）硫酸亚铁

 **歌诀**

硫酸亚铁价最廉

不佳即用注射铁

先血红素后蛋白

缺铁贫血疗效绝

刺激胃肠吐泻秘

荨麻休克偶可见

**注释**

1. 贫血指循环血液中单位容积内血红蛋白量、红细胞数与血细胞比容低于正常的病理状态，根据病因、发病机制可分为缺铁性贫血、巨幼红细胞贫血与再生障碍性贫血、失血性贫血、溶血性贫血等，其中以缺铁性贫血最常见。缺铁性贫血以口服无机铁盐效果好，尤以硫酸亚铁价格低廉，服用方便。

2. 如口服疗效不佳或患有萎缩性胃炎、消化性溃疡，或胃大部切除、十二指肠旷置术后，应注射右旋糖酐或山梨醇铁。

3. 铁是合成血红蛋白的原料，吸收到骨髓中的铁，先与原卟啉IX结合，形成血红素，后者在与四个珠蛋白集合，形成血红蛋白（Hb）。

4. 铁剂治疗失血过多或需铁增加所致的缺铁性贫血，疗效极佳；对慢性失血、营养不良、妊娠、儿童生长发育引起的贫血，用药后 4~8 周血象接近正常，再继续用药 2~3 个月，贮存铁也完全恢复正常，同时还要积极治疗原发病。

5. 铁剂一般的不良反应有呕吐、腹泻等胃肠道反应，也可引起便秘，这是因为 $Fe^{2+}$ 与肠内气体 $H_2S$ 结合后减弱了肠蠕动所致。

6. 个别注射铁剂后可出现变态反应，如荨麻疹甚至过敏性休克，应该使用抗过敏药物以及去铁胺等。

（三）叶酸

 歌诀

四氢叶酸先变身
参与 DNA 合成
缺乏 dTMP 阻
进而出现"巨幼贫"
治疗营养贫各种
妇幼保健最当紧

注释

1. 叶酸广泛存在于动、植物食品中，叶酸进入人体内，自身变为四氢叶酸（FH4），传递一碳单位，参与体内各种生化代谢，尤其是合成胸腺嘧啶脱氧核苷酸（dTMP），最终合成 DNA。

2. 当叶酸缺乏时，最为明显的是 dTMP 合成受阻，从而导致

DNA 合成障碍，这就使血细胞 RNA/DNA 比增高，出现巨幼红细胞性贫血，表现为消化道上皮增殖受抑制，出现舌炎、腹泻等。

3. 叶酸用于治疗巨幼红细胞性贫血，包括多种营养不良性贫血与药物所致者，例如蔬菜摄入不足或烹饪过度；叶酸对抗药甲酰四氢叶酸钙治疗。

4. 婴幼儿与妊娠期妇女对叶酸的需要量增加，更需注意补充叶酸，治疗时，应以叶酸为主，辅以维生素 $B_{12}$，否则可能引起胎儿神经管发育畸形。

（四）维生素 $B_{12}$（氰钴胺）

♬ **歌诀**

参与代谢两过程
一为叶酸循环用
二为三羧酸循环
共维髓鞘完无损
用于巨幼恶性贫
也治神经炎肝病

▦ **注释**

1. 维生素 $B_{12}$ 为含钴复合物，体内具有辅酶活性的是甲钴胺和 5′-脱氧腺苷钴胺；药用的维生素 $B_{12}$ 为氰钴胺和羟钴胺。维生素 $B_{12}$ 主要参与两种代谢过程，一是转甲基作用使 $FH_4$ 循环利用，一是作为甲基丙二酰 CoA 变位酶的辅助因子（辅酶）使其转变为琥珀酸 CoA，进入三羧酸循环（TAG）。

2. 维生素 $B_{12}$ 主要用于恶性贫血和巨幼红细胞贫血。叶酸和维生素 $B_{12}$ 缺乏或影响核苷酸代谢的药物导致 DNA 合成障碍所致的贫血，称"巨幼贫"。胃黏膜萎缩致内因子缺乏或内因子抗体形成者，称恶性贫血。恶性贫血缺乏者有抑郁、失眠、记忆力下降、谵妄、幻觉、妄想，甚至精神错乱、人格变态等。

3. 维生素 $B_{12}$ 也可作为神经炎、神经萎缩等神经系统疾病与肝脏疾病等的辅助治疗。

（五）重组人促红素（促红细胞生成素）

♪ 歌诀

增殖红系祖细胞

促进前体成熟好

增多红细胞数量

Hb 含量也增高

用于贫血尤肾性

不良反应血压高

📋 注释

1. 促红细胞生成素是造血细胞生长因子之一，造血细胞即造血多能干细胞，干细胞既能自身分裂，又能在生长因子作用下分化产生各种血细胞，随着分子生物学的发展，造血细胞生长因子已能用基因重组技术广泛生产。

2. 骨髓造血过程分为 3 个阶段：造血干细胞–定向祖细胞–前体细胞。促红素促进红系干细胞增生和成熟。可使红系祖细胞增殖，促进其前体的成熟。最终使外周血液中红细胞数量增多，血红蛋白（Hb）含量也增高。

3. 贫血、缺氧时肾脏合成和分泌促红素增加百倍以上。它是由 166 个氨基酸组成的糖蛋白，促红素对多种原因引起的贫血都有效，最佳适应证为慢性尿毒症所致的贫血且不良反应少，采用静脉或皮下注射应用。

4. 本药的不良反应较少，主要是血压升高，这是因为红细胞快速增加，血黏度增高所致。

## 二、抗血小板药

（一）基本药品——阿司匹林、吲哚布芬（易抗凝）、氯吡格

雷、替格瑞洛（倍林达）

 **歌诀**

> 抗小板药五类分
> 基药四种两新型
> 阿司匹林倍林达
> 氯吡格雷易抗凝
> 防治动脉血栓病
> 心脑缺血尤冠心

**注释**

1. 抗血小板药是指抑制血小板黏附、聚集以及释放等功能的药物，根据作用机制可分为五类：①抑制血小板花生四烯酸代谢；②抑制凝血酶；③阻碍血小板活化；④阻断血小板膜糖蛋白 Ⅱ b/Ⅲ a 受体（GpⅡb/Ⅲa 受体阻断药）；⑤新型类主要是 ADP 受体阻断药（图 1-32）。

抗血小板药
- 抑制血小板代谢（花生四烯酸）
  - 环氧酶抑制药：阿司匹林
  - 血栓素（TXA₂）合成酶抑制药：利多格雷
  - 磷酸二酯酶抑制药：双嘧达莫（潘生丁）
- 抑制凝血酶
  - 阿加曲班
  - 重组水蛭素（lepirudin）
- 阻碍血小板活化：噻氯匹定（抵可力得）、吲哚布芬
- 阻断 GpⅡb/Ⅲa 受体：阿昔单抗（abciximab）
- 新型类（ADP 受体阻断药）：氯吡格雷、替格瑞洛

图 1-32　常用抗血小板药分类示意图

2. 五类抗小板药中，国家基药遴选了 4 种，参见上述基本药品，后两种属新型类。其中，以抑制血小板花生四烯酸代谢的药物较为常用，如国家基本药物阿司匹林；吲哚布芬抑制血小板激

活因子，也影响花生四烯酸代谢；新型基药主要指 ADP 受体阻断药，如氯吡格雷、替格瑞洛（倍林达）。氯吡格雷对 ADP 受体的作用不可逆，用于近期发作的脑卒中、心肌梗死等。

3. 在所有的抗血小板药中最具代表药的就是阿司匹林，它对胶原、二磷酸腺苷（ADP）、抗原抗体复合物以及病毒细菌引起的血小板聚集都有明显的抑制作用，可防止血栓形成，它还能部分拮抗纤维蛋白溶解导致的血小板激活，还可抑制 t-PA 的释放，因此在临床上最常用（详见解热镇痛抗炎药部分）。

4. 抗血小板药均可防治动脉血栓病、心脑缺血性疾病，尤其是冠心病。

（二）替格瑞洛（倍林达）

♪ 歌诀

三唑嘧啶结构新
用于冠脉综合征
优于氯吡格雷多
避免早停风险增
治疗时间需一年
气急鼻衄副作用

📖 注释

1. 本品是一种新型的环戊基三唑嘧啶类（CPTP）口服抗血小板药物，主要用于急性冠脉综合征（不稳定型心绞痛、非 ST 段抬高心肌梗死或 ST 段抬高心肌梗死）患者，包括接受药物治疗和经皮冠状动脉介入（PCI）治疗的患者，降低血栓性心血管事件的发生率。与氯吡格雷相比，本品可以降低心血管死亡、心肌梗死或卒中复合终点的发生率。

2. 本品的治疗时间长达一年，因此应避免中断替格瑞洛片治疗。停用替格瑞洛将会增加心肌梗死、支架血栓和死亡的风险。

3. 常见的不良反应有气急（呼吸困难）、鼻出血等副作用。

# 三、促凝血药

（一）基本药品——维生素 $K_1$、甲萘氢醌（维生素 $K_4$）、凝血酶、氨甲苯酸（止血芳酸、对羟基苄胺）、氨甲环酸（止血环酸、凝血酸）、鱼精蛋白、血友病用药

♪ **歌诀**

> 止血药分五部分
> 促凝血药最当紧
> 基药精选共七种
> 其中维 K 占两品
> 氨甲二酸凝血酶
> "血友" 系列与鱼精

📖 **注释**

1. 能使出血停止的药物称止血药，包括促凝血药，促血小板生成药、收缩血管药、纤维蛋白溶解抑制药（或称抗纤溶药）以及其他药，其中以促凝血药最重要。促凝血药中又以维生素 K 与纤维蛋白溶解抑制药氨甲苯酸（止血芳酸）、氨甲环酸（止血环酸）较常用（图 1-33）。

止血药
- 促凝血药
  - 促凝血因子生成：维生素 K
  - 促血块形成：凝血酶
- 促血小板生成药：酚磺乙胺（止血敏）
- 收缩血管药：垂体后叶素、安特诺新（安络血）
- 抗纤溶药
  - 氨甲苯酸（止血芳酸、对羟基苄胺）
  - 氨甲环酸（止血环酸、凝血酸）
- 其他药　鱼精蛋白、血友病用药

图 1-33　止血药类型示意图

2. 国家基本止血药精选了 7 种，即上述促凝血药基本药品。其中，临床常用的止血药维生素 K 占了两品：维生素 $K_1$ 与甲萘氢醌（维生素 $K_4$）。

3. 凝血酶为局部止血药，可促使血块形成。

4. 抗纤溶的代表药物是氨甲苯酸、氨甲环酸，均能竞争性抑制纤溶酶原激活因子，从而抑制纤维蛋白溶解，产生止血作用。两药比较，氨甲环酸的药理作用更强。

5. 血友病用药参看 2018 年版国家基本药物目录注释 5：第 260 号"血友病用药"包括冻干人凝血因子Ⅷ、冻干人凝血酶原复合物和冻干人纤维蛋白原。最近，国家药监局宣布，用于血友病治疗的特效药"艾美赛珠单抗注射液"获批上市，A 型血友病群体将因此受益。

6. 鱼精蛋白是从适宜的鱼类新鲜成熟精子中提取的一种低分子量碱性蛋白质的硫酸盐，能与强酸性肝素钠或肝素钙形成稳定的盐而使肝素失去抗凝作用。用于肝素注射过量而引起的出血及自发性出血，如咯血等。本品是一种弱抗凝剂，快速静脉注射可引起低血压、心动过缓、肺动脉高压、呼吸困难、短暂面部潮红及温热感。

（二）维生素 K ［包括了维生素 $K_1$、甲萘氢醌（维生素 $K_4$）等］

♫ 歌诀

$K_1$、$K_2$ 均为脂溶性

$K_3$、$K_4$ 水溶人工品

因子Ⅱ、Ⅶ、Ⅸ、Ⅹ辅

抗凝蛋白也合成

用于凝血酶原低

反应胃肠与血溶

📅 **注释**

1. 维生素 K 基本结构为甲萘醌，常用 4 种制剂：维生素 $K_1$、维生素 $K_2$ 为注射液，两者均为脂溶性；维生素 $K_3$、维生素 $K_4$ 为人工合成的片剂或注射剂，两者均为水溶性，不需要胆汁协助吸收。

2. 维生素 K 主要作用是参与肝合成凝血因子 II、VII、IX、X、抗凝蛋白 C 和 S。缺乏维生素 K 时，肝仅能合成无活性的凝血因子和抗凝蛋白，从而导致凝血酶原时间延长，引起凝血障碍而出血。

3. 维生素 K 主要用于各种原因导致的凝血酶原过低引起的出血，如胆汁淤滞性黄疸、胆瘘、慢性腹泻、早产儿、新生儿出血患者以及应用香豆素类、水杨酸类等药物。

4. 维生素 $K_3$、维生素 $K_4$ 常引起胃肠道反应如恶心呕吐，较大剂量可致新生儿溶血性贫血，对先天性缺乏 6-磷酸脱氢酶（G-6-PD）的特异质者也可诱发急性溶血性贫血。

（三）凝血酶

♪ **歌诀**

> 本药局部能止血
> 直转纤维蛋白原
> 有丝分裂促上皮
> 加速愈合创伤面
> 灌注泌尿消化道
> 内脏止血不困难

📅 **注释**

1. 凝血酶为局部止血药，是从猪、牛血提取、精制而成。

2. 本药直接作用于血液中的纤维蛋白原，使其转化为纤维蛋白。此外，还能促进上皮细胞的有丝分裂，加速创伤的愈合。

3. 局部止血时，应将其溶液喷雾或敷于创面；局部灌注于消化道与泌尿道，能治疗脏器出血。

（四）氨甲苯酸（止血芳酸、对羧基苄胺）

🎵 **歌诀**

> 激活因子竞抑制
> 纤溶酶原转迟迟
> 对抗纤维蛋白溶
> 纤溶亢进手术时
> 用量过大致血栓
> 五种适应证应知

**注释**

1. 氨甲苯酸的止血机制是竞争性抑制纤维蛋白溶酶原激活因子，使纤维蛋白溶酶原不能转变为纤溶酶，从而对抗纤维蛋白（血块）的溶解而止血。

2. 主要用于纤溶亢进手术时，但用量过大可致血栓，甚至诱发心肌梗死。

3. 本药的 5 种适应证：①肺、肝、胰、甲状腺及肾上腺等手术所致的出血；②妇产科和产后出血；③肺结核咯血和痰中带血；④前列腺肥大出血和上消化道出血等；⑤一般的慢性渗血。

## 四、抗凝血药

（一）基本药品——肝素、低分子肝素、华法林（苄丙酮香豆素）、达比加群酯、加伐沙班

🎵 **歌诀**

> 肝素香豆其他类
> 强大抗凝体外内

更有肝素低分子

出血危险减低锐

国家基药选五种

天然人工巧分配

**注释**

1. 抗凝血药是通过影响凝血因子，从而阻止血液凝固过程的药物，包括肝素类、香豆素类与其他类。肝素具有强大的体内外抗凝作用，香豆素也具有体内抗凝作用。达比加群酯是凝血酶（活化因子Ⅱ）的直接抑制剂，而加伐沙班直接抑制因子Xa，此二药均用于髋关节与膝关节置换术的中年患者，以防治静脉血栓形成。其常用药物见图1-34。

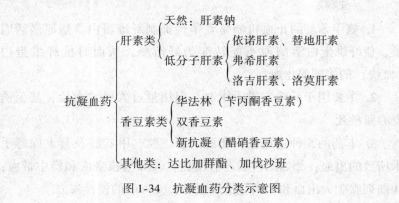

图1-34 抗凝血药分类示意图

2. 低分子肝素是由普通肝素直接分离而得，或由普通肝素降解后再分离而得，其抗凝血因子活性强于肝素，保持并增进了肝素的抗血栓作用而大大降低与减少了出血的危险性，故称锐减。

3. 抗凝血国家基药选了5种，即上述基本药品。肝素化学名肝素钠，来源于猪牛羊的肝脏、肺与肠黏膜；低分子肝素由人工直接分离普通肝素或由普通肝素降解后再分离而得，其抗血栓作用与致出血作用两分离，因此优于肝素。华法林（苄丙酮香豆素）

亦由人工合成，化学结构与维生素 K 相似因而竞争性拮抗维生素 K 的作用，此作用只发生在体内且起效缓慢，用于防治血栓栓塞性疾病以及心肌梗死的辅助治疗。

（二）肝素

 **歌诀**

> 抗凝依赖 AT-Ⅲ
> 提高效能可上千
> 灭活因子 2、9、10
> 可治栓塞病血栓
> 心脑梗死 DIC
> 透析介入心导管

**注释**

1. 肝素的抗凝作用主要依赖于抗凝血酶Ⅲ（AT-Ⅲ），肝素与 AT-Ⅲ形成复合物后，可使 AT-Ⅲ构型改变，活性部位充分暴露，从而使凝血因子Ⅱa、Ⅸa、Ⅹa 灭活的效能提高 1000 倍以上。

2. 肝素主要用于防治血栓形成和栓塞，如深静脉血栓、肺栓塞和周围动脉血栓栓塞等。

3. 肝素还可：①防治心肌梗死与脑梗死；②肝素用于各种原因引起的 DIC，如脓毒血症、胎盘早期剥离、恶性肿瘤溶解等所致 DIC；③肝素还可用于体外抗凝如血液透析、心血管手术、体外循环以及心导管检查等介入治疗。因为肝素除了抗凝作用外，还具有调脂、抗炎、抗血管内膜增生、抗血小板聚集等作用。

## 五、溶栓药

基本药品——尿激酶、重组人组织型纤溶酶原激酶衍生物

（一）纤维蛋白溶解药（溶栓药）分类

**歌诀**

又称血栓溶解药

抢救心梗最主要

一代链激尿激酶

二代衍生物更好

三代单链激活物

肺栓塞急亦可疗

**注释**

1. 纤维蛋白溶解药简称纤溶药，可使纤溶酶原转变为纤溶酶，纤溶酶通过降解纤维蛋白而溶解血栓，故又称血栓溶解药，简称溶栓药。

2. 纤溶药最主要的临床用途是抢救急性心肌梗死。

3. 目前纤溶药已发展到第三代。第一代为链激酶与尿激酶。链激酶可有变态反应如皮疹、药热等；尿激酶不引起变态反应，它是从人尿中分离的一种糖蛋白，用于治疗血栓栓塞性疾病，尤其是用于心肌梗死的早期治疗。

4. 第二代溶栓药有阿尼普酶与组织型纤溶酶原激活剂（t-PA），以后者较好。目前已有用 DNA 重组技术合成的 rt-PA 以及重组人组织型纤溶酶原激酶衍生物，据临床报道，衍生物疗效更好。

5. 单纯尿激酶型纤溶酶原激活物（Scu-PA）为第三代溶栓药，疗效更好。

6. 纤溶药除治疗心肌梗死外还可治疗急性肺栓塞。

（二）尿激酶（国家基药）

**歌诀**

直接纤溶酶转变

血栓即刻可溶解

> 新鲜血栓效果好
> 不致过敏无抗原
> 用于心脑肺栓塞
> 水肿血肿眼部炎

📋 注释

1. 尿激酶是从健康人尿中分离而得的一种糖蛋白，可直接激活纤维蛋白溶解酶原转变为纤溶酶。即刻可溶解血栓，尤其是新鲜血栓效果更好。

2. 尿激酶用于急性心肌梗死、脑栓塞、肺栓塞、视网膜动脉或静脉栓塞等，也可用于眼部炎症、外伤性水肿、血肿等。

3. 本药无抗原性，不引起变态反应，如链激酶过敏可用本品，但大剂量可引起出血。

# 六、血容量扩充药

基本药品——羟乙基淀粉 130/0.4（万汶）

🎵 歌诀

> 基药筛选就一种
> 单取商品名万汶
> 改良"贺斯"更安全
> 提高耐受与"胶渗"
> 防治血容量不足
> 个别过敏有反应

📋 注释

1. 羟乙基淀粉有三种制剂，即中分子羟乙基淀粉 130/0.4（商品名"万汶"，分子量为 13 万）、中分子羟乙基淀粉 200/0.5（商品名"贺斯"，分子量为 20 万）以及低分子羟乙基淀粉 40

（淀粉代血浆、706 代血浆，其分子量为 4 万）。其中，中分子羟乙基淀粉 130/0.4（万汶）为国家基药。

2. 万汶对"贺斯"进行了改良，从而更安全、更耐受，提高了胶体渗透压，故能补液，迅速增加血容量，适用于防治各种休克。

3. 个别患者可有变态反应，如心悸、呼吸困难与瘙痒等。

# 第十节　作用于内分泌代谢系统的药物

## 一、下丘脑垂体激素及其类似物

（一）基本药品——绒促性素（绒毛膜促性腺激素）、去氨加压素（弥凝）、重组人生长激素（赛增）

♪ 歌诀

> 国家基药选三种
> 绒促性素与赛增
> 弥凝去氨加压素
> 调控内分泌系统
> 弥凝主治尿崩症
> 赛增生长慢儿童

注释

1. 国家基药精选了 3 种，即上述基本药品，均可部分调控内分泌系统。

2. 去氨加压素（弥凝）主治中枢性尿崩症，可有头痛、恶心等不良反应。

3. 重组人生长激素（赛增）用于内源性生长激素缺乏、慢性肾衰竭及特纳综合征所致儿童生长缓慢，可引起一过性高血糖现象以及注射部位局部一过性反应（疼痛、发麻、红肿等）。

（二）绒促性素（绒毛膜促性腺激素）

 歌诀

类促黄体生成素

用于无排卵孕助

女方流产与"宫血"

男方"隐睾"性功无

卵巢囊肿较多见

雄性偶可性早熟

注释

1. 下丘脑与垂体在结构与功能上的联系非常密切，可视作下丘脑–垂体功能单位，它是内分泌系统的调控中枢。下丘脑–垂体功能单位包括下丘脑–腺垂体系统和下丘脑–神经垂体系统两部分。下丘脑促垂体区分泌九种调节肽，促性腺激素释放激素（GnRH）就是其中之一，GnRH 促进黄体生成素（LH）与卵泡刺激素（FSH）的释放，绒促激素（绒毛膜促性腺激素）类似于促黄体生成素。

2. 绒促激素的适应证：①女性无排卵不孕症；②妊娠早期先兆流产、习惯性流产；③功能性子宫出血；④青春期前隐睾症；⑤男性性功能减退症。

3. 较多见的不良反应有卵巢囊肿，偶可发生男性性早熟，如痤疮、阴茎与睾丸增大、阴毛过多等。

## 二、肾上腺皮质激素类药

（一）糖皮质激素

1. 生理效应与药理作用

 歌诀

肌肝糖原血糖升

> 负氮平衡脂质增
>
> 允许作用免疫抑
>
> 抗炎休克抗过敏
>
> 三系增加淋酸减
>
> 中枢兴奋退热灵

### 注释

（1）肾上腺皮质的网状带、束状带、球状带分别分泌性激素、糖皮质激素、盐皮质激素，临床常用的皮质激素主要是糖皮质激素，又称皮质醇，其作用广泛而复杂，且随剂量而变化，可概括为九个方面。生理状态下糖皮质激素主要影响正常物质代谢：增加肝糖原、肌糖原含量和升高血糖；加速蛋白质分解代谢，造成负氮平衡；对脂质代谢无明显影响，但大剂量、长期使用可增高血浆胆固醇。

（2）允许作用：指糖皮质激素对有些组织虽无直接活性，但可给其他激素发挥作用创造条件，如可增强儿茶酚胺的血管收缩作用和胰高血糖素的血糖升高作用。特别是在应激状态时，机体分泌大量糖皮质激素，通过允许作用，使机体能适应内外环境的剧烈变化从而渡过难关。

（3）免疫抑制作用：糖皮质激素对免疫系统有多方面的抑制作用，小剂量主要抑制细胞免疫，大剂量干扰体液免疫，因而对于自身免疫性疾病也有一定近期疗效。

（4）抗炎作用：糖皮质激素具有强大的抗炎作用，炎症初期，减轻渗出、水肿从而缓解红、肿、热、痛等症状；炎症后期，防止粘连及瘢痕形成，减轻后遗症。其抗炎基本机制是基因效应，影响基因转录，改变介质相关蛋白水平，进而对炎症细胞产生影响而发挥抗炎作用。

（5）抗休克作用：大剂量即超生理剂量的糖皮质激素抗休克

的机制主要是抑制炎性因子产生、稳定溶酶体膜、加强心肌收缩力、提高机体对细菌内毒素的耐受力，常用于严重休克，特别是感染中毒性休克的治疗。

（6）抗过敏作用：在免疫过程中，由于抗原-抗体反应引起肥大细胞脱颗粒而释放组胺、5-羟色胺（5-HT）、过敏性慢反应物质、缓激肽等，从而引起一系列变态反应症状。糖皮质激素能减少上述过敏介质，抑制变态反应产生的病理变化，因而减轻过敏症，发挥了抗过敏作用。

（7）对血液系统的影响：糖皮质激素刺激骨髓造血功能，使红细胞、白细胞、血小板增多，但却使嗜酸性粒细胞与淋巴细胞减少。

（8）中枢神经系统：可提高中枢兴奋性，长期应用引起的欣快、激动、失眠等，偶可诱发精神失常，促使癫痫发作。

（9）退热作用：可能与其抑制体温中枢对致热原的反应、稳定溶酶体膜、减少内热原的释放有关，常具有迅速而良好的降热功能。

附注【趣记法】：上述药理作用可概括为一允许、二降低、三减少、三对抗、四增加、四升高。分述如下：

一允许：糖皮质激素可给其他激素发挥作用创造条件。

二降低：降热功能迅速而良好，降低免疫功能。

三减少：减少淋巴细胞、减少嗜酸性粒细胞、减少蛋白质。

三对抗：抗炎作用、抗休克作用、抗过敏作用。

四增加：红细胞、白细胞、血小板增加，中枢神经兴奋性增加。

四升高：肝糖原、肌糖原、血糖升高，血浆胆固醇升高。

2. 临床用途

♪ 歌诀

严重急性感染用

防治炎症后遗症

过敏自身免疫案

休克抑制排他性

再障紫癜与急淋

替代局部皮肤病

### 注释

（1）主要有八个方面的用途，首先可用于严重感染或炎症：①严重急性感染如中毒性痢疾、暴发型流行性脑膜炎及败血症；②防治某些炎症的后遗症如结核性脑膜炎、心包炎、风湿性心瓣膜炎、虹膜炎等。

（2）用于治疗过敏性疾病如荨麻疹、血管神经性水肿、支气管哮喘等。

（3）治疗自身免疫性疾病如风湿热、风湿性及类风湿关节炎、红斑狼疮、肾病综合征等。

（4）治疗各种休克：在有效、足量抗菌药物的治疗基础上，可应用大剂量糖皮质激素治疗感染中毒性休克；对过敏性休克，本类药物为次选，可与首选药肾上腺素合用；对低血容量性休克，在扩容或输血后效不佳者，可合用超大剂量的糖皮质激素。

（5）防治器官移植排斥反应：①可预防异体器官移植术后产生的免疫排斥反应；②如已发生排斥反应，可采用大剂量的氢化可的松静滴，以后改口服。

（6）治疗血液病：①多用于治疗儿童急性淋巴细胞性白血病；②还可用于再生障碍性贫血；③还可用于过敏性紫癜等。

（7）替代疗法：用于急慢性肾上腺皮质功能不全症、腺垂体功能减退症以及肾上腺次全切除术后。

（8）局部治疗：①如湿疹、接触性皮炎、银屑病（牛皮癣）等皮肤病，多采用软膏、霜剂或洗剂局部用药；②局部将氢化可的松注入韧带压痛点或关节腔内以消炎镇痛。

3. 不良反应

 歌诀

> 长期应用反应多
> 诱发溃疡感染扩
> "库欣" 癫痫精神异
> 骨质疏松重骨折
> 血脂血压都升高
> 停药反跳 "肾" 萎缩

📅 注释

（1）糖皮质激素的不良反应有两方面，一是长期大剂量应用引起的不良反应，一是停药反应（图 1-35）。

```
                消化系统：诱发溃疡病、胰腺炎——新近胃肠吻合术
                                        活动溃疡病禁用
              诱发加重感染：白血病、肺结核——水痘、真菌感染禁用
        长期  医源性 Cushing：满月脸、水牛背等——糖尿病、皮质醇
        大剂量              增多症禁用
              心血管系统：动脉硬化、高血压——严重高血压、脂肪肝禁用
不良          神经-精神系统：诱发惊厥、精神失常——癫痫、精神病禁用
反应          运动系统：骨质疏松、肌肉萎缩——骨折、创伤修复期禁用
              ┌医源性肾上腺皮质功能不全或危象
        停药反应┤
              └反跳现象：突然停药或减量过快导致原病复发或恶化
```

图 1-35 糖皮质激素的不良反应示意图

（2）糖皮质激素可诱发溃疡，故溃疡病禁用；因可加重感染，故病毒、真菌等感染禁忌。

（3）长期应用激素可引起医源性肾上腺皮质功能亢进，又称库欣综合征，表现为满月脸、水牛背，骨松紫纹感染易；面红润、

向心肥，痤疮多毛兼无力；欣快感、薄肤皮，骨颈坏死伤难愈；高血压、低血钾，水肿尿糖男性化。

（4）本类药诱发或加重癫痫，大剂量对儿童易致惊厥，偶可引起精神失常。

（5）糖皮质激素促使蛋白分解，增加钙、磷（Ca、P）排泄，故易引起骨质疏松、肌肉萎缩，尤多见于儿童、绝经妇女与老人，严重者甚至可发生自发性骨折。

（6）心血管系统并发症：长期应用，由于水钠潴留和血脂增高，可引起高血压和动脉硬化。

（7）停药反应有两方面：①医源性肾上腺皮质功能不全，这是由于长期大量使用激素，反馈抑制垂体-肾上腺轴致肾上腺皮质萎缩所致；②反跳现象：指突然停药或减量过快而致病情复发或恶化，常需加大剂量或再进行治疗。

（二）基本药品——氢化可的松、泼尼松、甲泼尼松、地塞米松

🎵 **歌诀**

> 国家基药选四品
> 短效药物有三种
> "氢可" 抗炎活性低
> "地米" 抗炎最强盛
> 结构特点基本同
> 大同小异适应证

📅 **注释**

1. 肾上腺皮质激素类国家基药精选4种，即氢化可的松、泼尼松、甲泼尼松与地塞米松，4药均属糖皮质激素。常用糖皮质激素有3类，即短效类、短效类、长效类。

2. 氢化可的松与泼尼松、甲泼尼松均属短效类，前者抗炎作用不如后者，1∶（4～5）；地塞米松属长效类，其抗炎作用是氢化

可的松的 30 倍，是泼尼松的 7.5 倍。甲泼尼龙即甲基强的松龙，作用基本同泼尼松，但抗炎效应较强且有注射液制剂。

3. 肾上腺皮质激素基本结构为甾核，具有共同的结构特点。糖皮质激素亦有共同的结构特征，具有较强的糖代谢与抗炎作用，故其临床适应证也大同小异，详见前述。

## 三、胰岛素及口服降糖药

（一）基本药品——胰岛素、甘精胰岛素、格列本脲（优降糖）、格列吡嗪（优达灵）、格列齐特、格列喹酮、格列美脲、二甲双胍（甲福明）、阿卡波糖（拜糖平）、瑞格列奈、吡格列酮、达格列净、西格列汀、利格列汀、利拉鲁肽

♪ **歌诀**

> 选胰岛素最重要
> 口服降糖十三药
> 常用本脲与齐特
> 二甲双胍二代好
> 拜糖平抑糖苷酶
> 阿卡波糖学名叫

**注释**

1. 糖尿病是由于胰岛素绝对或相对不足引起的以慢性高血糖状态为主要特征的糖、蛋白质、脂肪代谢紊乱综合征。其典型临床表现为多饮、多食、多尿、消瘦，相当于中医的"消渴病"。

目前国际上通用 WHO 糖尿病专家委员会提出的分型标准（1999），即将糖尿病分为 4 型：1 型糖尿病、2 型糖尿病、其他特殊型糖尿病、妊娠糖尿病。

流行病学提示，2011 年全世界糖尿病患者已达 3.66 亿，65 岁

以上老年人患病率为 15%~20%。我国老年糖尿病的患病率也呈现快速增长趋势，全国平均患病率高达 15.7%，其中 2001 年上海为 18.7%，青岛为 16.5%，2011 年天津为 16.48%，故 WHO 确定每年 11 月 14 日为世界糖尿病日。

目前控制糖尿病已从传统治疗转变为系统管理，其五要点是糖尿病教育、营养治疗、运动治疗、血糖检测与药物治疗。其中，饮食治疗是一项最重要的基础治疗措施，应严格和长期执行；药物治疗包括应用胰岛素以及七类口服降糖药（化学结构分类法），这七类分别是磺脲类（如格列本脲）、双胍类（如二甲双胍）、α-葡萄糖苷酶抑制剂（如拜糖平）、格列酮类（如胰岛素增敏药吡格列酮）、格列奈类（如餐时血糖调节药瑞格列奈）、胰高血糖素样-1受体激动剂（如利拉鲁肽）和二肽基肽酶-4 抑制剂（如西格列汀）以及钠葡萄糖协同转运蛋白抑制剂（如达格列净）。七类口服降糖药以前三类更常用。治疗糖尿病的国家基本药物共十三品，即上述基本药品，临床常用的四种口服降糖药是：格列本脲（优降糖）、格列齐特（达美康）、二甲双胍（甲福明）、阿卡波糖（拜糖平）。

2. 格列本脲与格列吡嗪属于磺脲类第二代降糖药；格列齐特（达美康）属于磺脲类第三代降糖药；二甲双胍属于双胍类第二代降糖药；阿卡波糖（拜糖平）属 α-葡萄糖苷酶抑制剂，阿卡波糖是化学名，拜糖平是商品名。

3. 胰岛素主要治疗 1 型糖尿病，对胰岛素缺乏的各型糖尿病也有效，从下述胰岛素的适应证中可以看出本药在糖尿病中的权重，所以说选胰岛素最重要！

（二）胰岛素

 歌诀

常用制剂有四种

促进糖原脂合成

主治 1 型糖尿病

各型糖尿亦适应

注意低血糖过敏

胰岛抵抗急慢性

📋 **注释**

1. 胰岛素是一种两条多肽链组成的酸性蛋白质，其制剂分为六型，即速效胰岛素、短效胰岛素、中效胰岛素、长效胰岛素、超长效胰岛素与单组分胰岛素。代表药物有胰岛素、低精蛋白锌胰岛素、精蛋白锌胰岛素、高纯度胰岛素。

2. 胰岛素主要促进肝与脂肪等靶组织糖原和脂肪的贮存：①促进糖原合成和贮存：加速葡萄糖氧化和酵解，并抑制糖原分解和糖异生而降低血糖；②促进脂肪合成：减少游离脂肪酸和酮体生成，增加脂肪酸和葡萄糖转运，使其利用增加。

3. 胰岛素主要治疗 1 型糖尿病，对胰岛素缺乏的各型糖尿病也有效。用于：①1 型糖尿病；②2 型糖尿病经饮食控制或口服降糖药未能控制；③出现急性或严重并发症的糖尿病；④合并重度感染、消耗病、高热、创伤的各型糖尿病；⑤妊娠和分娩者以及哺乳期妇女；⑥伴发并需外科治疗的围术期患者以及全胰切除引起的继发性糖尿病；⑦肝肾功能不全者；⑧细胞内缺钾者，胰岛素与葡萄糖同用可促使钾内流，如用于心肌梗死的极化液。

4. 不良反应：①低血糖症：是最重要、最常见的不良反应；②变态反应，亦较多见，一般反应轻微，偶致过敏性休克；③胰岛素抵抗：急性抵抗性多因应激状态所致，慢性抵抗性与受体异常与失常有关。

（三）格列本脲（优降糖）、格列吡嗪（优达灵）

♫ 歌诀

磺酰脲类第二代
本脲吡嗪吸收快
降糖机制有三条
胞内增高游离钙
用于 2 型功能存
肝功血象防损害

📋 注释

1. 目前常用的口服降糖药包括六类（临床分类法），即磺脲类、双胍类、α–葡萄糖苷酶抑制药、餐时血糖调节药及胰岛素增敏药以及其他类（图1-36）。

口服降糖药
- 磺脲类
  - 第一代：甲磺丁脲、氯磺丙脲
  - 第二代：格列本脲（优降糖）、格列吡嗪、格列美脲
  - 第三代：格列齐特（达美康）
- 双胍类
  - 苯乙双胍（降糖灵）
  - 二甲双胍（甲福明、降糖片）
- 糖苷酶抑制药：阿卡波糖（拜糖平）
- 餐时血糖调节药：瑞格列奈
- 胰岛素增敏药
  - 罗格列酮（文迪雅）
  - 吡格列酮
  - 曲格列酮、九格列酮、恩格列酮
- 其他
  - 胰高血糖素样–1 受体激动剂（如利拉鲁肽）
  - 钠葡萄糖协同转运蛋白抑制剂（如达格列净）
  - 二肽基肽酶–4 抑制剂（如西格列汀、利格列汀）

图1-36　口服降糖药的类型示意图

磺脲类降糖药又分为三代，第一代甲磺丁脲（D860）、氯磺丙

脲（BZ55）已少用；第二代格列本脲（优降糖）、格列吡嗪、格列美脲作用增加数十至上百倍；第三代代表药物格列齐特（达美康）不仅降血糖，而且改变血小板功能，对易凝血和有血管栓塞倾向者较好。第二代的格列本脲（优降糖）与格列吡嗪口服均吸收快，这与磺脲类药物的药代动力学参数有关（表1-18）。

表 1-18　磺脲类药物的化学参数

| 药　物 | | 强度 | 作用持续时间（h） | $t_{1/2}$（h） | 代谢方式 | 给药 |
|---|---|---|---|---|---|---|
| 第一代 | 甲磺丁脲 | + | 6～10 | 8 | 肝代谢 | 每日2～3次 |
| | 氯磺丙脲 | +++ | 30～60 | 36 | 肾排泄 | 每日1次 |
| 第二代 | 格列本脲 | ++++ | 12～24 | 4～8 | 肝代谢 | 每日1～2次 |
| | 格列吡嗪 | ++++ | 12 | 2～4 | 肝代谢 | 每日1～2次 |
| | 格列美脲 | ++++ | 24 | 2.7～7 | 肝代谢 | 每日1～2次 |
| 第三代 | 格列齐特 | ++++ | 24 | 10 | 肝代谢 | 每日1～2次 |

2. 格列本脲与格列吡嗪降糖机制有三方面，降血糖作用机制虽然有三条，但最重要的是刺激兴奋胰岛 B 细胞释放胰岛素。此外还可降低血清糖原水平，增加胰岛素与靶组织的结合能力。

3. 磺脲类之所以兴奋胰岛 B 细胞，是因为该类药物与 B 细胞膜上的受体结合后，阻止了 $K^+$ 外流，促进胞外钙内流，从而使胞内游离钙浓度增加，触发胰岛素的释放。

4. 临床主要应用于胰岛功能尚存的 2 型糖尿病，但对 1 型糖尿病无作用；格列本脲还具有抗利尿作用，可促进抗利尿激素（ADH）的分泌和增强其作用，故还可用于尿崩症。

5. 常见的不良反应为胃肠不适，也可致肝损害，少数患者有白细胞减少，因此需定期检查肝功能与血象。

（四）二甲双胍（甲福明、降糖片）

 歌诀

> 降低吸收葡萄糖
> 抑制高糖素释放
> 阻断转化糖异生
> 适宜轻症与肥胖
> 合用他药可协同
> 可有腹泻食欲降

注释

1. 双胍类较常用的是二甲双胍（甲福明），其作用机制是促进脂肪组织摄取葡萄糖，降低肠道吸收葡萄糖，抑制胰高血糖素的释放以及阻断糖异生等方面。

2. 本品适用于轻症与肥胖者糖尿病。

3. 二甲双胍（甲福明）合用他药可产生协同作用：①与胰岛素合用，可减少胰岛素用量，从而防止低血糖的发生；②与格列本脲（优降糖）合用，具有明显协同作用，临床上常用这种配伍。

4. 本药可有腹泻、恶心、食欲下降等胃肠道反应，偶见乳酸血症等严重反应，美国等国家已停止使用双胍类降糖药，我国也已少用。但近年来，国外报道二甲双胍可延年益寿，这是因为此药诱导细胞抗氧化酶表达，从而发挥线粒体低毒兴奋效应，修复DNA 的损伤。

（五）阿卡波糖（拜糖平）

 歌诀

> 竞争抑制糖苷酶

减慢水解诸糖类

延缓生成葡萄糖

餐后血糖可降低

单用合用餐前服

孕妇儿童皆不宜

### 注释

1. 阿卡波糖（拜糖平）是 α-葡萄糖苷酶抑制药，是较为新型的降糖药，其作用机制是在小肠与糖竞争糖苷酶，从而减慢糖类（多糖、双糖等）水解并延缓葡萄糖的吸收。

2. 单用或与其他降糖药合用，餐前服可降低患者餐后血糖及糖化血红蛋白浓度。

3. 主要不良反应为胃肠道反应，儿童及妊娠期、哺乳期妇女禁用。

附注：主要口服降糖药的比较参见表 1-19。

表 1-19　主要口服降糖药的比较

|  | 第二代磺脲类 | 第二代双胍类 | 糖苷酶抑制剂 |
|---|---|---|---|
| 代表药物 | 格列本脲（优降糖）、格列吡嗪（优达灵） | 二甲双胍（甲福明） | 阿卡波糖（拜糖平） |
| 机制 | 1. 直接刺激胰岛 B 细胞<br>2. 改善胰岛素受体的缺陷，从而增敏 | 1. 促使 RIR 亲和力↑<br>2. 加强周围 T 糖利用<br>3. 抑制糖异生<br>4. 抑制肠道葡萄糖吸收 | 抑制小肠黏膜上皮细胞糖苷酶（麦芽糖酶、淀粉酶、蔗糖酶）而延缓葡萄糖的吸收 |

续表

|  | 第二代磺脲类 | 第二代双胍类 | 糖苷酶抑制剂 |
|---|---|---|---|
| 不良反应 | 1. 低血糖<br>2. 消化系、造血系反应（恶心、呕吐、肝功能↓、RBC↓、PLT↓）<br>3. 皮肤瘙痒、皮疹 | 1. 乳酸中毒<br>2. 胃肠道过敏<br>3. 肾功能不全，忌用甲福明 | 1. 胃肠反应（肠鸣亢进）<br>2. 与胰岛素合用可致低血糖<br>3. 肝功能异常慎用，孕妇、儿童不宜 |
| 适应证 | 2型糖尿病经饮食、运动疗法不能控制者 | 症轻、体胖常合用 | 2型一线药 |

## 四、甲状腺激素与抗甲状腺药

### （一）甲状腺激素——左甲状腺素钠、甲状腺片

 歌诀

甲状腺素含 $T_3$、$T_4$

生长发育赖维持

交感–肾系反应提

主治甲肿甲功低

成人儿童终身替

过量甲亢症反致

注释

1. 甲状腺激素为碘化酪氨酸的衍生物，包括三碘甲腺原氨酸（$T_3$）和四碘甲腺原氨酸（$T_4$），均含无机碘。左甲状腺素钠为人工合成的四碘甲腺原氨酸（$T_4$），甲状腺片为猪牛羊的干甲状腺，

二者皆国家基本药物。

2. 甲状腺素促进蛋白质合成以及骨髓、中枢神经系统的正常发育。小儿缺乏引起新生儿呼吸窘迫综合征；儿童缺乏引起呆小病（克汀病）；成人不足导致甲状腺功能不全时称黏液性水肿。

3. 甲状腺素提高交感–肾上腺系统的感受性：提高基础代谢率，提高机体对儿茶酚胺的反应性，增强机体交感–肾上腺系统的感受性，这与肾上腺素 β 受体数目增多有关。

4. 甲状腺主要用于单纯性甲状腺肿以及甲状腺功能低下的替代疗法：①单纯性甲状腺肿包括地方性甲状腺肿（粗脖子病）与散发性甲状腺肿，缺碘者应补碘，原因不明者给予适量甲状腺素；②呆小病：功能减退始于胎儿与新生儿，治疗应从小剂量开始，有效者应终身治疗；③黏液性水肿指成人甲状腺功能低下，其治疗亦应从小剂量开始，逐渐增至足量，2～3 周后如基础代谢率恢复正常，可逐渐减为维持量。如出现昏迷必须立即注射大量 $T_3$，直至清醒后改为口服。

5. 甲状腺素如过量反而矫枉过正，可引起心悸、多汗、失眠、手震颤等甲状腺功能亢进症，严重时出现心绞痛、心肌梗死、心力衰竭、呕吐、腹泻等，尤其是老人与心脏病患者。

（二）抗甲状腺药——甲巯咪唑（他巴唑）、丙硫氧嘧啶

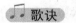 歌诀

硫脲四药选两种

其一丙硫氧嘧啶

另为甲巯咪唑强

抑制甲腺素合成

用于甲亢并危象

注意过敏粒乏症

▦ 注释

1. 目前常用的抗甲状腺药有硫脲类、碘和碘化物、放射性碘

和β受体阻断药等四类，其中最常用的是硫脲类（图1-37）。

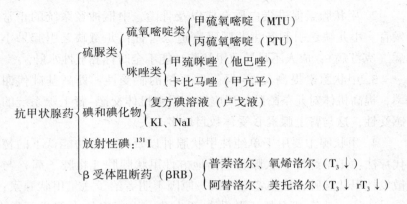

图1-37　抗甲状腺药分类示意图

2. 硫脲类又分为两个亚型，即硫氧嘧啶类与咪唑类，前者包括甲硫氧嘧啶（MTU）和丙硫氧嘧啶（PTU）；后者包括甲巯咪唑（他巴唑）和卡比马唑（甲亢平）。国家基本药物在硫脲四药中选了两种，即甲巯咪唑（他巴唑）与丙硫氧嘧啶。前者作用强，疗效快且维持时间较长。

3. 硫脲类药物抗甲状腺的机制主要是抑制甲状腺素的合成，其作用环节是抑制了酪氨酸的碘化与偶联。

4. 临床用于甲亢的内科治疗、术前准备及甲状腺危象的治疗：①甲亢的内科治疗：适用于轻症或不宜手术或放射碘的治疗，疗程1～2年，可使40%～70%患者不再复发；②甲状腺术前准备：在手术前应先服用硫脲类药物（丙硫氧嘧啶），使甲状腺功能恢复或接近正常；③甲状腺危象的治疗：甲亢症患者在有诱因情况下，可出现原有症状恶化，甚至导致死亡称为甲状腺危象。此时应首选丙硫氧嘧啶，剂量为治疗量的2倍。

5. 此二药的不良反应主要是：①变态反应最常见，如皮肤痒疹、药疹，少数伴发热；②粒细胞缺乏症是最严重的不良反应，一般出现在治疗后 2 ~ 3 个月内，老人易发生，故应定期检查血象。

# 五、抗甲状旁腺药

基本药品——西那卡塞

🎵 **歌诀**

> 西那卡塞拟钙剂
>
> 激活旁腺钙受体
>
> 降低甲状旁腺素
>
> 调节钙磷失衡疾
>
> 治疗"甲旁亢"腺癌
>
> 可有恶心肌无力

📋 **注释**

1. 西那卡塞是被称为拟钙剂的新一类化合物中第一个药物，能激活甲状旁腺中的钙受体，从而降低甲状旁腺素（PTH）的分泌。

2. 本品可调节钙、磷代谢失调，能提高钙敏感受体对细胞外钙的敏感性，降低 PTH 水平，从而使血浆钙浓度降低。

3. 本品用于治疗进行透析的慢性肾病患者的继发性甲状旁腺功能亢进症，用于治疗甲状旁腺癌患者的高钙血症。

4. 本品最常见的不良反应为恶心、呕吐、肌痛和肌无力等。

# 六、雄激素及同化激素

（一）基本药品——丙酸睾酮（丙酸睾丸素）、十一酸睾酮

🎵 **歌诀**

> 天然人工均单选
>
> 睾酮丙酸十一酸

前者注射油溶液

实质衍生原子团

后者"注液"软胶丸

同化作用不一般

1. 该类基本药品有两种，天然与人工合成均为单选，即丙酸睾酮（丙酸睾丸素）与十一酸睾酮。

2. 丙酸睾酮制剂为注射液（油溶液），其实质是天然睾酮的衍生物。所谓衍生物指被原子团取代而衍生的较复杂的产物。

3. 天然睾酮具有一定的蛋白质同化作用，十一酸睾酮同化作用较强。其制剂有两种，一为注射液，一为口服软胶丸。

（二）雄激素类药——丙酸睾酮（丙酸睾丸素）

♪ 歌诀

天然主要睾丸酮

丙酸睾酮实衍生

促男发育第二征

刺激造血同化增

治疗宫血性功低

再障乳癌查肝功

▥ 注释

1. 天然雄激素主要是由睾丸间质细胞分泌的睾酮，肾上腺皮质、卵巢和胎盘也分泌少量。临床多用睾酮衍生物，如丙酸睾酮等。

2. 雄激素主要有 3 种作用：①促进男性器官的发育和成熟，促进第二性征形成；②刺激骨髓造血功能，促进红细胞的生成；③同化作用：促进蛋白质合成，增加体重。

3. 雄激素的临床用途主要有：①治疗功能性子宫出血，更年期患者较适用；②治疗男子性功能低下，对无睾症或类无睾症可用作替代疗法；③治疗再生障碍性贫血，能显著改善骨髓造血功能；④缓解晚期乳腺癌病情，属于姑息性治疗。

4. 雄激素可引起胆汁淤积性黄疸，故在用药期间应动态观察肝功能。

（三）同化激素——十一酸睾酮

 歌诀

> 同化十一酸睾酮
>
> 较弱男化副作用
>
> 用于性功能低下
>
> 虚弱术后骨疏松
>
> 水钠潴留常注射
>
> 偶可"淤黄"损肝功

注释

1. 雄激素的同化作用较弱，男性化作用较强，十一酸睾酮同化作用较强，而男性化作用则较弱。

2. 本品用于男子原发性和继发性性功能低下的替代治疗；还可用于术后恢复期、骨质疏松等患者以及各种消耗性疾病、长期卧床的虚弱患者。

3. 本药制剂有两种，一为注射液，一为口服软胶丸。久用可引起水钠潴留、女性患者男性化，偶可导致胆汁淤积性黄疸（"淤黄"），损伤肝功能，引起肝功能障碍。

## 七、雌激素及孕激素

（一）基本药品——己烯雌酚（乙蔗酚）、尼尔雌醇（维尼安）、黄体酮（孕酮）、甲羟孕酮（安宫黄体酮）

 歌诀

国家基药选四品

> 雌孕激素各两种
> 己烯雌酚维尼安
> 甲羟孕酮黄体酮
> 尼尔雌醇衍生物
> 用于更年综合征

**注释**

1. 雌、孕激素国家基药各选了两种，前者是己烯雌酚（乙菧酚）、尼尔雌醇（维尼安）后者是黄体酮（孕酮）、甲羟孕酮（安宫黄体酮）。

2. 尼尔雌醇是雌二醇（$E_3$）衍生物，为口服长效雌激素。本品用于雌激素缺乏引起的经绝期或更年期综合征。

3. 尼尔雌醇不良反应较少，只有少数人出现白带增多、乳房胀、恶心等。

（二）雌激素类药——己烯雌酚（乙菧酚）

 **歌诀**

> 天然主要雌二醇
> 临床常用乙菧酚
> 促女发育与成熟
> 用于宫血更年征
> 退乳痤疮癌避孕
> 注意呕吐与水肿

**注释**

1. 卵巢分泌的天然雌激素主要是雌二醇（E2），活性较低，一些结构简单的非甾体类药物也具雌激素作用，如己烯雌酚，又称乙菧酚，系人工合成，但口服疗效高，维持时间长，应用较为广泛。

2. 雌激素类对未成年女性可促进女性性器官的发育和成熟，维持女性第二性征，对成熟女性可继续保持其第二性征，并在孕激素的协同下形成月经周期。

3. 雌激素类药临床用于功能性子宫出血、更年期综合征（绝经期综合征）、退乳与乳房胀痛、青春期痤疮、乳腺癌与前列腺癌等疾病。与孕激素合用还能通过抑制促性腺激素释放激素（GNH、GnRH）而抑制排卵，达到避孕的目的。

4. 使用该类药物时要注意其不良反应，常见恶心、呕吐等胃肠道反应，大量雌激素还可引起水钠潴留而导致水肿。

（三）孕激素类药——黄体酮（孕酮）、甲羟孕酮（安宫黄体酮）

♪ 歌诀

> 天然主要黄体酮
> 临床常用人工品
> 保胎利尿增乳腺
> 用于宫血癌痛经
> 大剂孕酮治流产
> 偶见呕吐头腹痛

▦ 注释

1. 孕激素主要由黄体分泌，妊娠 3～4 个月后转由胎盘分泌。天然孕激素为黄体酮，又称孕酮，口服无效，需肌内注射。临床常用其人工合成品及其衍生物，如安宫黄体酮（17α-羟孕酮类）、炔诺酮（19-去甲睾丸酮类），均能口服。

2. 孕激素在雌激素作用的基础上促进子宫内膜继续增厚，有利于胚胎发育，抑制子宫收缩而起到保胎作用。

3. 黄体酮（孕酮）与甲羟孕酮（安宫黄体酮）竞争性对抗醛固酮，引起 $Na^+$ 和 $Cl^-$ 排泄增加而利尿。

4. 孕激素与雌激素共同促进乳腺腺泡发育，从而为哺乳做好准备。

5. 黄体酮（孕酮）与甲羟孕酮（安宫黄体酮）的临床用途包括：①功能性子宫出血；②子宫内膜腺癌；③前列腺癌；④痛经和子宫内膜异位症；⑤先兆流产和习惯性流产等。

6. 黄体酮（孕酮）与甲羟孕酮（安宫黄体酮）的不良反应较少，偶见恶心、呕吐、头痛、腹痛等。

附注：雌、孕激素类药物临床特点比较（表1-20）。

表1-20　雌、孕激素的比较

| | 雌激素类药 | 孕激素类药 |
|---|---|---|
| 天然类<br>人工合成品 | 雌二醇（E$_2$）<br>己烯雌酚（乙菧酚） | 黄体酮（孕酮）<br>甲羟孕酮（安宫黄体酮） |
| 作用 | 1. 促进女性的发育和成熟<br>2. 维持第二性征<br>3. 抑制排卵<br>4. 升高高密度脂蛋白（HDL），降低糖耐量 | 1. 促使子宫内膜增厚，有利保胎<br>2. 利尿<br>3. 促进乳腺发育，为哺乳做好准备，同时抑制排卵<br>4. 轻度升高体温 |
| 用途 | 1. 功能性子宫出血<br>2. 更年期综合征<br>3. 退乳及乳房胀痛<br>4. 青春期痤疮<br>5. 乳腺癌、前列腺癌<br>6. 避孕 | 1. 功能性子宫出血<br>2. 痛经<br>3. 先兆流产和习惯性流产<br>4. 子宫内膜异位症<br>5. 子宫内膜腺癌、前列腺癌<br>6. 避孕 |
| 不良反应 | 1. 恶心、呕吐、厌食<br>2. 大剂量水、钠潴留而导致水肿 | 1. 恶心、呕吐<br>2. 头痛、腹痛等 |

## 八、钙代谢调节药及抗骨质疏松药

（一）基本药品——维生素 $D_2$、阿法骨化醇、阿仑膦酸钠（固邦）

🎵 **歌诀**

> 国家基药选三品
>
> 钙调收关骨疏松
>
> 维生素 $D_2$ 儿科用
>
> 骨质疏松"二阿"灵
>
> $D_2$ 防治佝偻病好
>
> 婴儿手足搐搦症

📋 **注释**

1. 本类基药遴选了 3 种，其中钙代谢调节药 1 种，抗骨质疏松药 2 种，钙调节药也与骨质疏松的发生发展密切相关。

2. 维生素 $D_2$ 主要应用于儿科，可防治佝偻病、婴儿手足搐搦症等。

3. "二阿"指阿法骨化醇与阿仑膦酸钠（固邦），均可治疗骨质疏松。

（二）抗骨质疏松药——阿仑膦酸钠（固邦）、阿法骨化醇（阿法 $D_3$）

🎵 **歌诀**

> 骨质疏松药两种
>
> 固邦阿法骨化醇
>
> 前者破骨细胞抑
>
> 后者改善骨病情
>
> 偶见反应胃肠道

片剂胶囊均可用

📋 **注释**

1. 抗骨质疏松药主要有阿仑膦酸钠（固邦）与阿法骨化醇。

2. 阿仑膦酸钠（固邦）可抑制破骨细胞的活性，并通过成骨细胞间接阻止骨吸收。

3. 阿法骨化醇（阿法 $D_3$）药效学同骨化三醇，具有促进血钙恢复正常和改善骨病情的作用。

4. 此二药偶见胃肠道反应，制剂有片剂、胶囊。

## 九、抗变态反应药

（一）基本药品——苯海拉明（苯那君）、异丙嗪（非那根）、氯苯那敏（扑尔敏）、赛庚啶、氯雷他定（开瑞坦）

🎵 **歌诀**

精选五药抗过敏

苯海拉明异丙嗪

氯苯那敏扑尔敏

氯雷他定赛庚啶

前三经典第一代

后二二代属新型

📋 **注释**

1. 变态反应又称过敏反应，抗变态反应药广义指抗组胺药、过敏反应介质阻滞药与其他抗过敏药，狭义指经典抗组胺药即 $H_1$ 受体阻断药（$H_1RB$）或称抗过敏药。

2. 抗组胺药迄今已有第一代、第二代共 50 余种药物应用于临床：第一代即经典抗组胺药，代表药物有苯海拉明（苯那君）、异丙嗪（非那根）、氯苯那敏（扑尔敏）等，第二代即新型 $H_1$ 受体阻断药，常用的有赛庚啶、氯雷他定（开瑞坦）、地氯雷他定（地洛他定）、西替利嗪（仙特敏）、阿司咪唑（息斯敏）、阿伐斯汀（新敏乐）等（图1-38）。

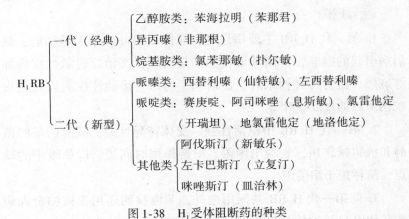

图1-38 H₁受体阻断药的种类

其中，国家基本的抗变态反应药精选了5种：苯海拉明（苯那君）、异丙嗪（非那根）、氯苯那敏（扑尔敏）、赛庚啶与氯雷他定（开瑞坦）。

3. H₁受体阻断药（H₁RB）或称抗过敏药，有第一代与第二代的区分。苯海拉明（苯那君）、异丙嗪（非那根）、氯苯那敏（扑尔敏）属经典第一代，赛庚啶与氯雷他定（开瑞坦）属新型第二代。

（二）经典第一代抗过敏药——苯海拉明（苯那君）、异丙嗪（非那根）、氯苯那敏（扑尔敏）

♪ 歌诀

防晕止吐抗过敏

缺点短干耐倦困

苯海拉明抗"锥外"

> 人工冬眠异丙嗪
>
> 气道炎症也可疗
>
> 尚治感冒扑尔敏

### 📋 注释

1. 第一代 $H_1RB$ 主要用途是：①防晕镇吐：用于晕动病、放射病引起的呕吐，常用苯海拉明和异丙嗪；②治疗过敏性疾病如荨麻疹、血管神经性水肿、血清病、药疹、接触性皮炎以及昆虫咬伤所致的皮肤瘙痒等。

2. 第一代 $H_1RB$ 中枢活性强、受体特异性差，故有明显的镇静和抗胆碱作用，表现出困倦、耐药作用时间短、口鼻眼干的缺点，简称短干耐倦困。

3. 除第一代 $H_1RB$ 共同用途外，苯海拉明还用于抗帕金森病和药物引起的锥体外系症状，如静止性震颤、肌强直、运动迟缓和姿势步态障碍。

4. 除第一代 $H_1RB$ 共同用途外，异丙嗪与氯丙嗪、哌替啶组成冬眠合剂用于人工冬眠疗法，帮助患者度过生命难关。

5. 氯苯那敏（扑尔敏）与解热镇痛药配伍还可治疗感冒；与氨茶碱配伍可消除气道炎症。

（三）新型第二代抗过敏药——赛庚啶、氯雷他定（开瑞坦）

### 🎵 歌诀

> 二代"长强"无嗜睡
>
> 氯雷他定首考虑
>
> 空腹每日一次服
>
> 偶有头痛肝功异
>
> 服赛庚啶体重增
>
> 刺激食欲应注意

📖 **注释**

1. 第二代 $H_1RB$ 以氯雷他定最多用，主要用于皮肤黏膜变态反应性疾病，首选用于荨麻疹、过敏性鼻炎、过敏性结膜炎等疾病，具有长效、强效且无嗜睡作用，对打喷嚏、清涕、鼻痒效果好。该药空腹每日一次服用，偶有头痛、肝功能异常。

2. 赛庚啶抗过敏作用优于第一代 $H_1RB$，还可抑制肥大细胞产生组胺等介质，还有刺激食欲的作用，服用一段时间后可见体重增加，应予注意。

附注：常用 $H_1RB$ 药的比较见表 1-21。

**表 1-21　常用 $H_1RB$ 药的比较**

| 药物 | 持续时间（h） | 镇静催眠 | 防晕镇吐 | 主要临床用途 |
|---|---|---|---|---|
| 苯海拉明 | 4～6 | +++ | ++ | 皮肤黏膜过敏、晕动病 |
| 异丙嗪 | 6～12 | +++ | +++ | 晕动病、气管炎 |
| 氯苯那敏 | 4～6 | + | | 皮肤黏膜过敏 |
| 氯雷他定 | >40 | － | － | 皮肤黏膜过敏、鼻塞 |
| 赛庚啶 | 6 | +、－ | | 皮肤黏膜过敏 |

# 十、维生素及矿物质类药

（一）维生素类药

1. 基本药品——维生素 $B_1$、维生素 $B_2$、维生素 $B_6$、维生素 C、多种维生素（12）

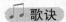 **歌诀**

> 重要维生素五种
>
> 分类多为水溶性
>
> $B_1$、$B_2$、$B_6$ 与维 C

主要用于缺乏症

多维 12 需注射

休要当作补品用

### 注释

（1）顾名思义，维生素是维持人体正常生理功能所必需的一组有机物。体内不能合成维生素，必须由食物供给。维生素是六大营养物质之一，而人体每日对维生素需要量很少，但长期缺乏维生素，则会导致生理功能紊乱，引起维生素缺乏症。维生素有水溶性与脂溶性的不同，前者有维生素 B、维生素 C、维生素 PP；后者有维生素 A、维生素 D、维生素 E、维生素 K。B 属维生素又包括维生素 $B_1$、维生素 $B_2$、维生素 $B_4$、维生素 $B_6$、维生素 $B_{12}$、烟酸、烟酰胺、泛酸、叶酸等。重要的维生素有四种，即维生素 $B_1$、维生素 $B_2$、维生素 $B_6$、维生素 C，它们均为国家基本药物，均为水溶性维生素。

（2）维生素 $B_1$、维生素 $B_2$、维生素 $B_6$ 与维生素 C 主要用于维生素缺乏症及补充特殊需要，也可作为某些疾病的辅助治疗。

（3）多种维生素（12）为复方制剂，其12种成分为：视黄醇棕榈酸盐（维生素 A）、胆骨化醇（维生素 $D_3$）、消旋 α-生育酚（维生素 E）、抗坏血酸（维生素 C）、四水脱羧辅酶、二水合核黄素磷酸钠（维生素 $B_2$）、盐酸吡哆醇（维生素 $B_6$）、氰钴胺素（维生素 $B_{12}$）、叶酸、右旋泛醇、D-生物素（维生素 H）、尼克酸胺。适用于当口服营养禁忌、不能或不足（营养不良、吸收不良、胃肠外营养等），需要通过注射补充维生素的患者。在某些潜在过敏症的患者中可见变态反应。

（4）维生素并非多多益善。不应把维生素当作营养品或补品滥用，如果膳食科学、合理，又无缺乏症及特殊需要，休要把维生素当作补品，否则反而有害。

2. 维生素 $B_1$ （硫胺素）

♪ 歌诀

<blockquote>
糖类代谢所必需

缺乏丙酮、乳酸积

可致周围神经炎

心肌受损食欲低

用于辅助治多病

听觉障碍"脚气"疾
</blockquote>

📋 注释

（1）维生素 $B_1$（硫胺素）是 B 族维生素之一，其体内的活性型为焦磷酸硫胺素（TPP），作为辅酶参与糖代谢中丙酮酸和酮戊二酸的氧化脱羧反应，为糖代谢所必需。维生素 $B_1$ 缺乏时丙酮酸、乳酸堆积，可引起周围神经炎、心肌代谢障碍、食欲下降和体重减轻等病理状态。

（2）本药主要用于治疗多发性周围末梢神经炎（脚气病）。该病为全身病，主要累及神经系统、心血管系统与消化系统，表现为手足末端感觉异常、疼痛，四肢无力，肌肉酸痛与萎缩；心悸、胸闷、气促、心功能不全以及食欲不振导致的衰弱等。

（3）本药还用于多种疾病的辅助治疗，如全身感染、高热、糖尿病、心肌炎、消化不良、甲亢、小儿遗尿症、小儿麻痹后遗症和妊娠期的妇女。

（4）本药对氨基糖苷类抗生素如链霉素、庆大霉素等引起的听觉障碍也有所帮助。

3. 维生素 $B_2$ （核黄素）

♪ 歌诀

<blockquote>
生物氧化不可离
</blockquote>

缺乏影响线粒体

可致口角唇舌炎

结膜阴囊也累及

用于上述病防治

进食服用尿黄绿

📅 **注释**

（1）维生素 $B_2$（核黄素）在人体内以 3 种形式存在，即游离核黄素、黄素单核苷酸（FMN）、黄素腺嘌呤二核苷酸（FAD）。FMN 与 FAD 均为辅酶，参与形成各种黄素酶类，参与三大营养物质的代谢，缺乏时影响生物氧化，影响线粒体内递氢作用，从而出现代谢障碍。

（2）维生素 $B_2$ 缺乏症临床表现多种多样，主要是口腔与阴囊皮肤黏膜的病变。①阴囊炎：始发阴囊瘙痒，夜间尤甚，皮肤损害又有红斑型、丘疹型与银屑型；②舌炎：舌胀、舌痛、舌乳头消失；③唇炎：黏膜干燥、皲裂，尤其是下唇；④口角炎：口角糜烂、疼痛，两侧对称；⑤眼结膜炎与畏光。

（3）补充维生素 $B_2$ 可防治上述疾病。

（4）进食时服用本药的吸收率优于空腹，口服后尿呈黄绿色，这是因为核黄素的水溶液呈黄绿色，并有荧光。

4. 维生素 $B_6$（吡多辛）

🎵 **歌诀**

辅酶参代氨基酸

缺乏递质合成难

防治呕吐儿惊厥

失眠不安白球减

涂搽痤疮酒糟鼻

药致周围神经炎

**注释**

（1）维生素 $B_6$（吡多辛）包括吡多醇、吡多醛、吡多胺，人体内以磷酸酯的形式存在。磷酸吡多醛与磷酸吡多胺互相转化，均为维生素 $B_6$ 的活性型。磷酸吡多醛是氨基酸代谢中的辅酶，缺乏时脑中抑制性递质 γ-氨基丁酸合障碍，从而导致烦躁不安，甚至失眠。

（2）主要用于防治和减轻妊娠呕吐与抗癌药、放射治疗引起的恶心、呕吐以及婴儿惊厥。

（3）维生素 $B_6$ 还用于：①神经症引起的失眠、不安等症状；②白细胞减少症；③异烟肼、肼屈嗪等药引起的周围神经炎；④局部涂搽可治疗青春期痤疮、酒糟鼻等。

5. 维生素 C（抗坏血酸）

**歌诀**

> 细胞呼吸必参与
> 作用用途紧联系
> 一增二参三合成
> 三促二抗一降低
> 用于过敏坏血病
> 贫血保肝助伤愈

**注释**

（1）在人体内，维生素 C 和脱氢抗坏血酸形成氧化还原系统。此系统参与细胞呼吸，参与体内许多生理、生化反应。

（2）维生素 C 的作用可概括为：一增二参三合成，三促二抗一降低。①一增：增加对感染的抵抗力；②二参：参加氨基酸的代谢，参加体内解毒功能；③三合成：合成神经递质、合成胶原蛋白、合成组织细胞间质；④三促进：促进血脂下降、促进凝血功能、促进铁在肠内吸收；⑤二抗：抗组胺的作用、抗亚硝胺（致癌物）的生成；⑥一降低：降低毛细血管通透性。

（3）维生素 C 的作用与临床用途是紧密联系的，维生素 C 主要治疗坏血病。坏血病表现为：①倦怠、虚弱、乏力；②精神抑郁，多疑；③厌食、营养不良，面色苍白，轻度贫血；④牙龈肿胀、出血，牙齿松动；⑤皮肤淤点、淤斑。

（4）维生素 C 还用于：①过敏性皮肤病；②各种贫血；③肝炎、肝硬化以及药物中毒所致的肝损害；④有助于伤口的愈合。

（二）矿物质类药

1. 基本药品——葡萄糖酸钙、复合磷酸氢钾

🎵 歌诀

> 矿物质类选两种
> 葡酸钙与复合磷
> 前者调节电解质
> 后者"低磷血"适应
> 氢二钾和二氢钾
> 不能进食方使用

📋 注释

（1）矿物质类基药遴选了 2 种，即葡萄糖酸钙与复合磷酸氢钾。前者调节电解质，后者适用于某些疾病引起的低磷血症。

（2）复合磷酸氢钾的成分为三水合磷酸氢二钾和磷酸二氢钾的水溶液，稀释后静脉滴注。

（3）本品只限于不能进食的患者使用。

2. 葡萄糖酸钙

🎵 歌诀

> 促进心肌偶联成

骨骼牙齿钙化形

参辅凝血全过程

消炎消肿抗过敏

用于低钙高钾镁

尤其皮肤妇儿病

### 📖 注释

（1）钙离子促进心肌兴奋-收缩偶联形成，葡萄糖酸钙优于较其他制剂，对组织的刺激性较小，更为安全。

（2）钙盐促进骨骼和牙齿的钙化形成，还作为凝血因子Ⅳ辅助参与凝血过程（目前已知的凝血因子共有14种）。

（3）葡萄糖酸钙能降低毛细血管通透性，减少渗出，具有消炎、消肿及抗过敏等作用。

（4）用于低血钙引起：①手足搐搦症；②肠绞痛、输尿管绞痛；③荨麻疹、瘙痒性皮肤病；④高血钾与镁盐中毒。

（5）尤宜于儿童佝偻病、软骨病以及孕妇、哺乳期妇女补充钙盐。

（三）肠外营养药

1. 基本药品——复方氨基酸18AA、脂肪乳氨基酸葡萄糖、中/长链脂肪乳（C6-C24）

### 🎵 歌诀

肠外营养基药三

三大物质补充全

能量复方氨基酸

两种脂肪乳相连

必需脂肪酸缺乏

用于肠道吸收难

**注释**

（1）肠外营养是用营养要素由胃肠外途径输入血液为患者提供营养成分，肠外营养药种类较多，要根据患者病情选择，基药遴选了三种，着眼于三大营养物质蛋白质、糖与脂肪，参见上述基本药品。

（2）复方氨基酸维持患者的氮平衡，两种脂肪乳提供能量来源和必需脂肪酸。

（3）三种基药用于肠道难以吸收营养的患者。

2. 复方氨基酸 18AA

**歌诀**

氨基酸含十八种
维持患者氮平衡
用于营养不良症
用于低蛋白血症
合成障碍耗丢多
滴注过快吐头痛

**注释**

（1）蛋白质是生命的物质基础，是人体六大营养物质中最重要的营养素，同时也是体内能量的来源之一。六大营养物质指蛋白质、糖（碳水化合物）、脂肪、维生素、无机盐（矿物质）与水，而氨基酸是组成蛋白质的基本单位，是合成蛋白质的原料。氨基酸是含有氨基和羧基的一类有机化合物的通称，生物体内的各种蛋白质是由20种基本氨基酸构成的，其中，必需氨基酸8种，非必需氨基酸12种。复方氨基酸18AA含18种氨基酸，可维持患者的氮平衡，主要指氮的总平衡与氮的正平衡。

（2）本药用于营养不良症的营养支持，用于低蛋白血症的营养补充，如用于蛋白质合成障碍或分解代谢旺盛或蛋白质消耗、丢失过多的疾病等。

（3）该药滴注过快时，可引起恶心、呕吐、发热及头痛，应予注意。

（四）肠内营养药——整蛋白型肠内营养剂（粉剂）

♪ 歌诀

> 复方整蛋白单选
> 营养组分较齐全
> 适用厌食肠紊乱
> 术前术后危重患
> 可有胃肠道不适
> 口服管饲日两千

注释

1. 肠内营养药在临床上已经应用多年且种类较多，整蛋白型肠内营养剂（粉剂）为其代表性制剂，故单选为国家基药。

2. 本品为复方制剂，其组分为酪蛋白、植物油、麦芽糖糊精、矿物质、维生素和微量元素等。

3. 本品适用于有胃肠道功能障碍，不能或不愿进食常规食物以满足机体营养需求的患者，主要用于厌食和其相关的疾病；机械性胃肠道功能紊乱；危重疾病；大手术后的恢复期以及营养不良患者的手术前喂养等。

4. 摄入过快或超量时可能会出现恶心、呕吐、腹泻和腹痛等胃肠道不适反应。

5. 本品用法用量：口服或管饲喂养。一般患者，每天给予2000kcal即可满足机体对营养成分的需求。

# 十一、调节水、电解质及酸碱平衡药

（一）水、电解质平衡调节药——氯化钠、葡萄糖氯化钠、复方氯化钠、口服补液盐、氯化钾

1. 氯化钠

♪ 歌诀

<blockquote>
保持容量渗透压

平衡体液酸碱佳

维持兴奋应激性

缺盐失水可用它

急救中暑"艾迪生"

眼鼻伤口外洗刷
</blockquote>

注释

（1）正常人体内总钠量约150g，大部分以氯化钠形式存在于细胞外液。细胞外液中钠离子占阳离子总量的90%，所以钠是保持细胞外液渗透压和容量的重要成分。此外，钠还以碳酸氢钠形式构成缓冲系统，借以调节体液的酸碱平衡。

（2）血液中氯化钠的浓度为 136～145mmol/L，这个浓度对于维持细胞兴奋性与神经肌肉应激性十分重要与必要。

（3）氯化钠注射液适用于缺盐性失水症，如大面积烧伤、严重吐泻、大量发汗、强利尿药的使用以及较多的出血等。①高渗性失水：当血浆渗透浓度>350mmol/L 时，可给予0.6% 低渗氯化钠注射液；待血浆渗透浓度<330mmol/L 时，则改用0.9% 氯化钠注射液（正常血浆渗透浓度为300mmol/L）；②等渗性失水：原则上给予0.9% 氯化钠注射液；③低渗性失水：应给予3% 氯化钠注射液静滴。

（4）大量出血而又无法输血时，输入氯化钠溶液以维持血容

量急救，帮助患者渡过难关。

（5）夏天大量出汗，易出现中暑，可在饮水中加入0.9%的氯化钠溶液，即生理盐水。中暑是指高温环境引起的以体温调节功能障碍与汗腺功能障碍和水与电解质丢失过多为特点的疾病。根据临床表现，可初步分为先兆中暑、轻症中暑与重症中暑3种，后者又有热痉挛、热衰竭、热（日）射病的不同，日射病又有两种亚型，即劳力性与非劳力性。虽然中暑类型和病因不同，但治疗方法基本相同：轻症中暑需静脉点滴糖盐水，热衰竭与热痉挛亦然。

（6）氯化钠溶液还可用于艾迪生病，艾迪生病即慢性肾上腺皮质功能不全，本病需补充氯化钠，每日约10g。如出现肾上腺危象，应在初治的1~2日内每日补充0.9%氯化钠溶液（生理盐水）1000~2000ml。

（7）此外，0.9%氯化钠溶液（生理盐水）还可外洗伤口、洗眼、洗鼻等。

2. 氯化钾

🎵 歌诀

维持胞内渗透压

酸碱平衡换氢钾

神经肌肉应激需

保持心肌功能大

防治低钾血症好

强心苷毒心律差

📅 注释

（1）正常人体内总钾量约120g，仅2%存在于细胞外液，其余几乎集中在细胞内。钾为细胞内主要的阳离子，是维持细胞内渗透压的重要成分。

（2）钾通过与细胞外的氢离子交换调节酸碱平衡。低血钾时，细胞内钾离子外移而氢、钠离子内移，造成细胞内酸中毒；高血钾时（正常为 $3.5 \sim 5.1 \text{mmol/L}$）情况刚好相反。

（3）钾的主要生理作用是维持细胞的新陈代谢，调节渗透压与酸碱平衡，保持神经肌肉的应激性和心肌的正常功能——自律性、兴奋性、传导性、收缩性。心肌极化液可用来抢救急性心肌梗死。极化液是由氯化钾、胰岛素与葡萄糖溶液三种成分组成，通常静脉滴注，每日 1 次，$7 \sim 14$ 日为一个疗程。

（4）氯化钾主要用来防治低钾血症，如严重吐泻不能进食、长期使用排钾利尿药（氢氯噻嗪、呋塞米）以及久用激素等，也可治疗强心苷中毒引起的阵发性心动过速、频发室性期前收缩等。

3. 氯化钠、氯化钾注射液均为国家基本药物。另外 3 种国家基本药物是葡萄糖氯化钠注射液（糖盐水）、复方氯化钠注射液（林格液）与口服补液盐。这些药物都是氯化钠的复方制剂。

（1）葡萄糖氯化钠注射液（糖盐水）：由 5% 葡萄糖与 0.9% 氯化钠溶液（生理盐水）组成。

（2）复方氯化钠注射液（林格液）：由氯化钠、氯化钾、氯化钙组成。

（3）口服补液盐：由氯化钠、碳酸氢钠、枸橼酸钠、氯化钾、葡萄糖组成。

（二）酸碱平衡调节药——乳酸钠林格液、碳酸氢钠（小苏打）。

 歌诀

> 碳酸氢钠化学名
> 纠酸中毒酸血症
> 优于乳酸林格液
> 外用滴耳软耵聍

坐浴真菌阴道炎

消化不良已少用

📋 **注释**

1. 碳酸氢钠是化学名，商品名为小苏打。其在体内水解为钠离子与碳酸氢根离子，呈弱碱性，可纠正酸中毒酸血症，优于乳酸钠溶液，也优于乳酸钠林格液（含乳酸钠、氯化钠、氯化钾、氯化钙）。

2. 碳酸氢钠的适应证：①5% 碳酸氢钠溶液用于代谢性酸中毒；②3% 碳酸氢钠滴耳液外用滴耳，可软化耵聍与冲洗外耳道，每日 3 ~ 4 次；③2% 碳酸氢钠溶液坐浴用于真菌性阴道炎，每晚 1 次，每次 500 ~ 1000ml，连用 7 天。

3. 目前，碳酸氢钠很少用于消化不良、中和胃酸，因为可能引起胃酸反跳或碱血症。

附注：国家基本药物遴选了乳酸钠林格液与碳酸氢钠。

（三）其他——葡萄糖

🎵 **歌诀**

氧化主要供能量

合成糖原且贮藏

保肝脱水暂利尿

低糖酮症高钾降

加胰岛素"治心脏"

"耐量"诊断"隐性糖"

📋 **注释**

1. 糖是人体所必需的一种营养素之一，又称碳水化合物，主要分为单糖、双糖和多糖。葡萄糖属单糖，人体可以直接吸收再转化为人体之所需。葡萄糖供应人体生理活动需要的能量。1mol

的葡萄糖彻底氧化生成 $CO_2$ 和 $H_2O$，共产生 36 分子或 38 分子的三磷酸腺苷（ATP）。

2. 葡萄糖的多聚体——糖原是葡萄糖在体内的储存形式，必要时糖原又可以转化为葡萄糖。

3. 葡萄糖对肝脏具有保护作用。此外，高糖（25%、50% 的葡萄糖）具有高渗透压，可使组织脱水而呈现短暂利尿作用，有助于脑水肿、急性肺水肿的治疗，一般与甘露醇合用。

4. 葡萄糖适用于：①低血糖症或胰岛素过量；②用于糖尿病酮症酸中毒。酮症的抢救关键是补液，其基本原则是"先快后慢、先盐后糖"。通常先使用生理盐水，当血糖降至 13.9mmol/L 时，应改为 5% 葡萄糖溶液或葡萄糖氯化钠注射液（糖盐水），并按 2～4g 葡萄糖加入 1U 胰岛素，使血糖水平稳定在较安全的范围内，也促使钾离子进入细胞内，从而使血钾浓度下降；③心肌极化液在治疗心脏疾病方面已广泛运用。常规极化液是由普通胰岛素、氯化钾与葡萄糖溶液组成的，通常静脉滴注，每日 1 次，7～14 日为一个疗程。

心肌极化液是利用 $Na^+-K^+-ATP$ 酶和门冬氨酸载体将 $K^+$ 转移至缺血损伤的心肌细胞内，恢复其极化状态并提供能量，使其恢复正常的生理功能，从而达到治疗多种心脏疾病的目的。心肌极化液可用于治疗急性心肌梗死、心绞痛、心肌病、心肌炎、高血压、肺心病、妊娠期高血压疾病等，特别是心肌梗死、酒精性心肌病、心肌炎、充血性心力衰竭心功能Ⅲ～Ⅳ级的患者。

5. 葡萄糖不仅可用于治疗，而且可用于诊断，如葡萄糖耐量试验可早期诊断隐性糖尿病。

葡萄糖耐量试验（GTT）是检测葡萄糖代谢功能的试验，主要用于诊断症状不明显或血糖升高不明显的可疑糖尿病。GTT 有静脉法与口服法两种，现多采用 WHO 推荐的 75g 口服葡萄糖耐量试验（OGTT）。正常成人OGTT（-），口服半小时至1小时血糖达高峰（一般为7.8~9.0mmol/L，但峰值<7.8mmol/L），3小时恢复至空腹水平，各检测时间点尿糖均为阴性。糖耐量降低即OGTT（+），或称糖耐量异常（IGT），判断IGT的标准是：空腹血糖正常或稍高，FPG<7.0mmol/L，2小时PG为7.8~11.1mmol/L，且血糖达高峰时间延长至1小时后，血糖恢复正常的时间延长至3小时后，同时伴尿糖（+）。

IGT还可见于腺垂体功能减退症、库欣综合征（Cushing syndrome）与甲状腺功能亢进症。

附注：其他国家基本药物单选了葡萄糖。

# 第十一节　作用于免疫系统的药物

## 一、免疫抑制药

（一）基本药品——硫唑嘌呤、雷公藤多苷、吗替麦考酚酯（霉酚酸酯、骁悉）、环孢素（环孢霉素A）

 歌诀

> 抑制免疫药九类
>
> 分属传统与新型
>
> 基本药品筛四种
>
> 硫唑嘌呤雷公藤
>
> 霉酚酸酯环孢素
>
> 后者源于白僵菌

🔲 注释

1. 参与免疫反应的各种细胞、组织和器官及分布在全身组织中的淋巴细胞和浆细胞等组成了抗体的免疫系统。免疫系统的主要功能是识别、破坏和清除异物，以维持内环境的稳定。作用于免疫系统的药物即影响免疫功能的药物有两大类：免疫增强药与免疫抑制药。免疫抑制药又有传统与新型之别，前者包括肾上腺皮质激素类、生物烷化剂、抗代谢药类，后者包括环孢素、他克莫司、抗淋巴细胞球蛋白、抗胸腺细胞球蛋白、霉酚酸酯、来氟米特、雷公藤多苷等（图 1-39）。

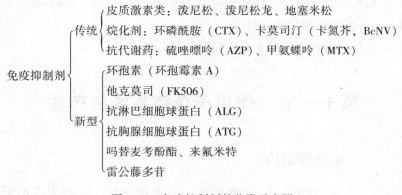

图 1-39 免疫抑制剂的分类示意图

2. 国家基本药物筛选了 4 种，即上述基本药品。

3. 吗替麦考酚酯（霉酚酸酯、骁悉）口服后转化为麦考酚酸，抑制 T、B 淋巴细胞的增殖，用于器官移植的排异反应，也可治疗类风湿关节炎、系统性红斑狼疮等自身免疫性疾病。不良反应主要有干咳、呼吸困难、厌食、腹泻等。

4. 环孢素（环孢霉素 A）是由白僵菌（真菌）培养液中分离而得，由十一种氨基酸组成，本品主要抑制 T 淋巴细胞功能，也用于器官移植的排异反应以及类风湿关节炎、系统性红斑狼疮等自身免疫性疾病。不良反应主要有厌食、恶心、呕吐等胃肠道反应。

（二）硫唑嘌呤

🎵 歌诀

拮抗嘌呤抑合成
核酸蛋白均连同
淋巴细胞增殖阻
用于移植时反应
还治自身免疫病
骨髓胃肠肝受损

📋 注释

1. 硫唑嘌呤是最常用的抗代谢药，它通过干扰嘌呤代谢的全过程，抑制嘌呤核苷酸合成，进而抑制 DNA、RNA 及蛋白质的合成，从而阻止 T、B 淋巴细胞增殖，故能同时抑制细胞免疫与体液免疫。

2. 硫唑嘌呤主要用于器官移植时的排异反应，多与糖皮质激素合用。还可治疗多种自身免疫病，如类风湿关节炎、系统性红斑狼疮、溃疡性结肠炎、原发性血小板减少性紫癜、重症肌无力、硬皮病等。

3. 不良反应主要有骨髓抑制，可引起粒细胞减少甚至再生障碍性贫血，也可有胃肠反应以及中毒性肝炎等。

（三）雷公藤多苷（雷公藤总苷）

🎵 歌诀

较强抗炎抗免疫
抑 T 细胞白介-1
用于自身免疫病
外用银屑病"牛皮"
不良反应主胃肠

血中白细胞减低

### 注释

1. 雷公藤多苷具有较强的抗炎、抗免疫作用。它能拮抗和抑制炎症介质的释放和关节炎的反应程度，也能抑制 T 细胞的功能，抑制白介素–1 的分泌。

2. 本药主要用于自身免疫病，如类风湿关节炎、系统性红斑狼疮、皮肌炎、贝赫切特综合征（白塞病）等。雷公藤内酯醇软膏外用可治疗银屑病（牛皮癣）。

3. 本药的不良反应主要为胃肠反应，还可引起白细胞减少，但停药后又可恢复正常。

## 二、抗肿瘤药物

（一）基本药品——环磷酰胺、甲氨蝶呤、柔红霉素、他莫昔芬、长春新碱、顺铂、美司钠、吉非替尼等 35 种

### 歌诀

> 抗癌药常三类分
> 三十五种八亚型
> 抗代谢药烷化剂
> 植物辅助靶向明
> 杂类激素抗生素
> 生化机制亦需清

### 注释

1. 恶性肿瘤又称癌症，是一组严重威胁人类健康的常见病。化学治疗即抗恶性肿瘤药（简称抗癌药）的应用、手术、放射治疗是治疗恶性肿瘤的三大主要手段。抗癌药一般根据三个方面进行分类，即根据药物来源、作用周期与生化机制进行分类（表1-22）。

表 1-22　抗癌药的分类

| 根据药物来源 | 根据作用周期 | 根据生化机制 |
| --- | --- | --- |
| 1. 烷化剂：环磷酰胺（CTX） | 1. 周期特异性：MTX、VCR | 1. 干扰核酸合成：MTX、5-FU |
| 2. 抗代谢药：甲氨蝶呤（MTX）、氟尿嘧啶（5-FU） | 2. 周期非特异性：CTX、DDP | 2. 直接影响 DNA 合成：CTX、DDP |
| 3. 抗生素类：柔红霉素、平阳霉素 | | 3. 阻止 RNA 合成：多柔比星、放线菌素 D |
| 4. 植物药类：长春新碱（VCR）、紫杉醇 | | 4. 干扰蛋白质合成：VCR、L-门冬酰胺酶 |
| 5. 激素类：他莫昔芬、来曲唑、雄激素、甲羟孕酮 | | 5. 影响激素平衡：泼尼松、丙酸睾酮、甲羟孕酮 |
| 6. 杂类：顺铂（DDP）、L-门冬酰胺酶 | | 6. 新型：维 A 酸、亚砷酸（三氧化二砷） |
| 7. 辅助药：美司钠 | | |
| 8. 靶向药：吉非替尼 | | |

2. 基药遴选了 35 种，包括烷化剂、抗代谢药、激素类、抗生素类、植物药类、杂类（其他类）、抗肿瘤辅助药与抗肿瘤靶向药。4 种烷化剂，分别是环磷酰胺、异环磷酰胺、司莫司汀、白消安；6 种抗代谢药，分别是甲氨蝶呤、巯嘌呤、阿糖胞苷、羟基脲、氟尿嘧啶、吉西他滨；4 种抗肿瘤抗生素，分别是柔红霉素、平阳霉素、依托泊苷、多柔比星；2 种抗肿瘤激素，分别是他莫昔芬、来曲唑；3 种抗肿瘤植物药，分别是长春新碱、紫杉醇与高三尖杉酯碱；8 种其他抗肿瘤药，分别是顺铂、卡铂、奥沙利铂、维A 酸、亚砷酸（三氧化二砷）、L-门冬酰胺酶、亚叶酸钙、卡培他滨；2 种抗肿瘤辅助药，分别是美司钠、昂丹司琼；6 种抗肿瘤靶向药，分别是吉非替尼、伊马替尼、埃克替尼、利妥昔单抗、曲

妥珠单抗与培美曲塞。

3. 根据生化机制进一步分类的第六种亚型为新型抗癌药。近年来，抗癌药正从传统细胞毒类向针对发病机制的多环节作用的新型抗恶性肿瘤药发展（图1-40）。

$$
\text{新型抗癌药}\begin{cases}
\text{生物反应调节剂：干扰素}\\
\text{肿瘤细胞诱导分化剂：维 A 酸}\\
\text{肿瘤细胞坏死诱导剂：亚砷酸（砒霜、As}_2\text{O}_3\text{）}\\
\text{酪氨酸激酶抑制剂：格列维克}\\
\text{其他}\begin{cases}
\text{抗肿瘤侵袭及转移药}\\
\text{新生血管生成抑制剂}\\
\text{肿瘤耐药性逆转剂}\\
\text{肿瘤基因治疗药物}
\end{cases}
\end{cases}
$$

图 1-40　新型（类）抗癌药

4. 国家基本药物从众多抗癌药筛选出两种：激素类抗肿瘤药甲羟孕酮（甲孕酮）与肿瘤细胞诱导分化剂维 A 酸（维甲酸）。

（二）抗肿瘤靶向药

 歌诀

靶向药物够精准
基药六种三类分
酶抑制剂替尼三
多靶点抑更新型
针对受体单抗二
"生物导弹"不虚名

注释

1. 抗肿瘤靶向药是利用肿瘤细胞与正常细胞之间分子生物学上的差异（包括基因、酶、信号转导等不同特性），抑制肿瘤细胞和新生血管等，达到抗肿瘤治疗的目的。与传统细胞毒化疗不同，肿瘤分子靶向治疗具有特异性精准抗肿瘤作用，而不会波及肿瘤周围的正常组织细胞，所以毒性明显减少，从而开创了肿瘤化疗的新领域。

2. 基药遴选六种分为三类，即表皮生长因子受体酪氨酸激酶抑制剂（EGFR-TKI）替尼三（吉非替尼、伊马替尼、埃克替尼）；针对相关受体的单抗二（利妥昔单抗、曲妥珠单抗）；多靶点抑制剂培美曲塞更是新型药品。

3. 三替尼主要治疗非小细胞肺癌（NSCLC）；利妥昔单抗主要治疗低中度恶性非霍奇金淋巴瘤，曲妥珠单抗主要治疗乳腺癌；多靶点抑制剂培美曲塞主要用于恶性胸膜间皮瘤及非小细胞肺癌的二线治疗。

（三）抑制化学致癌物——维A酸（维甲酸）

🎵 歌诀

抑制化学物致癌

阻断病毒肿瘤载

可治急性"早幼粒"

癌前病变消除快

长期使用"A"中毒

血脂升高尿蛋白

📅 注释

1. 维A酸（维甲酸）又称全反式维A酸，它对多种化学物的致癌过程，对肿瘤病毒、肿瘤细胞诱导分化具有抑制作用。

2. 近年来发现本药可抑制白血病细胞的增殖，诱导白血病细胞分化成熟，对急性"早幼粒"白血病 $M_3$ 型完全缓解率高达90%。

3. 本药可治疗急性"早幼粒"白血病，防治癌前病变，如口腔黏膜白斑、外阴白色病变、喉乳头状瘤。还可治疗皮肤恶性肿瘤如鳞癌、基底细胞癌等。

4. 长期大量使用本药可导致维生素 A 中毒，引起头痛、呕吐等高颅压的表现，还能引起脱发、皮肤瘙痒、食欲不振等。少数可出现血脂升高、血沉增快、尿蛋白，转氨酶增高。

（四）烷化剂——环磷酰胺（CTX）

 歌诀

> 广谱抗瘤应用广
> 烷化错码细胞亡
> 淋巴瘤恶效显著
> 骨血乳卵睾差强
> 肺癌神经母亦效
> 注意脱发与胃肠

注释

1. CTX 为目前广泛应用的烷化剂，抗瘤范围广。

2. CTX 抗癌机制是其所含烷基能与细胞的 DNA、RNA 或蛋白质中的亲核基团起烷化作用，使 DNA 链断裂，在下一次复制时又可使碱基配对错码，从而造成 DNA 结构和功能的损害，严重时可致细胞死亡，属于细胞周期非特异性药物。

3. CTX 对淋巴瘤疗效显著，对多发性骨髓瘤、急性淋巴细胞白血病、卵巢癌、睾丸肿瘤等均有一定疗效，对肺癌、神经母细胞瘤也有治疗作用。

4. CTX 常见的不良反应有脱发、恶心、呕吐等胃肠道反应。

（五）抗代谢药——氟尿嘧啶（5-FU）

 歌诀

> 胸苷酸酶抑制药
> 核酸蛋白均干扰

> 主治消化乳腺癌
>
> 宫颈膀胱与卵巢
>
> 头颈肿瘤也有效
>
> 毒性骨髓消化道

📋 **注释**

1. 5–FU 在细胞内转变为 5F–dUMP（5–氟尿嘧啶脱氧核苷酸），进而抑制脱氧胸苷酸合成酶，从而影响 DNA 合成。

2. 此外 5–FU 在体内转化为 5–氟尿嘧啶核苷，以伪代谢产物形式掺入 RNA 中干扰蛋白质合成。

3. 5–FU 对消化系统癌如食管癌、胃癌、肠癌、胰腺癌、肝癌以及乳腺癌疗效好，对宫颈癌、卵巢癌、膀胱癌、头颈部肿瘤也有效。

4. 不良反应主要是对骨髓和消化道毒性较大，出现血性腹泻应立即停药。

（六）破坏 DNA 的铂类药——卡铂（CBP）

🎵 **歌诀**

> 卡铂铂类第二代
>
> 交联破坏 DNA
>
> 细胞周期非特异
>
> 活性较强可毒害
>
> 不良反应抑骨髓
>
> 主治肺卵睾鳞癌

📋 **注释**

1. 破坏 DNA 的铂类药物有一代、二代的不同，一代指顺铂（DDP），二代为卡铂（CBP）。

2. 卡铂抗癌机制是由于其与 DNA 链上的碱基交叉联结，从而破坏 DNA 的结构与功能，属于细胞周期非特异药物。

3. CBP 抗瘤谱广，活性较强而毒性较低，不良反应较少，主要为骨髓抑制。

4. CBP 主要用于治疗肺癌（小细胞未分化癌）、卵巢癌、睾丸肿瘤以及头颈部鳞癌。

# 第十二节　解毒药物

## 一、有机磷酸酯类中毒解毒药

（一）基本药品——氯解磷定、碘解磷定、戊乙奎醚（戊羟利定、长托宁）

♪ 歌诀

联用两类解毒剂
抢救"磷毒"不可离
抗胆碱药长托宁
氯解磷定效最奇
可致口干皮肤干
面热呕吐与心悸

📅 注释

1. 所谓中毒是指有毒化学物质进入人体，积累到一定的量，产生组织、器官损害的全身病。这些有毒化学物质称之为毒物，如有机磷农药、氰化物、亚硝酸盐、一氧化碳、催眠药、灭鼠药、吗啡等管制药物。其中，以有机磷酸酯类农药中毒最为常见，有机磷中毒时应该及早使用抗胆碱药与胆碱酯酶（ChE）复活（能）剂。两类特殊解毒剂常联合应用，可以取长补短，发挥协同效应。

2. 常用的抗胆碱药有阿托品、戊乙奎醚（戊羟利定、长托宁），后者明显优于前者。常作为抢救有机磷中毒的首选药物，注意要实现阿托品化，继而减少用量。常用的复活剂有碘解磷定、氯解磷定、双复磷、双解磷等，抢救有机磷酸酯类中毒以氯解磷定疗效最好。本品相当于碘解磷定的 1.53 倍，且不良反应最少，故最为常用。

3. 戊乙奎醚（戊羟利定、长托宁）不良反应少，可引起口干与皮肤干燥；氯解磷定与碘解磷定均可引起面部发热、恶心呕吐、心率加快等不良反应。

（二）氯解磷定

 歌诀

> 胆碱酯酶复活剂
>
> 用药原则贵早期
>
> 乙酰胆碱复水解
>
> 尿排有机磷残余
>
> 可致呕吐心率快
>
> 面热咽凉肌无力

注释

1. 胆碱酯酶复活（能）剂的机制是因为该药在体内能与磷酰化胆碱酯酶中的磷酰基结合，而将其中的胆碱酯酶游离出来，并恢复其水解乙酰胆碱（ACh）的活性。

此外，本药还能与体内血中残存的有机磷酸酯直接结合，形成无毒物质从尿排出。

2. 胆碱酯酶复活（能）剂的用药原则是早期、足量、联合、重复，贵在早期，48 小时以后磷酰化 ChE 老化，胆碱酯酶的活性就难以恢复了。

3. 本药半衰期短，故采用稀释后静脉注射，如注射速度快，可引起恶心、呕吐、心率增快，还可引起面部发热、咽部发凉以及面肌无力等。

## 二、氰化物中毒解毒国家基药——硫代硫酸钠（大苏打）

♪ **歌诀**

> 解氰化毒大苏打
> 药名硫代硫酸钠
> 尚解硝普钠中毒
> 治疗重金属毒发
> 还抗过敏消瘙痒
> 静注过快降血压

📅 **注释**

1. 氰化物中毒常见于过食杏仁、桃仁、木薯、白果，其解毒药有硫代硫酸钠、亚甲蓝、亚硝酸钠与亚硝酸异戊酯。其中，以硫代硫酸钠最为常用，硫代硫酸钠是化学名（$Na_2S_2O_3$），又称次亚硫酸钠，商品名大苏打。

2. 本药适应证

（1）抢救氰化物中毒：先用作用快的亚硝酸钠与亚硝酸异戊酯，然后缓慢静脉注射25%～50%的硫代硫酸钠溶液。

（2）抢救硝普钠过量中毒：单独缓慢静脉注射25%的硫代硫酸钠。

（3）治疗重金属中毒：重金属是指比重（比密）>5，原子量>55的金属，约45种，如铜、铅、锌、锡、镍、钴、锑、汞、镉和铋等。①治疗砷汞铅等金属中毒，每次1g（首选二巯基丙醇）；②治疗可溶性钡盐如硝酸钡中毒，可缓慢静脉注射25%的硫代硫酸钠30ml。

（4）本药抗过敏作用可用于皮肤瘙痒症、慢性荨麻疹、药疹等。

3. 本药应缓慢静脉注射，静注过快则会引起血压降低。

## 三、亚硝酸盐中毒解毒国家基药——亚甲蓝（美蓝）

♪♪ 歌诀

氧化还原两功能

高低浓度不相同

小剂"亚硝盐毒"治

大剂"氰毒"首先用

尚疗苯胺类中毒

不良反应有"三痛"

注释

1. 亚甲蓝（美蓝）具有氧化还原两种功能，其药理作用与剂量密切相关，高低浓度并不相同。

2. 本药在小剂量低浓度时，在体内还原型脱氢酶的作用下，形成还原型亚甲蓝，能将高铁血红蛋白还原为亚铁血红蛋白即正常血红蛋白，因此小剂量低浓度亚甲蓝可治疗亚硝酸盐中毒，如过食腌渍不透的蔬菜、酸菜、变质白菜等引起的肠源性青紫。大剂量高浓度时，氧化型亚甲蓝增多，可先行静脉注射用于抢救氰化物中毒，随后再缓慢静脉注射硫代硫酸钠。

3. 还可治疗苯胺、硝基苯等中毒引起的高铁血红蛋白血症。

4. 不良反应主要有"三痛"：头痛、心前区痛、腹痛。

## 四、阿片类中毒解毒国家基药——纳洛酮

♪♪ 歌诀

阿片受体阻断药

静注 2 分即显效

用于阿片急中毒

反转麻醉呼吸糟

休克卒中烈酒过

不良反应相当少

**注释**

1. 阿片是罂粟未成熟果汁的干燥物，阿片受体在人体内广泛存在，不仅分布在中枢神经系统中，也分布在许多组织与器官内。阿片受体主要分为 μ、δ、κ 3 种亚型。阿片受体有激动剂与阻断剂的不同，前者又有阿片受体激动药（吗啡、哌替啶）与阿片受体部分激动药（镇痛新、布托啡诺）的区别，后者阿片受体阻断药主要指纳洛酮与纳屈酮。临床上以纳洛酮更常用，它对各型阿片受体都有竞争性阻断作用，作用强度依次为 μ > κ > δ 受体。本药静脉注射 2 分钟后即显效，能维持 30 ~ 60 分钟。

2. 本药适应证：①阿片类药物急性中毒；②静脉复合麻醉或辅助用药时，术后如呼吸抑制明显，使用纳洛酮可反转呼吸抑制；③也可治疗休克、卒中等患者以及烈酒过量急性酒精中毒。

3. 纳洛酮不良反应少。少数患者可有口干、恶心呕吐、血压升高、心率增快等，停药后可自行恢复；大剂量可见烦躁不安。

## 五、灭鼠剂中毒解毒国家基药——乙酰胺（解氟灵）

 **歌诀**

商品名为解氟灵

结构相似酶竞争

延长中毒潜伏期

减轻症状止发病

肌注局部有疼痛

剂量过大血尿淋

**注释**

1. 灭鼠剂分为 7 类：抗凝血灭鼠剂（最广泛使用）、痉挛剂、取代脲类、有机磷酸酯类、氨基甲酸酯类、无机化合物类与天然植物性灭鼠剂，各类灭鼠剂的常用药参见图 1-41。其中国家基本药物精选的是乙酰胺（解氟灵），它是灭鼠药痉挛剂中的有机氟——氟乙酰胺中毒的解毒药。

2. 乙酰胺的商品名为解氟灵，因其化学结构与氟乙酰胺相似，故能竞争夺取酰胺酶，使氟乙酰胺不能产生氟乙酸，从而消除氟乙酸对人体三羧酸循环的毒性作用。

灭鼠剂
- 抗凝血灭鼠剂：敌鼠、杀鼠灵
- 痉挛剂：乙酰胺（解氟灵）、敌鼠强
- 取代脲类：安妥、抗鼠灵（灭鼠优）
- 有机磷酸酯类：毒鼠磷、除毒磷
- 氨基甲酸酯类：灭鼠安、灭鼠清
- 无机化合物类：磷化锌、碳酸钡
- 天然植物性灭鼠剂：红海葱、马钱子

图 1-41  各类灭鼠剂的常用药物示意图

3. 本药能延长氟乙酰胺中毒的潜伏期，减轻发病症状，甚至制止发病。

4. 不良反应较少，使用安全，但肌内注射局部有疼痛感，大剂量或较长期用药可引起血尿的发生。

## 六、其他中毒解毒国家基药——氟马西尼（安易醒）、青霉胺

**歌诀**

阻断受体 BZD

> 解救中毒安定类
> 尚可用于酗酒毒
> 偶致呕吐与心悸
> 络合铅汞铜中毒
> 因青霉胺含巯基

📑 **注释**

1. 氟马西尼（安易醒）主要用来解救苯二氮䓬类（BZD）药物中毒，其机制是由于阻断了 BZD 受体。苯二氮䓬类（BZD）又称安定类，具有镇静催眠抗焦虑等作用。

2. 氟马西尼尚可用于乙醇中毒的解救，偶致呕吐与心悸等不良反应。

3. 青霉胺含含巯基，故能络合铅、汞。铜等重金属而解毒，广泛用于肝豆状核变性与重金属中毒。此外，还可治疗类风湿关节炎、慢性活动性肝炎等自身免疫疾病，不良反应可出现厌食、口腔炎。

# 第十三节　生物制品

## 一、基本药品——破伤风抗毒素（TAT）、抗狂犬病血清、抗蛇毒血清、破伤风人免疫球蛋白（HTI）、国家免疫规划用疫苗

🎵 **歌诀**

> 用于疾病防治诊
> 国家基药选五品
> 抗毒素与抗血清
> HTI 宜过敏人

規划疫苗十一种
预防传染十二病

### 📖 注释

1. 所谓生物制品是指以微生物（细菌、病毒等）、细胞、动物源或人源组织与体液为原料，应用现代生物技术或传统技术制造的药品，用于人类疾病的诊断、治疗与预防。

2. 国家基本药物主要选择了 4 种治疗疾病的生物制品：破伤风抗毒素、破伤风人免疫球蛋白抗狂犬病血清与抗蛇毒血清。破伤风人免疫球蛋白 90% 以上是高效价丙种球蛋白，用于预防和治疗破伤风，尤其适用于破伤风抗毒素（TAT）过敏的患者。

3. 另外，还有 11 种疫苗纳入国家免疫规划用疫苗。

国家免疫规划所使用的疫苗是国家为每一个婴幼儿、儿童免费提供的，所有的婴幼儿、儿童都应该完成国家免疫规划。按照国家婴幼儿、儿童计划免疫程序，婴幼儿、儿童可免费接种 11 种疫苗，预防 12 种传染病。

（1）乙肝疫苗：可预防乙肝。出生后 24 小时内接种第一针，满月龄、6 月龄分别接种第 2、3 针。

（2）卡介苗：可用于预防结核病。婴儿出生时接种，以后每隔 4 年接种 1 次，直到 12 岁。

（3）脊髓灰质炎疫苗（简称脊灰糖丸）：可有效预防脊髓灰质炎（小儿麻痹症）。2、3、4 月龄以及 4 周岁共口服 4 次。

（4）百白破疫苗：此三联疫苗是将百日咳菌苗，精制白喉类毒素及精制破伤风类毒素混合制成，可同时预防百日咳、白喉和破伤风。接种 4 剂次，小儿 3 月龄、4 月龄、5 月龄和 18～24 月龄各接种 1 剂次。

（5）白破疫苗：此二联疫苗可同时预防白喉和破伤风。接种 1 剂次，儿童 6 周岁时接种。

（6）麻风疫苗：此二联疫苗可同时预防麻疹和风疹，在儿童8月龄接种1剂次。

（7）麻风腮疫苗：此三联疫苗可同时预防麻疹、风疹和流行性腮腺炎（疹腮）。接种1剂次，儿童18～24月龄时接种。

（8）乙脑减毒活疫苗：可用于预防流行性乙型脑炎。接种2剂次，小儿8月龄和2周岁各接种1剂次。

（9）A群流脑疫苗：可预防A群脑膜炎球菌所引起的流行性脑脊髓膜炎。接种2剂次：小儿6～18月龄时接种2剂次，接种间隔为3个月。

（10）A＋C群流脑疫苗：可预防A群和C群脑膜炎球菌所引起的流行性脑脊髓膜炎。接种2剂次，儿童3周岁和6周岁各接种1剂次。

（11）甲肝减毒活疫苗：可预防甲型病毒性肝炎（甲肝）。接种1剂次，小儿18月龄时接种。在部分试点地区使用甲肝灭活疫苗接种2剂次，小儿18月龄和24～30月龄时各接种1剂次。

## 二、破伤风抗毒素

♬ 歌诀

该类毒素马儿注
特异抗体抗毒素
治疗预防破伤风
不能代替疫苗护
可能出现血清病
过敏休克应防杜

注释

1. 细菌毒素根据来源、性质和作用的不同，可分为内毒素和外毒素两类。细菌在生长过程中合成并分泌到细胞外的毒素（多数），或存在于胞内在细菌溶解后释放的毒素（少数），称外毒素。其主要成分为可溶性蛋白质，一些革兰阳性菌及部分革兰阴性菌均能产生外毒素。

医学微生物学中将类毒素定义为：将细菌外毒素用 0.3% ~ 0.4% 甲醛处理脱去其毒性，保存其免疫原性，即为类毒素，如百白破三联疫苗。处理后脱毒的制品，毒性虽消失，但免疫原性不变，故仍能刺激人体而产生特异性抗体（抗毒素），起到对某疾病具有主动免疫的作用。破伤风抗毒素就是将破伤风类毒素注入马儿体内，获得的特异性抗体。

2. 破伤风抗毒素主要用来治疗和预防破伤风：①已经出现破伤风症状或可疑症状应及时使用本品；②开放性外伤特别是伤口深、污染重者，应注射本品紧急预防；③无论治疗或预防破伤风，儿童与成人用量相同。

3. 本品预防破伤风作用维持时间不长，是一种被动免疫，不能代替破伤风类毒素对人体的保护、预防作用。

4. 不良反应有：①血清病：主要表现为荨麻疹、发热、淋巴结肿大等；②突发过敏性休克，严重时神志不清或虚脱，应特别注意并及时抢救。

## 三、抗狂犬病血清

 歌诀

纯化制得球蛋白
特异抗体从马来
狂犬咬人早注射
中和病毒及时快
配合使用疫苗好
异体蛋白过敏带

📋 **注释**

1. 抗狂犬病血清是用狂犬病病毒免疫马所得的血浆，再经纯化制得的液体抗狂犬病球蛋白制剂，含特异抗体，具有中和狂犬病毒的作用。

2. 本品适用于：①被疯狗咬伤后 48 小时内注射，可减少狂犬病（恐水症）发病，越早越好。如超过 48 小时，WHO 建议首针免疫剂量加倍；②配合使用狂犬病疫苗可预防狂犬病。如被疯狗严重咬伤如头颈、手指或多处部位，应配合使用狂犬病疫苗。除用疫苗外，还需使用抗狂犬病免疫马血清或者人抗狂犬病免疫球蛋白，以后者为佳。

3. 因抗狂犬病血清属异体蛋白，故易出现变态反应，如血清病、过敏性休克，应及时给予处理。

## 四、抗蛇毒血清

🎵 **歌诀**

四种蛇毒免疫马

血清单价与多价

前者高价疗效好

后者中和也交叉

毒蛇咬伤静注缓

过敏反应需观察

📋 **注释**

1. 抗蛇毒血清主要由 4 种蛇毒或经减毒处理的蛇毒免疫马，使其产生相应特异抗体，然后采集含有特异抗体的血清精制而成。这 4 种抗蛇毒血清分别是抗蝮蛇毒血清、抗五步蛇毒血清、抗银环蛇毒血清与抗眼镜蛇毒血清。

2. 抗蛇毒血清分为两类：单价（特效）抗蛇毒血清与多价（有效）抗蛇毒血清。前者特异性强、效价高、疗效好；后者特异性弱、效价低、疗效较差。4 种抗蛇毒血清既是单价，又是多价。如抗蝮蛇毒血清主要用于蝮蛇咬伤的治疗（单价），但也能交叉中和其他蛇毒（多价）。

3. 因马血清为异体蛋白，故易出现变态反应，如胸闷、气短、呕吐、腹痛、抽搐、血压下降、荨麻疹等，应做皮肤过敏试验。皮试阴性者，可缓慢静脉注射抗蛇毒血清，同时严密观察有无变态反应，如反应异常，应立即停药并及时处理。

# 第十四节　诊断用药

## 一、基本药品——硫酸钡、泛影葡胺、碘化油、碘海醇、结核菌素纯蛋白衍生物（TB-PPD、"T-P"）

🎵 **歌诀**

> 三类诊断用药明
> 器官功能与造影
> 另有体内诊断剂
> 多为纯蛋白衍生
> 泛影二碘硫酸钡
> 基药 "T-P" 共五种

📅 **注释**

1. 诊断学是研究诊断疾病的基本理论、基本知识、基本技能和临床思维的一门临床学科。它是临床各科的基础，其内容包括症状诊断学、物理诊断学（病史与体格检查两部分）、实验诊断学、影像诊断学、器械诊断学以及诊断疾病步骤、临床思维方法、病历书写记录等。诊断是治疗的前提，诊断不明确、不准确，治疗就等于无的放矢、药石乱投，而诊断用药就是诊断学的一个分支，一个相当重要的组成部分。

诊断用药包括三大类：造影剂、器官功能检查与其他诊断剂以及体内诊断试剂。造影剂又有 X 线与 CT 造影剂、磁共振（MRI）显像造影剂的不同，前者包括胃肠造影剂、支气管造影剂、血管造影剂、淋巴造影剂等，后者主要用于心血管造影（图 1-42）。

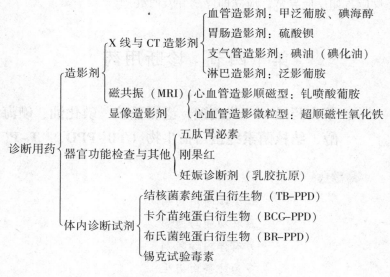

图 1-42　常用三大类诊断用药

2. 体内诊断试剂常用 4 种，其中 3 种都是纯蛋白衍生物。

3. 国家基本药物共选 5 种，即硫酸钡、泛影葡胺、碘化油、碘海醇与结核菌素纯蛋白衍生物（TB-PPD，"T-P"）。二碘指碘化油、碘海醇，前者用于支气管造影，后者用于心血管造影、冠状动脉造影。

## 二、硫酸钡

♪ 歌诀

密度较高造影剂

食管胃肠硫酸钡

适应上下消化道

双重气钡高低密

Ⅱ型较Ⅰ更常用

偶有少数肠便秘

📖 注释

1. 造影剂又名对比剂，有 X 线造影剂与特殊造影剂的不同。前者包括胃肠造影剂、支气管造影剂等；后者指超声造影剂、数字减影动脉造影与磁共振（MRI）显像造影等。硫酸钡是密度较高造影剂，用于消化道造影，借以诊断消化道疾病。

2. 高密度硫酸钡可进行 X 线双重造影。既可制成不同比例混悬液单独使用，也可与低密度气体一起使用，达到气钡双重造影的目的。

3. 硫酸钡有Ⅰ型、Ⅱ型两种类型，Ⅰ型颗粒细而均匀，Ⅱ型粗细不匀，但造影优于Ⅰ型，故Ⅱ型较Ⅰ型更常用。

4. 医用硫酸钡适用于上消化道、下消化道与全消化道造影，食管、胃、十二指肠等上消化道造影更为常用。

5. 医用硫酸钡一般无不良反应，偶有便秘、排便困难。

## 三、泛影葡胺

♪ 歌诀

有机碘剂离子型

间接引入排泄性

密度较高对比剂

用造肾盂尿路影

毒副反应需注意

呕吐眩晕休克等

📱 注释

1. X 线检查的基础是人体组织结构密度差别的自然对比与人工对比。对于缺乏自然对比的人体组织器官，需引入高密度或低密度物质进行造影检查，引入的物质即造影剂（对比剂），有高密度与低密度的不同。常用的高密度对比剂有钡剂与碘剂，碘剂分为无机碘与有机碘两类，后者又分为离子型与非离子型，而泛影葡胺属于离子型造影剂，其注射液经肾排出，可显示肾盂及尿路。

2. 泛影葡胺这类高渗性离子型对比剂可引起不良反应，如呕吐、眩晕、休克等。

## 四、结核菌素纯蛋白衍生物（TB–PPD、"T–P"）

纯化纯蛋白衍生

皮试两阶段反应

迟发三天看结果

5U 可诊结核病

监测机体免疫性

发热消退能自行

📱 注释

1. 结核菌素纯蛋白衍生物是用结核杆菌经培养、杀菌、过滤除去菌体后，纯化制成的纯蛋白衍生物。

2. 本品经皮内试验后，结核感染者或卡介苗接种者可引起特异性皮肤变态反应（迟发性超敏反应）。反应分为两阶段：第一阶段是抗原（结核杆菌）与致敏淋巴细胞结合的阶段，在局部造成 T 淋巴细胞、巨噬细胞的积聚；第二阶段以单核细胞浸润为主，引起组织红肿、硬结。典型的结核结节由上皮样细胞、朗格汉斯细胞与淋巴细胞等组成。

3. 本品用于：①活动性结核病的诊断。本品 5U 皮内注射于前臂掌侧，3 天看结果。如果注射部位红晕、硬结直径超过 20mm 且伴水疱为强阳性，说明患者正患有结核病；②卡介苗接种对象的选择。本品皮内注射 3 天后反应阴性为接种对象，包括婴儿、儿童和成人；③监测卡介苗接种后人体的免疫反应；④2U 制品用于结核病流行病学的监测。

4. 本品接种后可出现不同程度的发热，一般能自行消退。

# 第十五节　皮肤科用药

## 一、基本药品（14 种）

 歌诀

> 基药四类十四种
> 多为软乳膏剂型
> 尚有搽洗溶液剂
> 连同凝胶均外用
> 抗感染与激素类
> 角质溶解其他等

1. 皮肤科国家基本药物分四类共 14 种。四类指抗感染类、角质溶解类、肾上腺皮质激素类与其他类（图 1-43）。

皮肤科
国家基药
{
抗感染类 {
红霉素软膏、阿昔洛韦乳膏、咪康唑乳膏
磺胺嘧啶银、莫匹罗星、曲安奈德益康唑

角质溶解类：尿素软膏、鱼石脂软膏、水杨酸软膏

肾上腺皮质激素类：氢化可的松乳膏、糠酸莫米松软（乳）膏

其他类：维 A 酸乳膏、炉甘石洗剂、依沙吖啶
}

图 1-43　皮肤科国家基药示意图

2. 这些基本药品的剂型多为外用软膏、乳膏，少数为搽洗溶液剂、凝胶。

3. 抗感染类常用 6 种，角质溶解类 3 种，激素类 2 种，其他类 3 种。

## 二、抗感染类药（6 种）

（一）红霉素软膏

🎵 歌诀

软膏乳膏微发黄
皮肤疖痈脓疱疮
烧伤小面积感染
寻常痤疮与溃疡
局部外用取适量
偶见刺激等症状

注释

1. 红霉素为白色结晶或粉末，红霉素软膏因加有凡士林为基

质，故呈微黄色。

2. 红霉素软膏的适应证：①葡萄球菌、链球菌引起的脓疱疮、疖、痈、毛囊炎、蜂窝织炎等化脓性皮肤感染；②烧伤：小面积烧伤感染；③溃疡面的感染；④寻常痤疮。

3. 取本品适量，局部外用，涂于患处，1 日 2 次。偶见刺激、过敏等症状。

（二）咪康唑乳膏、曲安奈德益康唑乳膏

♪ 歌诀

<blockquote>
两药皆属咪唑类

广谱抗真菌均为

首选治疗表浅部

浅部流行多国内

总治皮肤癣菌病

手足体股癣可退
</blockquote>

注释

1. 唑类抗真菌药分为咪唑类与三唑类：前者包括酮康唑软膏、咪康唑软膏、克霉唑乳膏、益康唑软膏等；后者包括伊曲康唑、氟康唑、伏立康唑等。唑类抗真菌药是目前抗真菌药中最有发展前途的一类，酮康唑是第一个广谱口服抗真菌药。酮康唑软膏、咪康唑乳膏曲安奈德益康唑乳膏均为国家基本药物，均为广谱抗真菌药。曲安奈德益康唑乳膏为复方制剂，曲安奈德为一高效糖皮质激素，两药合用，可增强抗感染效果（图1-44）。

唑类抗真菌药 ｛ 咪唑类 ｛ 酮康唑软膏（第一个广谱抗真菌药）/ 咪康唑软膏、克霉唑乳膏、益康唑软膏 ｝ 浅部真菌感染首选 / 三唑类——伊曲康唑、氟康唑、伏立康唑——深部真菌感染首选

图1-44　唑类抗真菌药的分类示意图

2. 此两种国家基本药品首选治疗表浅部真菌感染，而国内浅部真菌感染流行较多见，深部较少见。

3. 此两种国家基本药品均可治疗皮肤癣菌病，如手足癣、体股癣、头癣、指（趾）甲癣等，其栓剂也可用于阴道白念珠菌病。

（三）阿昔洛韦乳膏（软膏、凝胶）

 歌诀

隶属嘌呤核苷类

四大病毒皆抗抑

主治单纯带疱疹

头颈胸腹均累及

疗程一周日六次

可有瘙痒灼刺激

注释

1. 阿昔洛韦（无环鸟苷）是人工合成的嘌呤核苷类衍生物，它是 20 世纪 70 年代末第一个广谱、高效的抗病毒药，被认为是抗病毒治疗的一大进展。

2. 阿昔洛韦是目前最有效的抗 I 型和抗 II 型单纯疱疹病毒（HSV）药物之一。除对单纯疱疹病毒有效外，对水痘带状疱疹病毒、巨细胞病毒与 EB 病毒等四大病毒都有抑制作用。

3. 阿昔洛韦软膏局部应用主治单纯疱疹和带状疱疹等。这两种病毒性皮肤病可累及头、颈、胸、腹部，表现为口腔、鼻腔、生殖器、面神经、三叉神经、颈部神经、肋间神经、腰骶神经分布区域皮肤水疱、血疱、大疱。

4. 阿昔洛韦软膏局部外用于单纯疱疹和带状疱疹，2 小时 1 次，每日 6 次，疗程 7 天。可有瘙痒、烧灼感、刺痛等。

## （四）磺胺嘧啶银乳膏、莫匹罗星软膏（百多邦）

♪ 歌诀

外用磺胺嘧啶银

广谱抑菌高活性

莫匹罗星抗生素

局部涂擦效特灵

化脓感染和湿疹

糜烂溃疡皮炎平

注释

1. 磺胺类药物属广谱抑菌药，对大多数革兰阳性菌和革兰阴性菌有良好抗菌活性，且价格低廉，既可内服，又能外用，既有吸收作用，又有局部作用，既用于治疗内科、儿科、妇科病，也能用于外科烧伤与眼科感染，因此临床上仍在继续应用。磺胺嘧啶银乳膏就是皮肤科外用的乳膏之一。

2. 莫匹罗星是局部外用抗生素，其抗菌作用机制在于阻止异亮氨酸渗入菌体，从而使细胞内蛋白质合成终止而起抑菌杀菌效应，对皮肤有关的金黄色葡萄球菌、表皮葡萄球菌、化脓性链球菌等均有很强的抗菌活性。

3. 本品局部涂擦，用于皮肤化脓感染十分有效，还可用于湿疹、皮炎、糜烂、溃疡等激发感染，偶见局部瘙痒与烧灼感。

## 三、角质溶解类药（尿素乳膏、水杨酸软膏、鱼石脂软膏）

♪ 歌诀

溶解角质蛋白层

国家基药有三种

尿素柳酸鱼石脂

软化才能促再生

防治手足皲裂症

皮炎湿疹癣疖痈

📖 **注释**

1. 皮肤是人体外部保护层，是人体重要的屏障。皮肤是由表皮、真皮与皮下组织三部分构成，表皮又是由角化的复层扁平上皮构成，包括基底层、棘层与角质（蛋白）层等结构。表皮的生长保持动态平衡，角质（蛋白）层也有量与质的变化，也不断新陈代谢，软化、溶解后才能促进再生。

2. 角质溶解药国家基本药品有 3 种，即尿素乳膏、水杨酸（柳酸）软膏与鱼石脂软膏。

3. 3 种国家基药均可防治手足皲裂症。

4. 此外，其他适应证：①尿素乳膏用于神经性皮炎、接触性皮炎、脂溢性皮炎、湿疹、瘙痒、银屑病和扁平苔藓；②水杨酸软膏用于银屑病、皮肤浅部真菌病、脂溢性皮炎、痤疮、鸡眼、疣和胼胝等的治疗；③鱼石脂化学名鱼石硫酸铵、磺基鱼石油酸铵、磺基鱼石脂铵，含有有机硫与无机硫等。本品为酚类防腐药，有温和的防腐和刺激作用，有抑菌、消炎、止痒、抑制分泌及消肿等作用。鱼石脂软膏可用于疖肿、银屑病、湿疹、宫颈炎、阴道炎、淋巴结炎、血栓性静脉炎、慢性溃疡、慢性皮炎、放射性皮炎，外耳道炎等。

# 四、肾上腺皮质激素类药——氢化可的松乳膏、糠酸莫米松乳膏（艾洛松）

🎵 **歌诀**

外用抗炎抗过敏

抑制免疫与增生

"艾松"长效"氢可"短

用于皮炎痒湿疹

禁忌真菌病毒染

不能长期大量用

▦ 注释

1. 此二药外用具有：①抗炎、抗过敏、止痒及减少渗出作用，能抑制结缔组织的增生，降低毛细血管壁和细胞膜的通透性，减少炎性渗出量，抑制组胺及其他毒性物质的形成和释放；②减轻和防止组织对炎症的反应，消除局部非感染性炎症引起的发热、发红及肿胀，从而减轻炎症的表现；③免疫抑制作用：防止或抑制细胞中介的免疫反应，迟发型变态反应，并减轻原发免疫反应的扩展。

2. 常用糖皮质激素有三类，即短效类、中效类与长效类。氢化可的松属短效类，糠酸莫米松属长效类。

3. 糠酸莫米松乳膏用于过敏性皮炎、特应性皮炎、神经性皮炎、脂溢性皮炎、接触性皮炎以及湿疹、瘙痒症等；氢化可的松软膏主要用于过敏性和自身免疫性炎症性疾病，如局限性瘙痒症、神经性皮炎、接触性皮炎、脂溢性皮炎、慢性湿疹等。

4. 真菌性、病毒性、感染性皮肤病，如体癣、股癣、单纯疱疹和带状疱疹以及脓疱病等，此二药禁外用。

5. 不能长期、大量外用此二药。因为长期使用可引起局部皮肤萎缩、毛细血管扩张、色素沉着、颜面红斑、毛囊炎、口周皮炎以及继发细菌、真菌感染。

附注：国家基本药物遴选了两种软膏，即氢化可的松乳膏与糠酸莫米松乳膏。

# 五、其他类药

（一）基本药品——维 A 酸乳膏、炉甘石洗剂、依沙吖啶（利凡诺）

♪ **歌诀**

其他肤品遴选三

依沙吖啶维 A 酸

外用炉甘石洗剂

消毒防腐抗感染

依沙吖啶利凡诺

抑制阳性菌革兰

**注释**

1. 皮肤科其他基药遴选了 3 种，即上述基本药品。

2. 炉甘石洗剂属消毒防腐抗感染药。

3. 依沙吖啶（利凡诺）亦为消毒防腐药。能抑制革兰阳性菌，主要是球菌，尤其是链球菌。多用于皮肤黏膜、外科创伤的洗涤和湿敷，偶有过敏者。

（二）维 A 酸乳膏

♪ **歌诀**

片剂疗癌消癌前

乳膏影响皮代谢

用于寻常痤疮疣

扁平苔藓糠疹面

辅助治疗银屑病

偶见肿胀与红斑

**注释**

1. 维 A 酸常用制剂有片剂、软膏、乳膏与凝胶。片剂内服，可治疗急性"早幼粒"白血病（血癌）、皮肤恶性肿瘤如鳞癌、基底细胞癌等；防治癌前病变如口腔黏膜白斑、外阴白斑、喉乳头状瘤；软膏等外用影响上皮细胞代谢，调节表皮细胞更新，去除已有粉刺又抑制粉刺新生。

2. 维A酸的适应证：①寻常型痤疮；②寻常疣；③扁平苔藓；④面部单纯糠疹；⑤辅助治疗银屑病（牛皮癣）。

3. 维A酸外用时偶见不良反应，如肿胀与红斑等。

（三）炉甘石洗剂（外用溶液剂）

♬ 歌诀

> 洗剂其实为复方
> 加氧化锌弱腐仿
> 或加苯扎溴铵等
> 广谱杀菌止瘙痒
> 用于皮炎急亚急
> 湿疹荨麻日晒伤

1. 炉甘石外用溶液剂（洗剂）并非单一成分，最常用的主要配方组成是炉甘石与氧化锌。炉甘石的主要成分为碳酸锌，尚含少量氧化钙、氧化镁、氧化铁、氧化锰，炉甘石具有防腐、收敛、保护皮肤创面作用。该品对葡萄球菌有抑制作用，辅以氧化锌效果更好，因为氧化锌也是一种消毒防腐药，尽管作用较弱，但与碳酸锌能协同抗感染。

2. 炉甘石洗剂也有加苯扎溴铵（新洁尔灭）、苯酚（石炭酸）、黄连素（小檗碱）等成分的，较常用的是加有苯扎溴铵，苯扎溴铵是一种季铵盐阳离子表面活性剂，具有广谱杀菌止瘙痒作用，且对皮肤无刺激性。

3. 本品的适应证包括：①急性皮炎与亚急性皮炎；②湿疹；③荨麻疹；④日晒伤等。

# 第十六节　眼科用药

## 一、基本药品（12 种）

 歌诀

基药三类十二种

抗感染五它四品

青光眼三降眼压

多为滴眼膏剂型

尚有口服注射液

基层医生皆需明

注释

1. 眼科国家基本药物遴选了三类共 12 种，即抗感染类五药、青光眼用药 3 种、其他 4 品（图 1-45）。

眼科用药
　抗感染类 { 氯霉素滴眼液、红霉素眼膏、左氧氟沙星滴眼液
　　　　　利福平滴眼液、阿昔洛韦（无环鸟苷）滴眼液
　青光眼用药：毛果芸香碱（注射液、滴眼液）、噻吗洛尔滴眼液、乙酰唑胺片
　其他：阿托品（滴眼液、眼膏）、可的松（滴眼液、眼膏）、复方托吡卡胺、康柏西普

图 1-45　眼科国家基本药物示意图

2. 眼科基本药品剂型多为滴眼液与眼膏，但也有口服片剂与注射液。

3. 国家基本药物尤宜于基层医生、社区医生与全科医生，基层医生更需明了。

## 二、抗感染类眼药（5 种）

### （一）红霉素眼膏、氯霉素滴眼液、利福平滴眼液

 歌诀

> 沙眼结膜角膜炎
>
> 主用三种膏滴液
>
> 红氯霉素利福平
>
> 注意红氯不宜联
>
> 皆可出现过敏症
>
> 偶有头痛热畏寒

注释

1. 红霉素眼膏、氯霉素滴眼液与利福平滴眼液皆可治疗沙眼、结膜炎与角膜炎。

2. 注意红霉素眼膏与氯霉素滴眼液不可合用。因为作用机制相同的同一类药物合用时，疗效并不增强而毒性反增加。红霉素等大环内酯类药与氯霉素均为速效抑菌剂（第 III 类抗菌药物），其作用机制相同，均作用于细菌核糖体 50S 亚基，从而抑制细菌蛋白质的合成。红霉素眼膏与氯霉素滴眼液合用时，相互竞争 50S 亚基靶位，可发生拮抗作用，因此不宜联合应用。

3. 三药皆可出现过敏，如均可引起眼部刺激、眼痛、瘙痒等症状。

4. 此外，红霉素偶见视力改变，氯霉素可有眼睑缘炎，利福平可有畏寒、发热、头痛、泪液呈橘红色或红棕色等。

### （二）左氧氟沙星（左克）滴眼液、阿昔洛韦（无环鸟苷）滴眼液

 歌诀

> "菌毒" 结膜角膜炎

不同药品来滴眼
前者左氧氟沙星
后者阿昔洛韦选
左克尚治泪囊睑
两药均有刺激感

▦ **注释**

1. 结膜炎与角膜炎，既可能是细菌性，也可能是病毒性。感染性结膜炎包括细菌性、病毒性与衣原体性结膜炎，细菌性结膜炎又有急性（卡他性）、慢性与超急性结膜炎的不同；病毒性结膜炎又有流行性角结膜炎与流行性出血性角结膜炎的区别。急性（卡他性）结膜炎俗称"红眼病""暴发火眼"，可散发，也可流行，局部可用红霉素眼膏、氯霉素滴眼液、利福平滴眼液与左氧氟沙星（左克）滴眼液；病毒性结膜炎也是一种红眼病，常为流行性，可用阿昔洛韦（无环鸟苷）滴眼液、更昔洛韦凝胶等。

2. 简言之，细菌性结膜炎可用左氧氟沙星（左克）滴眼液治疗，而病毒性结膜炎主要用阿昔洛韦（无环鸟苷）滴眼液治疗。

3. 左氧氟沙星滴眼液为微黄色的澄明液体。适用于对左氧氟沙星敏感的葡萄球菌属、链球菌属、肺炎球菌、细球菌属、肠球菌属、棒状杆菌属、假单胞菌属、铜绿假单胞菌、结膜炎嗜血杆菌、莫拉卡他菌、莫拉杆菌、沙雷菌属、克雷伯菌属、变形杆菌属、不动杆菌属、肠杆菌属、厌氧菌属（丙酸杆菌）所引起的感染性疾病：泪囊炎、眼睑炎、睑腺炎、睑板腺炎、结膜炎、角膜炎（故歌诀称左克尚治泪囊、睑）。

4. 两药均有刺激感：左氧氟沙星滴眼液主要不良反应为眼刺激感、眼睑瘙痒感与眼睑水肿等症状；阿昔洛韦（无环鸟苷）滴眼液不良反应有灼烧刺激感、轻度眼痛等。

## 三、青光眼用药

（一）基本药品——毛果芸香碱（匹鲁卡品）、噻吗洛尔、乙酰唑胺

♪ **歌诀**

> 降低眼压保视力
>
> 滴眼口服与静滴
>
> 滴眼常用五类药
>
> 口服碳酸酐酶抑
>
> 静滴甘油甘露醇
>
> 基药三种需牢记

**注释**

1. 青光眼是指眼内压间断或持续升高的一种常见疑难眼病。持续高眼压可以导致视神经萎缩、视野缩小、视力减退乃至失明。青光眼是导致人类失明的三大致盲眼病之一，其类型主要有三种：原发性青光眼、继发性青光眼与先天性青光眼。原发性青光眼又包括急、慢性闭角型青光眼，开角型青光眼。青光眼的治疗原则是降低眼压与保护视力，常用药物的制剂有滴眼剂、口服片与注射剂（包括静滴高渗剂），参见图1-46。

青光眼用药
- 滴眼剂
  - 缩瞳剂：毛果芸香碱（匹鲁卡品）
  - β受体阻断剂：噻吗洛尔、美替洛尔
  - 肾上腺素能受体激动剂：肾上腺素、地匹福林
  - 碳酸酐酶抑制剂：布林佐胺
  - 前列腺素制剂：拉坦前列素
- 口服片：乙酰唑胺
- 静滴高渗剂：甘油、甘露醇

图1-46　青光眼用药示意图

2. 滴眼常用五类药：缩瞳剂、β 受体阻断剂、肾上腺素能受体激动剂、碳酸酐酶抑制剂与前列腺素制剂。

3. 口服碳酸酐酶抑制剂可治疗青光眼，静滴甘油、甘露醇亦可治疗青光眼。

4. 治疗青光眼的 3 种国家基本药物是毛果芸香碱（匹鲁卡品）滴眼剂、噻吗洛尔滴眼剂以及乙酰唑胺片剂。

（二）毛果芸香碱（匹鲁卡品）滴眼液

 歌诀

> 直接激动 M 受体
> 缩小瞳孔眼压低
> 调节痉挛暂近视
> 主治青光眼开闭
> 治虹膜炎联扩瞳
> 防止粘连用交替

注释

1. 毛果芸香碱是拟胆碱药，它直接激动 M 受体，尤其对眼和腺体的作用较明显。

2. 毛果芸香碱滴眼后呈现三大作用：缩小瞳孔、降低眼压与调节痉挛。①缩小瞳孔：因为激动了瞳孔括约肌的 M 受体；②降低眼压：毛果芸香碱通过缩瞳作用使虹膜向中心拉动，虹膜根部变薄，前房角间隙扩大，从而使眼压降低；③调节痉挛：毛果芸香碱作用于睫状环肌，使其向瞳孔中心方向收缩，造成悬韧带放松，晶状体变凸，屈光度增加，此时只能看清近物。毛果芸香碱的这种作用称为调节痉挛，这种暂时近视现象成为本品的不良反应。

3. 本品的适应证：①急、慢性闭角型青光眼（充血性青光眼）；②早期开角型青光眼（单纯性青光眼）；③虹膜炎：硝酸毛果芸香碱滴眼液需与扩瞳剂如氢溴酸后马托品滴眼液联合、交替应用，以防止虹膜与晶状体粘连。

（三）噻吗洛尔（噻吗心安）滴眼液

♪ **歌诀**

> β 受体阻断最强
>
> 减少房水治"青光"
>
> 原发开角继发性
>
> 日滴两次疗效良
>
> 药"术"无效可试用
>
> 易感过敏哮喘防

📖 **注释**

1. 噻吗洛尔是已知作用最强的非选择性 β 受体阻断剂，因无内在拟交感活性且生物利用度高。

2. 噻吗洛尔滴眼液主要治疗原发性开角型青光眼与继发性青光眼，后者如睫状环阻塞性青光眼、新生血管性青光眼、青光眼睫状体炎综合征等。

3. 本品生物利用度较高，半衰期较长，每天滴眼 2 次即可，疗效良好且无缩小瞳孔、调节痉挛等不良反应，还可试用于其他药物与手术无效者。

4. 本品的副作用发生于易感患者，可出现哮喘等过敏症状，要注意预防。

（四）乙酰唑胺（醋唑磺胺）

♪ **歌诀**

> 本为弱效利尿药
>
> 减少房水眼压小
>
> 碳酸酐酶抑制剂

多型青光眼均效

过敏代酸尿结石

严重不良反应少

📋 注释

1. 乙酰唑胺（醋唑磺胺）与氨苯蝶啶（三氨蝶呤）、螺内酯（安体舒通）同属弱效（低效）利尿药。乙酰唑胺是碳酸酐酶抑制剂的代表药物，可减少房水形成，降低眼压。

2. 治疗青光眼是本品应用最广的适应证。口服乙酰唑胺片对多型青光眼均有效。

3. 本品严重不良反应少见。因为是磺胺的衍生物，可能出现变态反应，如皮疹、肾损伤、骨髓抑制等，还可能出现低钾高氯代谢性酸中毒、尿结石等。

# 四、其他眼药（4 种）

（一）基本药品——阿托品眼膏，可的松眼膏、滴眼液，复方托吡卡胺滴眼液，康柏西普注射液

🎵 歌诀

其他基药有四种

阿托品膏可的松

复方托吡卡胺液

康柏西普注射灵

扩瞳散瞳抗炎敏

黄斑变性重光明

📋 注释

1. 其他眼药有 4 种，即上述基本药品。

2. 阿托品眼膏扩瞳，用于角膜炎、虹膜睫状体炎等。

3. 可的松眼膏、滴眼液具有抗炎、抗过敏作用，用于过敏性结膜炎。

4. 复方托吡卡胺滴眼液的成分是托吡卡胺与去氧肾上腺素，其作用是散瞳、收缩血管，亦可用于角膜炎、虹膜睫状体炎等。

5. 康柏西普注射液用于老年性黄斑变性。

## （二）康柏西普注射液（朗沐）

♪ 歌诀

朗沐是其商品名
融合蛋白重组成
治疗湿性黄斑变
抑制病理血管生
反应主要有三种
多可恢复程度轻

注释

1. 康柏西普注射液（朗沐）是一种抗血管内皮生长因子的重组融合蛋白，可抑制病理性血管生成，从而用于治疗老年性湿性黄斑变性。

2. 老年性黄斑变性又称年龄相关性黄斑变性（AMD），为视网膜黄斑区结构的衰老性改变，主要由视网膜色素上皮细胞和视网膜退行性病变引起的不可逆的视力下降或丧失。该病在临床上分为干性（萎缩性）AMD 和湿性（渗出性）AMD 两种，发病率随年龄增长而增高，随着我国老龄化步伐的加快，湿性 AMD 致盲性眼病的发病人数呈逐年上升趋势，是老年人视力降低和致盲的主要眼病之一。湿性年龄相关性黄斑变性主要病理表现为脉络膜病理性新生血管生长。康柏西普注射液抑制病理性血管生成，治疗老年性黄斑变性可获良效。

3. 本品经玻璃体内注射给药，注射部位可出现出血、结膜充血和眼内压增高，这3种不良反应均由玻璃体腔内注射引起，但程度较轻，大多数无须治疗即可恢复。

# 第十七节 耳鼻喉科用药

## 一、基本药品——氧氟沙星滴耳液、麻黄碱滴鼻液、地芬尼多（眩晕停）片、羟甲唑啉（滴鼻液、喷雾剂）、丙酸氟替卡松鼻喷雾剂、糠酸莫米松喷雾剂

♪ **歌诀**

基药六种精心选

三液二雾一为片

氧氟沙星滴耳液

滴鼻羟甲麻黄碱

地芬尼多眩晕停

抗眩镇吐晕车船

▦ **注释**

1. 6种耳鼻喉科国家基药参见上述基本药品。其中，3种为滴液，2种为喷雾剂，1种为片剂。

2. 羟甲唑啉是α受体兴奋剂，具有良好的外周血管收缩作用。本品直接激动血管 $α_1$ 受体，从而减轻了鼻黏膜炎症的充血和水肿。其不良反应轻微，少数人有烧灼感、针刺感。

3. 丙酸氟替卡松与糠酸莫米松均属激素类。

4. 地芬尼多具有抗眩晕、镇吐作用，可增加椎动脉血流，改善前庭功能，用于晕车、晕船有良效。

## 二、氧氟沙星滴耳液

 **歌诀**

> 属第三代喹诺酮
> 广谱抗菌"革阳阴"
> "结杆"厌氧"支衣原"
> 滴耳滴眼均可用
> 耳浴化脓中耳炎
> 一日两次辅全身

**注释**

1. 氧氟沙星属于第三代喹诺酮抗菌药物，具有广谱抗菌作用。

2. 氧氟沙星的抗菌范围广，其敏感菌包括多种革兰阳性、阴性菌如葡萄球菌、链球菌、肺炎球菌、肠球菌、棒状杆菌、假单胞菌、铜绿假单胞菌、莫拉卡他菌、莫拉杆菌、沙雷菌属、克雷伯菌属、变形杆菌属、不动杆菌属、肠杆菌属等；氧氟沙星对结核杆菌、部分厌氧菌、肺炎支原体、沙眼衣原体等也有较强的杀灭作用。

3. 氧氟沙星滴眼液还可治疗泪囊炎、眼睑炎、睑腺炎、睑板腺炎、结膜炎、角膜炎。

4. 氧氟沙星滴耳液耳浴可治疗化脓性中耳炎。急性化脓性中耳炎多由葡萄球菌、链球菌、肺炎球菌、流感嗜血杆菌引起；慢性化脓性中耳炎多由变形杆菌、铜绿假单胞菌、大肠杆菌、金黄色葡萄球菌引起，以革兰阴性菌居多。无论急性还是慢性化脓性中耳炎，使用氧氟沙星滴耳液均有较好的疗效。

5. 本品耳浴 1 日 2 次，同时还要全身治疗。要及早服用足量抗生素与其他抗菌药物。还要积极进行病因治疗，清除鼻咽部病灶如鼻窦炎、扁桃体肥大等。

## 三、麻黄碱滴鼻液

 歌诀

αβ 受体激动剂

比副肾素弱久拟

皮肤黏膜血管缩

百一溶液常滴鼻

主治鼻塞消充血

改善肿胀鼻翼堤

注释

1. α、β 受体激动药代表药物有 3 种：肾上腺素（副肾素）、多巴胺、麻黄碱，以前二者更常用。麻黄碱比肾上腺素（副肾素）的作用弱而持久：①对于心血管，麻黄碱的升压作用比肾上腺素出现缓慢，但维持时间较长；②对于支气管平滑肌，麻黄碱的松弛作用比肾上腺素弱，起效慢，但作用较持久。

2. 皮肤、黏膜等器官的血管平滑肌 α 受体在数量上占优势，故麻黄碱滴鼻液收缩皮肤、黏膜血管作用强烈，临床上常用 1% 盐酸麻黄碱滴鼻液，一日三次。因其浓度为 1%，所以称"百一溶液"。

3. 本品主治上呼吸道感染引起的鼻塞以及急性鼻炎、鼻窦炎、慢性肥大性鼻炎，可消除鼻黏膜充血，明显改善鼻黏膜肿胀，恢复鼻阈、鼻堤、鼻翼固有状态（鼻阈分隔鼻前庭与固有鼻腔；鼻堤在鼻腔内鼻沟的上方；鼻翼是鼻尖两侧扩大的部分）。

## 四、地芬尼多（眩晕停）片

歌诀

地芬尼多归三类

扩张血管脑周围

调节前庭可止吐

各种眩晕皆应对

治疗呕吐晕车船

可有口干与嗜睡

📋 注释

1. 地芬尼多（眩晕停）归属三类药：扩张脑血管药（抗脑血管病药）、周围血管舒张药、镇吐药。

2. 本药增加椎–基底动脉血流量，改善椎–基底动脉供血不足；还可调节前庭系统，抑制呕吐中枢，能抗眩晕、镇吐。

3. 本品的适应证：①各种原因引起的眩晕症，如椎–基底动脉供血不足、梅尼埃病；②自主神经功能紊乱；③晕车、晕船等运动病；④麻醉手术后的恶心、呕吐。

4. 本品的弱抗胆碱作用反成为不良反应，如口干、嗜睡、心悸与胃部不适等。

# 第十八节 妇产科用药

## 一、子宫收缩药

（一）基本药品——缩宫素、垂体后叶注射液（素）、麦角新碱、米非司酮（息百虑）、米索前列醇、卡前列甲酯、依沙吖啶（利凡诺）注射液

 歌诀

子宫收缩基药七

后叶注射液垂体

　　　　　　　缩宫素即催产素

　　　　　　　麦角新碱息百虑

　　　　　　　依沙吖啶前列二

　　　　　　　中期引产多效奇

📋 **注释**

　　1. 子宫收缩药属于作用于女性生殖系统的主要药物，筛选的国家基本药物有 7 种，即子宫收缩药及引产药（图 1-47）。

$$
作用于女性生殖系统的药物
\begin{cases}
子宫收缩药及引产药
\begin{cases}
缩宫素、垂体后叶素、麦角新碱 \\
米非司酮、卡前列甲酯、米索前 \\
列醇、依沙吖啶
\end{cases} \\
促进子宫颈成熟的药：普拉睾酮、地诺前列酮 \\
抗早产药物：沙丁胺醇、硫酸镁、利妥君、特布他林 \\
退乳药：溴隐亭、甲麦角林
\end{cases}
$$

图 1-47　作用于女性生殖系统的药物示意图

　　2. 缩宫素即催产素，垂体后叶素的制剂是垂体后叶注射液。

　　3. 马来酸麦角新碱有两种制剂，即片剂与注射液。

　　4. 作用于女性生殖系统的药物，还有促进子宫颈成熟的药、抗早产药物与退乳药。在系统解剖学里，乳房属于女性生殖系统。因此，退乳药属于广义的作用于女性生殖系统的药物。

　　5. 上述 7 种基药中，除麦角新碱外均可用于引产。米非司酮（息百虑）常需与米索前列醇或卡前列甲酯配伍，联合用于中期引产。依沙吖啶（利凡诺）注射液可单独用于中期引产，成功率达 95% 以上，但有少数孕妇可能引起发热等不良反应。

　　（二）缩宫素（催产素）

 **歌诀**

　　　　　　　兴奋子宫平滑肌

节律收缩量小剂

用于催产和引产

催乳哺乳前滴鼻

产后止血促复原

胎死宫裂需警惕

📖 注释

1. 缩宫素（催产素）是下丘脑合成、神经垂体贮存分泌的激素，可与子宫平滑肌的相应受体结合，兴奋子宫平滑肌，引起子宫节律性收缩与强直性收缩。

2. 小剂量缩宫素引起子宫节律性收缩，用于催产；对于死胎、过期妊娠或提前终止妊娠者，可用其引产。

3. 缩宫素还用来催乳，哺乳前 3 分钟滴鼻，每次 3 滴或喷于一侧鼻孔，可促进乳汁分泌。

4. 大剂量缩宫素引起子宫强直性收缩，压迫子宫肌层血管而止血，因此可用于产后止血，但作用短暂，常需加用麦角新碱以维持疗效。缩宫素还可用来促进子宫复原，用于子宫复旧不全。

5. 过量的缩宫素引起子宫高频率甚至持续强直性收缩，可引起胎儿窒息或子宫破裂，因此要严格掌握适应证，严格掌握剂量。

（三）垂体后叶素

🎵 歌诀

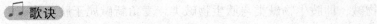

垂体后叶两素组

缩宫素与加压素

后者抗利尿激素

治疗尿崩宫复故

门脉高压肝肺血

可有心悸胸闷吐

**注释**

1. 垂体后叶（神经垂体）素包含缩宫素（催产素）与加压素（抗利尿激素）两种成分。所含缩宫素已如前述，所含加压素有升压作用与抗利尿作用。抗利尿激素在较大剂量时，可收缩血管，尤其是小动脉与毛细血管，增加外周阻力而导致血压升高，故又称加压素。

2. 垂体后叶素可治疗：①尿崩症；②产后出血与子宫复旧（原）不全；③肝硬化门脉高压食管与胃底静脉出血；④肺出血。

3. 常见不良反应可有心悸、胸闷、呕吐、血压升高等。

（四）麦角新碱

**歌诀**

麦角新碱胺碱类

高选兴奋子宫肌

作用较强而持久

催产引产皆不宜

宫血宫复不全治

可有呕吐与气急

**注释**

1. 麦角是寄生在黑麦中的一种寄生菌的干燥菌核，含两类生物碱，即胺生物碱类与肽生物碱类。麦角新碱属于胺生物碱类。

2. 麦角新碱对子宫平滑肌有高度选择性，可直接兴奋子宫平滑肌且作用较强而持久，剂量稍大即产生子宫肌强直性收缩，故不宜于催产与引产。

3. 麦角新碱临床上用于产后出血或其他原因引起的子宫出血以及月经过多等，还可治疗子宫复旧（原）不全。

4. 本品注射可有呕吐、胸闷、气急、呼吸困难等不良反应。

## 二、其他——咪康唑（栓剂与阴道软胶囊）、克霉唑（栓剂与阴道片）、甲硝唑（栓剂与阴道泡腾片剂）、溴隐亭（片剂）

🎵 **歌诀**

> 三唑皆治阴道病
> 主要用来局部用
> 栓剂胶囊与片剂
> 新型制剂为泡腾
> 真菌念珠菌滴虫
> 退乳回乳溴隐亭

📖 **注释**

1. 其他妇产科国家基药筛选了三种药品（"三唑"），皆可治疗阴道炎性病变，临床上主要用于阴道局部使用。

2. 这三种药是指咪康唑、克霉唑与甲硝唑。其剂型分别是栓剂与阴道软胶囊、栓剂与阴道片、栓剂与阴道泡腾片剂。

3. 泡腾片是近年来国外开发应用的一种新颖片剂。它与普通片剂的不同之处，就在于它还含有泡腾崩解剂。

泡腾崩解剂通常是有机酸和碳酸钠、碳酸氢钠（小苏打）的混合物；在泡腾崩解剂的作用下，即刻产生大量气泡（二氧化碳），使片剂迅速崩解和融化。

泡腾片剂有以下优点：①便于保存和携带；②泡腾片剂崩解快速、服用方便、起效迅速；③生物利用度高，能提高临床疗效。

由于崩解产生的大量泡沫增加了药物与病变部位的直接接触，更好地发挥其疗效作用，所以泡腾片还用于阴道疾病等的防治。

4. 唑类抗真菌药是目前抗真菌药中最有发展前途的一类药。咪康唑（栓剂与阴道软胶囊）、克霉唑（栓剂与阴道片）主要用来治疗念珠菌阴道炎（真菌性阴道炎或称真菌性阴道炎），如效果差或病情较顽固者，应给予全身用药，口服伊曲康唑或氟康唑等，但可有消化道等不良反应。

5. 甲硝唑（栓剂与阴道泡腾片剂）主要治疗滴虫性阴道炎，如效果差或病情较顽固，应给予全身用药，口服甲硝唑片，性伴侣也应同时治疗，可有胃肠道反应、皮疹、白细胞减少等副作用。

6. 溴隐亭主要用来退乳回乳，本品是多巴胺受体激动剂，主要激动 $D_2$ 受体，是一种催乳激素的抑制剂，用于产后乳房充血、胀痛以及分娩后、自发性、继发性闭经。其抗震颤麻痹作用优于金刚烷胺与苯海索，显效快，持续时间长，对重症患者疗效亦好。

# 第十九节　计划生育用药

## 一、避孕药基本药品（原卫计委 2014 版目录）

♬ 歌诀

口服注射外用药
连同埋植二硅胶
口服六种三类型
一辅一速四短效
注射两种外用三
皮下埋植Ⅰ、Ⅱ号

🗓 注释

1. 避孕药基本药品是指原国家卫生计生委妇幼健康服务司2014 版目录中列入的避孕药。包括口服避孕药、注射用避孕药、外用避孕药与皮下埋植避孕药，共 13 种。参见下列资料：

计划生育避孕药具政府采购目录（2014 版）

（1）口服避孕药

1）短效口服避孕药：①复方左炔诺孕酮片（左炔诺孕酮 0.15mg、炔雌醇 0.03mg）；②复方炔诺酮片（炔诺酮 0.6mg、炔雌醇 0.035mg）；③左炔诺孕酮炔雌醇（三相）片；④复方醋酸甲地孕酮片（醋酸甲地孕酮 1mg、炔雌醇 0.035mg）。

2）速效口服避孕药：醋酸甲地孕酮片（2mg）。

3）辅助口服避孕药：炔雌醇片（0.005mg）。

（2）注射用避孕药

1）复方甲地孕酮注射液（1ml 含醋酸甲地孕酮 25mg，雌二醇 3.5mg）。

2）复方庚酸炔诺酮注射液（1ml 含庚酸炔诺酮 50mg，戊酸雌二醇 5mg）。

（3）外用避孕药：①壬苯醇醚栓；②壬苯醇醚凝胶（4%）；③壬苯醇醚膜。

（4）皮下埋植避孕药：①左炔诺孕酮硅胶棒（Ⅰ）（36mg×6）；②左炔诺孕酮硅胶棒（Ⅱ）（75mg×2）。

2. 口服避孕药三类型 6 种药，即短效（4 种）、速效（1 种）与辅助口服避孕药（1 种）。

3. 注射用避孕药两种：复方甲地孕酮注射液、复方庚酸炔诺酮注射液；外用三种：壬苯醇醚栓、壬苯醇醚凝胶（4%）、壬苯醇醚膜。

4. 皮下埋植避孕药有两种，即左炔诺孕酮硅胶棒（Ⅰ号）、左炔诺孕酮硅胶棒（Ⅱ号）。

## 二、13 种避孕基药按作用机制的分类

♪ 歌诀

抑制排卵抗着床

　　　　杀精阻动膜停长

　　　　阻断排卵最主要

　　　　雌孕激素配复方

　　　　不良反应类早孕

　　　　宫血肝损生痤疮

**注释**

1. 应用避孕药是目前避孕方法中较安全、有效、使用方便的方法，多为女性避孕药。其作用机制包括抑制排卵、抗孕卵着床、增加宫颈黏液黏稠度、杀精作用、阻碍精子运动、抑制子宫内膜增长使其萎缩等，主要是抑制排卵、抗孕卵着床与杀精作用，尤以阻断排卵最主要（图1-48）。

避孕药
- 抑制排卵
  - 短效口服避孕药
    - 复方左炔诺孕酮片
    - 复方炔诺酮片
    - 复方醋酸甲地孕酮片
  - 长效口服避孕药：醋酸甲地孕酮片
  - 长效注射避孕药：复方甲地孕酮注射液、复方庚酸炔诺酮注射液
  - 皮下埋植避孕药：左炔诺孕酮硅胶棒（Ⅰ号）、左炔诺孕酮硅胶棒（Ⅱ号）
  - 多相片——左炔诺孕酮炔雌醇（三相）片（短效）
- 抗孕卵着床：醋酸甲地孕酮片（速效口服避孕药）
- 辅助口服避孕药：炔雌醇片
- 外用避孕药：壬苯醇醚栓、壬苯醇醚凝胶、壬苯醇醚膜
- 男性避孕药

图1-48　13种避孕基药按作用机制的分类示意图

2. 抑制排卵的避孕药多为雌孕激素配伍组成复方，抗着床多用大剂量孕激素，而辅助避孕药多为雌激素。

3. 抑制排卵的避孕药的不良反应较多，如类早孕反应（恶心、呕吐、择食等）、子宫不规则出血、轻度肝功能损伤、痤疮等。

附注：参见 2018 年版《国家基本药物目录》注释 8。

# 第二十节　儿科用药

## 一、基本药品——咖啡因注射液、牛肺表面活性剂、培门冬酶注射液

♫ 歌诀

基药选三增添新

培门冬酶咖啡因

牛肺表面活性剂

可治呼吸窘迫症

用于急淋白血病

防治呼吸暂停顿

▦ 注释

1. 儿科基药遴选了 3 种，即咖啡因、牛肺表面活性剂与培门冬酶。

2. 牛肺表面活性剂用于经临床和胸部放射检查诊断明确的新生儿呼吸窘迫综合征（简称 RDS，又称肺透明膜病）的治疗。本品仅能用于气管内给药。临床上给药过程中由于一过性气道阻塞可有短暂的血氧下降和心率、血压波动，发生不良反应时应暂停给药，给以相应处理，病情稳定后再继续给药。

3. 培门冬酶用于儿童急性淋巴细胞白血病患者一线治疗。本品能使门冬酰胺水解，可使癌细胞缺乏门冬酰胺，从而抑制白血

病细胞，其主要不良反应为恶心、呕吐、腹泻、腹痛。

4. 咖啡因注射液可防治新生儿呼吸暂停或阵发性呼吸困难。

## 二、咖啡因

♪ **歌诀**

> 兴奋中枢作用弱
> 兴奋延髓剂量多
> 用于小儿多动症
> 解救二衰需注射
> 防治呼吸暂停顿
> 恶心头痛失眠惹

**注释**

1. 咖啡因属中枢神经系统兴奋药，但其兴奋中枢作用较弱，小剂量提神，剂量大时可兴奋延髓的生命中枢即呼吸中枢与心血管运动中枢。

2. 小儿多动症即注意缺陷多动障碍，是儿童期常见的一类心理障碍。本病的病因和发病机制不清，目前认为是多种因素相互作用所致。其表现为与年龄和发育水平不相称的注意力不集中和注意时间短暂、活动过度和冲动，常伴有学习困难、品行障碍和适应不良。中枢兴奋药为一线治疗药物，但仅限于6岁以上患者使用。目前国内常用的药物主要是哌甲酯（利他林）及其控释片，咖啡因也可治疗小儿多动症。

3. 咖啡因注射液可抢救呼吸衰竭与心力衰竭，可防治新生儿呼吸暂停或阵发性呼吸困难。

4. 本品可致恶心、头痛、失眠等不良反应。

# 第二章　中成药

# 第一节　总　论

♪ 歌诀

方剂中成药等同

经方验方研制新

君臣佐使是原则

两类剂型明细清

内服外用善应用

合理配伍亦需明

注释

1. 中成药是中医药学的一个重要组成部分。中成药是在中医学理论指导下，以中药材为原料，按规定的处方、生产工艺和质量标准制成一定规格的剂型，直接用来防治疾病。也就是说，中成药是方剂的固定化与成型化，一个好的中成药，其实就是一张好的处方。

2. 目前中成药主要包括经方、验方及研制方。随着时代的进步，中成药在创制新方、改进剂型或质量标准、临床应用等方面不断进展，使中成药的疗效、质量、应用都得到显著提高。

3. 中成药的组方原则与方剂的组方原则一样，是君臣佐使的原则，也可以称为主辅佐使。其组方既有严格的原则性，又有极大地灵活性。一般来说，方剂中的主药是必备的，但不一定每种意义的辅药、佐药与使药都具备。

4. 中成药的常用剂型不外乎两大类，即内服中成药与外用中成药。前者的常用剂型有糖浆、酒剂、合剂、丸剂、散剂、颗粒剂、片剂、胶囊剂、软胶囊、滴丸、浓缩丸、丹剂等；后者有膏贴剂、搽剂、栓剂、滴鼻剂、滴眼剂、气雾剂、膜剂等。内服中成药主要适用于脏腑气血异常所导致的各种疾患，外用中成药主要适用于疮疡、外伤、皮肤及五官科的多种疾患。

5. 临证应用中成药时，要注意用法与用量。①服药的原则：中成药的用法用量与疗效关系非常密切。用量过大或过小，会出现病重药轻或者病轻药重的现象，要么疗效不明显，要么不良反应较多，因此，应用中成药时需要掌握正确的用法与用量，以求达到最佳的治疗效果与最小的不良反应；②服药时间：口服药一般每日 2 次，于早晚饭后半小时服用。有些需要根据病情及药物性质决定，如补益药泥膈，宜在空腹时服用；消食导滞药对胃肠有刺激，宜在饭后服用；安神药宜在睡前服用；调经药宜在经前数日服用；祛痰药宜在饭前服用，平喘药宜在哮喘发作前 1 小时服用；急性病则不拘泥于何时；③服药方法：不同剂型、不同品种的服药方法有所不同，常用有吞服、冲服、含化、炖服、调服、吸入法、注射法、鼻饲与外用法。

6. 中成药的配伍要合理，要掌握其配伍原则。

（1）中成药之间：①辨证准确、药证相符；②了解中成药的成分、用法用量与配伍禁忌；③根据病情决定用药时间的长短。

（2）中、西药之间：①病证结合，合理运用；②互相协同，增强疗效；③取长补短，降低毒性；④减少药量，缩短疗程；⑤间隔服药，并非同时。

# 第二节 各 论

## 一、内科用药

（一）解表剂

1. 辛温解表（3 种基药：九味羌活丸、感冒清热颗粒、正柴胡饮颗粒）

（1）九味羌活丸（颗粒）

♪ **歌诀**

> 九味羌活用防风
> 细辛苍芷与川芎
> 黄芩生地同甘草
> 三阳解表益姜葱
> 阴虚气弱人禁用
> 加减临时在变通

**注释**

1）九味羌活丸（颗粒）有九种成分，即羌活、防风、细辛、苍术、白芷、川芎、黄芩、生地与甘草。

2）本品源于张元素的《此事难知》中的九味羌活汤。本方体现了分经论治的原则，药备六经，通治四时感冒，为解表通剂，加上生姜与葱白，具有解散三阳经（太阳、阳明、少阳）外感风寒的作用。

3）本品解表疏风、散寒除湿，用于外感风寒夹湿的感冒、痹症与头风。现代医学认为，本品除用于感冒外，还可治疗风湿性关节炎、偏头痛、腰肌劳损等属外感风寒湿邪，且兼里热者。

4）本品为辛温解燥烈之剂，故阴虚气弱人禁用。

5）具体应用本品时，要根据病情适当加减。

6）现代药理研究证实：防风、细辛、黄芩具有较好的解热、镇痛、镇静作用，白芷、细辛、黄芩具有良好的抗菌、抗病毒功效，故可治疗上呼吸道感染、风湿性关节炎、肩周炎、荨麻疹、过敏性鼻炎、白癜风、神经性头痛、偏头痛等疾病。

（2）感冒清热颗粒（胶囊）

 歌诀

> 本品十一种成分
> 辛温为四凉三种
> 清热止咳均为二
> 解表散寒又疏风
> 用于风寒型感冒
> 头痛发热涕咳等

注释

1）感冒清热颗粒（胶囊）共有 11 种成分。其中辛温解表 4 种，即荆芥、防风、紫苏、白芷；辛凉解表 3 种，即柴胡、葛根、薄荷；清热 2 种：芦根清热泻火、苦地丁清热解毒；止咳 2 种：杏仁止咳平喘、桔梗清痰镇咳，共奏解表、散寒、疏风之功。

2）本品用于风寒型感冒，症见头痛发热、鼻流清涕、咽干咳嗽等。

附注：正柴胡饮颗粒发散风寒，解热止痛，用于外感风寒，流感初起。

2. 辛凉解表（8 种基药：银翘解毒丸、柴胡注射液、金花清感颗粒、芎菊上清丸、牛黄清感胶囊、祖卡木颗粒、复方银花解毒颗粒、金叶败毒颗粒）

（1）银翘解毒丸（颗粒、胶囊、软胶囊、片）

🎵 **歌诀**

> 银翘解毒上焦病
>
> 竹叶荆蒡豉薄荷
>
> 甘桔芦根凉解法
>
> 风温初起煎无过
>
> 咳加杏贝渴花粉
>
> 热甚山栀黄芩可

📅 **注释**

1）本品有10种成分，即金银花、连翘、竹叶、荆芥、牛蒡子、豆豉、薄荷、甘草、桔梗、芦根。其中金银花、连翘清热解毒；荆芥、豆豉、薄荷发汗解表、清泻外邪；牛蒡子、桔梗开利肺气、祛风除痰；甘草、竹叶、芦根清上焦风热，兼养胃阴。简言之，本品对风温初起，病在上焦者，有辛凉解表、清热解毒的功能。

2）本品源于吴瑭（吴鞠通）的《温病条辨》中的银翘散。本方所用药物，均系清轻之品，且用法强调勿过煎煮，体现了吴氏"治上焦如羽，非轻莫举"的用药原则。

3）如有咳嗽，乃是由于痰多气逆，故加杏仁降肺气，加川贝母止咳化痰；口渴提示津液已伤，需加天花粉清热生津；发热较重说明邪郁化热，故加山栀子清热泻火、黄芩清热解毒。

4）现代药理研究证实：本品具有较好的解热、抗菌、抗病毒、抗过敏以及增强机体免疫功效。本品对多种革兰阳性菌、阴性菌及多种病毒均有抑制作用，对甲、乙型溶血型链球菌有高强度抑制作用，对金黄色葡萄球菌和大肠埃希菌有中度抑制作用。就其主（君）药来说，金银花、连翘清热解毒，具有广谱抗菌作用，对上述四菌均有较强的抑制作用，对流感病毒亦有一定的抑制作用，故可治疗上呼吸道感染、流行性感冒、儿童手足口病、流行性脑膜炎、乙型脑炎、肺炎、腮腺炎等病初起。

（2）柴胡注射液

 歌诀

> 本品苦辛性微寒
>
> 解表退热又疏肝
>
> 主治感冒流感热
>
> 痄腮疟疾疣瘊扁
>
> 风寒感冒者忌用
>
> 阴虚肝风动亦然

注释

1）本品苦、辛，性微寒，归经肝胆，具有解表退热、发散风热、疏肝解郁的功效。

2）主治感冒、流感等上呼吸道感染引起的发热；还可治疗痄腮（流行性腮腺炎）、疟疾、扁瘊（扁平疣）。

3）注意风寒感冒者忌用，此外，阴虚阳亢、阴虚火旺、肝风内动者亦忌用。

4）现代药理研究证实：柴胡具有解热、镇痛、抗炎、镇静、镇咳等作用，其抗炎作用与其有效成分柴胡皂苷促进肾上腺皮质系统功能有关。此外，柴胡还能增强机体免疫功能与抗病毒等作用。

附注：金花清感颗粒疏风宣肺，清热解毒，用于外感时邪引起的发热，恶寒轻或不恶寒，咽红咽痛，鼻塞流涕，口渴，咳嗽或咳而有痰等，舌质红，苔薄黄，脉数，适用于各类流感所引起上述症候者；芎菊上清丸清热，散风，止痛，用于外感风热，头痛鼻塞；牛黄清感胶囊清热，散风，止痛，用于外感风热，头痛鼻塞；祖卡木颗粒清热、发汗、通窍，用于感冒咳嗽，发热无汗，咽喉肿痛，鼻塞流涕；复方银花解毒颗粒辛凉解表，清热解毒，用于普通感冒、流行性感冒属风热证，证见：发热，微恶风，鼻塞流涕、咳嗽、咽痛、头痛、全身酸痛，苔薄白或微黄，脉浮数；金叶败毒颗粒清热解毒，用于风温肺热病热在肺卫证，症见发热、咽痛或乳蛾红肿、流涕、咳嗽、咯痰、头痛、口渴等。

3. 表里双解——防风通圣丸（颗粒）

♪ **歌诀**

防风通圣大黄硝

荆芥麻黄栀芍翘

甘桔芎归膏滑石

薄荷芩术力偏饶

表里交攻阳热甚

疮疡肿毒总能消

**注释**

（1）本品源于金元四大家之一的河间人刘完素的防风通圣散，由 17 种种成分组成。

（2）本品中防风、荆芥、麻黄、薄荷发汗解表；大黄、芒硝破结通便，下泻在里实热；栀子、滑石清热利小便；桔梗、石膏、黄芩泻热清肺胃；当归、白芍、川芎活血和营；连翘清热退肿；甘草、白术和中健脾而燥湿，共奏一个双解剂表里并治、内外分消、解表通里、清热解毒。

（3）本品主治外感风寒暑湿而发生的外寒内热、表里俱实、恶寒壮热、头目昏晕、口苦咽干、咳嗽气逆、大便秘结、小便短赤等表里三焦俱实的热证。

（4）还可用于疮疡瘰疬初起、风疹湿疮肿毒。

（5）本品临床用于斑秃、扁平疣、酒糟鼻、银屑病（牛皮癣）、青春期痤疮、荨麻疹、湿疹、药疹、带状疱疹、丹毒、疖肿（疔疮）、脓疱疮、结膜炎、角膜溃疡等疾病；还用于顽固性头痛以及减肥与肥胖伴无排卵患者。

（6）现代药理研究证实：本品具有抗菌、抗病毒、抗炎、解热、泻下等作用。连翘、黄芩、大黄对金黄色葡萄球菌、肺炎球菌、脑膜炎球菌、痢疾杆菌等有较强的抗菌作用，对流感病毒亦有抑制作用；连翘、黄芩、荆芥、石膏抗伤寒杆菌而有解热作用，石膏、薄荷、甘草亦有解热作用；大黄、芒硝有肯定的通便作用。

4. 扶正解表——玉屏风颗粒（口服液、胶囊）

♬ 歌诀

> 补气固表似屏风
> 芪防白术三足鼎
> 体虚多汗易感冒
> 尚治肾炎鼻过敏
> 热汗盗汗均不宜
> 免疫功能可增进

📑 注释

（1）本品源于《医方类聚》这一巨著中元代名医朱震亨的《丹溪心法》方玉屏风散。《医方类聚》是中朝医方之集大成，被誉为"医籍之冠、方术之大观"。原刊365卷。朝鲜金礼蒙等撰于1443年。初刊于1465年。

（2）本品由黄芪、防风、白术三味药组成，共奏补气实卫、固表止汗之功效。方中黄芪为主药，内可大补脾肺之气，外可固表止汗；辅以白术健脾益气，加强补气固表之力；佐以防风散风御邪。三者相辅相成，固表而不留邪，祛风而不伤正。

（3）本品主治表虚自汗、体虚多汗易感冒者，即上呼吸道感染属表虚不固而外感风邪者；尚可治疗肾小球肾炎易伤风感冒者以及过敏性鼻炎等，这主要是因为黄芪免疫功能可增强、促进机体免疫功能，故正气存内邪不可干。

（4）注意如为热病汗出或阴虚盗汗，均不宜使用本品。

（5）现代药理研究证实：本品提高机体的细胞免疫与体液免疫的功能，可增加免疫球蛋白（IgA、IgG、IgM）与补体（CH50、C3）。此外，还可抑制变态反应。这是因为：①黄芪主含苷类、多糖、黄酮、氨基酸、微量元素等，能促进机体代谢，增强机体的免疫功能，能抗衰老、抗缺氧、抗心律失常，保护心血管系统，还有较广泛的抗菌、抗病毒功能；②白术主含苍术酮、苍术醇、杜松脑，双向调节肠道活动，促进细胞免疫功能，还能保肝利胆、抗血凝、降血糖、抗菌、抗肿瘤；③防风主含挥发油、甘露醇、苦味苷，有解热镇痛、抗炎抗菌、抗过敏等作用。近来又发现，本品还可用于治疗面神经麻痹、梅尼埃病、习惯性便秘、慢性结肠炎、口腔溃疡、慢性荨麻疹与免疫性不孕等。

附注：中医最大的特点就是整体观念与辨证论治，辨证论治是中医认识疾病和治疗疾病的基本原则；比如感冒的辨证论治（图2-1）。

感冒
- 风寒束表——荆防败毒散、九味羌活丸（颗粒）
- 风热犯表——银翘解毒丸（银翘散）
- 暑湿伤表——新加香薷饮
- 表寒里热——防风通圣丸（颗粒）
- 气虚感冒——参苏饮、玉屏风颗粒（口服液、胶囊）
- 阴虚感冒——加减葳蕤汤

图2-1　感冒的辨证论治

此表中，遴选的国家基本药物有4种，即九味羌活丸、银翘解毒丸、防风通圣丸与玉屏风颗粒。

（二）祛暑剂——藿香正气丸、保济丸、十滴水

1. 藿香正气丸（口服液、软胶囊）

 歌诀

十一成分腹皮苏

甘桔陈苓藿朴术

夏曲远志加姜枣

风寒湿滞外内阻

胃结肠炎荨麻疹

水土不服均能除

## 注释

（1）本品源于宋朝陈师文等著《太平惠民和剂局方》中的藿香正气散，由 11 种成分组成，即藿香、大腹皮、紫苏、甘草、桔梗、陈皮、茯苓、厚朴、白术、半夏曲、远志。具有解表化湿、理气和中的功能。

（2）本品主治外感风寒、内伤湿滞证，为夏季常见病证。外感风寒，卫阳郁遏，故出现恶寒发热等表征；内伤湿滞，湿浊中阻，故出现脾胃不和、胸膈满闷，所以称"外内阻"。

（3）本品临床用于四时感冒尤其是夏伤暑湿的胃肠型感冒；还可治疗急性胃肠炎、结肠炎、儿童轮状病毒肠炎、功能性消化不良以及荨麻疹；水土不服或感受山岚瘴气，应用本品亦可化浊辟秽、和中悦脾。

（4）现代药理研究证实：本品具有镇痛、解痉、抑菌等作用。此外，还可增强机体的细胞免疫功能。其镇痛、解痉作用类似阿托品；其对多种细菌均有抑制作用，尤其对藤黄八叠球菌、金黄色葡萄球菌作用较强。

2. 保济丸（浓缩丸、口服液）

## 歌诀

生津花粉解表四

葛根薄荷菊白芷

祛湿藿苍厚薏茯

平肝钩藤蒺藜刺

和中曲芽木橘红

胃肠感冒晕车治

**注释**

（1）本品源于《广东省药品标准》，由 16 种药物组成，其中，清热生津药 1 种：天花粉；解表药 4 种：葛根、薄荷、菊花、白芷；祛湿药 5 种：藿香、苍术、厚朴、薏苡仁、茯苓；平肝药 2 种：钩藤、刺蒺藜；健脾和中药 4 种：神曲、谷芽、木香、化橘红。

（2）本品具有解表、祛湿、和中功能。

（3）本品主治胃肠型感冒，证见恶寒发热、周身酸楚、恶心呕吐、食少纳呆、腹痛腹泻等。

（4）现代药理研究证实：苍术、厚朴、谷芽、木香均能促进肠蠕动；菊花、白芷、藿香均能抗菌；藿香促进胃液分泌而助消化；钩藤解痉、镇静，故还可治疗急性胃肠炎、消化不良、幽门痉挛、晕车晕船等疾病。

3. 十滴水（酊剂、胶囊）

**歌诀**

温化祛暑十滴水

健胃驱风共七味

樟脑黄椒薄荷油

茴香干姜与桂皮

外搽痱子冻疮疗

主治中暑旅游备

**注释**

（1）本品源于无名氏《集成良方三百种》，共由 7 种药物组成，具有温化祛暑、健胃驱风等功效。之所以叫做十滴水，乃是因为每次服用十滴。

（2）十滴水中的干姜与桂皮可温里；大黄、辣椒、薄荷可健胃；樟脑、小茴香可祛风，共奏清凉、健胃、驱风之功，主治中暑引起的头晕、恶心、腹痛、腹泻及胃肠不适，是夏季旅游解暑应备的良药。

（3）近来发现，外搽十滴水可以治疗痱子与冻疮。痱子外搽十滴水，治愈率高达97%；冻疮外搽十滴水，一日两次，每次20分钟，也有良效。

（4）现代药理研究证实：樟脑为一种双环萜酮，口服具有驱风、轻微祛痰以及中枢神经系统兴奋作用，涂搽皮肤有温和的刺激；小茴香主要成分为反式茴香脑、柠檬烯、爱草脑等，具有祛风、消胀作用，有助于缓解痉挛，减轻疼痛；大黄主含蒽醌苷、大黄酸、芦荟大黄素等成分，对多数细菌与真菌均有抑制作用；薄荷油亦有解痉作用；干姜的主要成分是姜烯、姜辣素、姜酮，具有镇静、镇痛、抗炎、止呕等作用；桂皮为肉桂的干燥树皮，其主要成分是桂皮醛、肉桂醇、肉桂酸，具有镇静、镇痛、解热、助消化等作用。

（三）泻下剂——麻仁润肠丸（软胶囊）

 **歌诀**

> 润肠通便六成分
> 大黄攻下宜用生
> 麻仁杏仁皆润下
> 理气陈皮木香用
> 白芍养血可止痛
> 合治肠燥便秘通

**注释**

1. 本品源于《北京市药品标准》，由6种药物组成，即大黄、火麻仁、杏仁、陈皮、木香、白芍，具有润肠通便、泻下消胀作用。

2. 麻仁润肠丸中大黄（生用泻下力强）攻下、火麻仁、杏仁皆润下；陈皮、木香均为理气药，消胀健脾；白芍养血止痛，合治肠胃燥热、大便秘结。

3. 本品主要用于治疗习惯性便秘、老年人便秘、产妇便秘、痔疮便秘等。

4. 现代药理研究证实：火麻仁、杏仁富含脂肪，可润肠并促进肠蠕动；大黄为蒽醌类化合物，具有明显泻下作用，并抑制痢疾杆菌与大肠埃希菌；陈皮、木香可改善食欲、消除腹胀、解除胃肠平滑肌痉挛，故临床上用于多种便秘的防治。

（四）清热剂

1. 清热泻火——牛黄解毒丸、牛黄上清丸、黄连上清丸、一清颗粒。

（1）牛黄解毒丸（胶囊、软胶囊、片）

♪ 歌诀

牛黄解毒丸八味
四黄冰石甘桔配
口舌目牙咽喉痛
上焦火热清泻剂
主治五官咽喉炎
阴虚脾虚慎而忌

注释

1）本品源于明代王肯堂《证治准绳》，由8种药物组成：牛黄、大黄、雄黄、黄芩、冰片、石膏、甘草、桔梗。

2）本品清泻上焦火热，用于上焦热毒炽盛引起的口舌生疮、目赤肿痛、牙龈肿、咽喉痛等。

3）临床上，本品主治五官科多种疾病如舌炎、牙龈炎、结膜炎、面颌炎、咽喉炎等。

4）脾胃虚弱者慎用本品，而阴虚热盛者忌服。

5）现代药理研究证实：本品8种药物的主要成分包括牛黄酸、胆酸、胆红素、大黄酸、大黄酚、大黄素、芦荟大黄素、二硫化二砷、黄芩素、黄芩苷、右旋龙脑、硫酸钙、甘草甜素、甘草苷、桔梗皂苷等，其作用广泛，具有抗炎、抑菌、解热、镇痛等作用。不仅用于治疗耳鼻咽喉科、眼科、口腔科疾病，而且能治疗毛囊炎、急性胰腺炎、原发性血小板增多症。

（2）牛黄上清丸（胶囊、片）

🎵 **歌诀**

> 本品成分十九味
> 解毒丸减雄黄配
> 辅以四物汤栀翘
> 荷菊白芷荆芥穗
> 黄连黄柏去湿热
> 风火诸痛肝肠累

📅 **注释**

1）本品源于明代著名医家李梴所编撰《医学入门》，又在原方基础上进行了加减化裁，共由19味中药组成。

2）本品19味成分可以这样掌握：牛黄解毒丸（8味）去掉雄黄，加上四物汤（4味）、栀子、连翘、薄荷、菊花、白芷、荆芥穗、黄连、黄柏。其中，薄荷、菊花辛凉解表；白芷、荆芥穗辛温解表；栀子、连翘清热泻火解毒；黄连、黄柏清热燥湿去湿热。

3）本品由牛黄解毒丸加减而成，故适应证基本同解毒丸，即上焦火热诸证：口舌生疮、目赤肿痛、牙龈肿、咽喉痛等。

4）临床上，本品主治五官科多种疾病如舌炎、牙龈炎、结膜炎、面颌炎、咽喉炎、扁桃体炎、上呼吸道感染（感冒）以及细菌性痢疾、高血压等。因白芷、荆芥用于外感风寒，辅以薄荷、菊花则可用于外感风热；黄连、黄柏用于肠道湿热痢疾；牛黄、菊花、黄连清肝火、降血压，故称可治"风火诸痛肝肠累"。

5）现代药理研究证实：本品有效成分含牛黄酸、胆酸、去氧胆酸、胆红素、大黄酸、大黄酚、大黄素、芦荟大黄素、小檗碱、黄连碱、黄芩素、黄芩苷、黄柏酮、木兰花碱、硫酸钙、左旋龙脑、甘草甜素、甘草苷、桔梗皂苷、薄荷醇、薄荷酮等，其作用广泛，具有抗炎、抗菌、解热、镇痛、镇静、降压等作用。

（3）黄连上清丸（颗粒、胶囊、片）

♪ 歌诀

> 牛黄上清丸堪比
> 去五加三小差异
> 风热上攻肺胃火
> 上焦热盛津液虽
> 大便秘结溲短赤
> 阴虚脾胃虚禁忌

注释

1）本品源于明代医家龚廷贤《万病回春》洗肝明目散，共由17味中药组成。

2）本品与牛黄上清丸比较是大同小异，去掉五种加三种：去牛黄、冰片、当归、赤芍、地黄而加防风、蔓荆子、旋覆花。防风用于外感表证，无论风寒感冒还是风热感冒；蔓荆子疏散风热，清利头目；旋覆花归肺胃经，有助于清肺胃火。

3）黄连上清丸能清热散风，适宜于风热侵犯上焦所致头晕耳鸣、暴发火眼、口舌糜烂、齿龈生疮等上焦热盛诸症且损伤了津液，故出现大便秘结、小便短赤（牛黄上清丸用于上焦热炽火，

津液未伤所见诸证)

4）阴虚、脾胃虚寒者禁用黄连上清丸。

5）现代药理研究证实：本品有效成分与牛黄解毒丸、牛黄上清丸多有交叉，故临床上适应证三成药类似，具体使用时要因人而异，因病制宜。熟悉三成药具体成分更有利于辨证论治，辨病施治。

附注1：3种国家基本清热泻火药物的比较（表2-1）。

表2-1　3种清热泻火剂的比较

| | 牛黄解毒丸 | 牛黄上清丸 | 黄连上清丸 |
|---|---|---|---|
| 药味 | 8种 | 19种 | 17种 |
| 出处 | 明代名医王肯堂编撰的《证治准绳》原方 | 明代名医李梴编撰的《医学入门》化裁 | 明代名医龚廷贤编撰《万病回春》的化裁 |
| 功效 | 清泻上焦火热，用于上焦热毒炽盛，专于解毒 | 清泻上焦火热，心火上炎，头面之火，清热力强 | 清热散风，清肺胃火 |
| 应用 | 主治五官科多种疾病，不宜过量、过久，因雄黄含砷。另外，药性较凉，故体质虚寒忌服 | 主治五官疾病，宜于实火上攻，风热重症，但津液未伤者。老年体弱、大便溏薄者忌服 | 主治五官疾病，宜于上焦热盛诸症且损伤了津液者。脾胃虚寒者、阴虚者忌服 |

附注2：一清颗粒清热泻火解毒。用于火毒血热所致的身热烦躁、目赤口疮、咽喉牙龈肿痛、大便秘结；咽炎、扁桃体炎、牙龈炎见上述证候者。

2. 清热解毒——板蓝根颗粒、疏风解毒胶囊、清热解毒颗粒、复方黄黛片、唐草片、清热八味胶囊

（1）板蓝根颗粒（胶囊、口服液）

🎵 **歌诀**

蓝根苦寒清热良

解毒利咽凉血方

外感风热温病初

利咽散结更见长

主治痄腮丹毒痈

单用复方外涂疮

📑 **注释**

1）板蓝根是十字花科植物马蓝的干燥根（其干燥叶为大青叶），药性苦寒，归心、胃经，功效清热、解毒、凉血、利咽，其利咽、散结功效尤为见长。

2）本品临床用于①外感风热；②温病初起，咽喉肿痛；③痄腮（如普济消毒饮）；④丹毒；⑤痈疽疮疡。

3）病情较轻，单用即可；较重者则需配伍其他中药；解诸毒恶疮，捣碎外涂，可散毒去火。

4）现代药理研究证实：本品有效成分为靛玉红、靛蓝、青黛酮、棕榈酸等，本品对多种革兰阳性菌、阴性菌以及流感病毒、腮腺炎病毒均有抑制作用，且可增强人体免疫功能。故可治疗上呼吸道感染、流行性感冒、急性咽喉炎、急性扁桃体炎、急性腮腺炎、流行性乙型脑炎、乙型肝炎、水痘、痈疽等。

（2）疏风解毒胶囊

🎵 **歌诀**

疏风解毒八成分

虎杖连翘板蓝根

柴胡芦根与三草

清热利咽止咳灵

病毒细菌双抑制

首选上感风热证

### 注释

1）本品由 8 种成分组成，即虎杖、连翘、板蓝根、柴胡、芦根、败酱草、马鞭草与甘草（三草）。

2）本品疏风清热，解毒利咽。常首选于急性上呼吸道感染风热证，症见发热，恶风，咽痛，头痛，鼻塞，流浊涕，咳嗽等。

3）本品既抗病毒又抗细菌。现代药理研究证实：板蓝根、连翘、柴胡均能抗病毒；虎杖、败酱草抑菌又抗病毒；芦根抑制溶血性链球菌；马鞭草对白喉杆菌等细菌有较强的抑制作用。

附注：清热解毒颗粒泻火解毒，养阴生津，用于风热型感冒、流行性腮腺炎及轻、中型乙型脑炎；复方黄黛片具有清热解毒，益气生血的功效。用于初治的急性早幼粒细胞白血病；唐草片清热解毒、活血益气。用于艾滋病病毒感染者以及艾滋病患者，有提高 CD4 淋巴细胞计数作用，可改善乏力、脱发、食欲减退和腹泻等症状，改善活动功能状况；清热八味胶囊清热解毒，用于肺热咳嗽，痰中带血，肝火胁痛。

3. 清脏腑热——双黄连颗粒、银黄片、连花清瘟胶囊、茵栀黄口服液、复方黄连素片（福瑞）、香连丸、金芪降糖片

（1）双黄连颗粒（口服液、片、胶囊、栓剂、合剂）

### 歌诀

本品三种药组成

双花连翘与黄芩

邪在肺卫热闭肺

心肠脾胃热亦清

用于上感支肺炎

带状疱疹压疮等

📆 **注释**

1）双黄连颗粒系研制方，本品由三种药组成，即双花（金银花）、黄芩与连翘。

2）本品清脏腑热主要指肺热，用于风温邪在肺卫或风热闭肺，表现在发热、咳嗽、黄痰、气促等，也包括大肠、心、小肠、脾、胃之热。

3）临床上主要治疗：①上呼吸道感染；②急性扁桃体炎；③急性支气管炎；④肺炎；⑤带状疱疹；⑥压疮（外涂）。

4）现代药理研究证实：本品具有抗菌、抗病毒作用。本品对革兰阳性球菌、革兰阴性杆菌以及流感病毒、腺病毒、呼吸道合胞病毒、柯萨基病毒等均有不同程度的抑制作用。

（2）银黄片（含化片、口服液、颗粒、胶囊）

🎵 **歌诀**

> 本品两药提取物
> 银花黄芩风热疏
> 肺胃热盛咽喉痛
> 上感流感肺炎除
> 痢疾小儿腹泻用
> 多种眼病效亦殊

📆 **注释**

1）本品系研制方，系金银花与黄芩的提取物。

2）本品清热疏风、利咽解毒。清脏腑热主要指肺热、胃热，用于肺胃热盛引起的咽喉肿痛、口渴、咳嗽等。

3）临床上主要治疗：①上呼吸道感染；②急性扁桃体炎；③急性咽炎；④急性支气管炎；⑤流行性感冒；⑥肺炎；⑦痢疾；

⑧小儿腹泻；⑨多种眼病，如病毒性角膜炎、巩膜炎、视盘炎、球后视神经炎。

4）现代药理研究证实：本品具有较好的解热、抗菌、抗病毒、抗炎、抗肿瘤等作用。①金银花的主要成分是绿原酸、异绿原酸，具有广谱抗菌作用。本药对金黄色葡萄球菌、痢疾杆菌有较强的抑制作用，对流感病毒、致病真菌以及钩端螺旋体也有抑制作用。②黄芩的主要成分是黄芩素、黄芩苷，也具有广谱抗菌作用。本药对金黄色葡萄球菌、肺炎球菌、痢疾杆菌、大肠埃希菌、铜绿假单胞菌多种致病菌均有较强的抑制作用。两药合用，具有良好的协同作用。

（3）连花清瘟胶囊（颗粒）

♫ 歌诀

清瘟解毒袭肺证
解表麻黄薄荷用
清热银翘蓝根大
石膏鱼腥草贯众
止咳杏甘红景天
藿香化湿十三品

📖 注释

1）本品系银翘散合麻杏石甘汤加减，由13种中药组成。其中，麻黄、薄荷解表；金银花、连翘、板蓝根、大黄、石膏、鱼腥草、贯众清热解毒；杏仁、甘草、红景天止咳；藿香芳香化湿。

2）本品清瘟解毒、宣肺泻热，用于毒袭肺证。

3）临床上主要治疗：①上呼吸道感染；②流行性感冒；③急性支气管炎；④肺炎。

4）现代药理研究证实：本品对流感病毒，副流感病毒1型（HVJ-1），呼吸道合胞病毒（RSV），腺病毒3型和7型（ADV3

和 ADV7），单纯疱疹病毒 1 型（HSV-1）和 2 型，重症急性呼吸综合征病毒，金黄色葡萄球菌，甲、乙型溶血性链球菌，肺炎球菌，流感杆菌均有一定的抑制作用。

（4）茵栀黄口服液（颗粒、注射液）

 **歌诀**

> 本品组成共四种
> 黄金栀子与茵陈
> 利湿退黄肝胆热
> 急慢肝炎黄疸清
> 胆道感染肾盂炎
> 用药 1 周可过敏

**注释**

1）本品系东汉名医张仲景《伤寒论》中的茵陈蒿汤加减而成，由 4 种中药组成：茵陈、栀子、黄芩、金银花。其中，金银花清热解毒；栀子清热泻火；黄芩清热燥湿；茵陈利湿退黄。

2）本品具有清热解毒，利湿退黄之功效，主要用于湿热内蕴、肝胆湿热引起的黄疸。

3）临床上主要治疗：①急、慢性黄疸性肝炎；②胆管系统感染（胆囊炎、胆石症）；③慢性肾盂肾炎。

4）现代药理研究证实：本品除抗菌、抗病毒、解热、消炎作用外，尚有保肝、利胆、降酶、调节胆红素代谢等作用。①茵陈主含茵陈二炔烃基、茵陈炔酮，具有显著的保肝、利胆功效；②栀子主含异栀子苷、栀子酮苷，有明显的利胆与降转氨酶功效；③黄芩主含黄芩苷元、黄芩新素，亦有保肝、利胆功效。

附注：复方黄连素片（福瑞）抗菌作用较为广泛，其中对痢疾杆菌作用最强。故本品清热化湿，行气止痛。用于大肠湿热所致的痢疾，症见大便脓血、里急后重、发热腹痛，适用于肠炎、细菌性痢疾见上述证候者；香连丸源于宋代《太平惠民和剂局方》，是治疗湿热痢疾、腹痛泄泻的常用方剂。临床观察表明其治疗细菌性痢疾显效快、疗程短、不良反应小；金芪降糖片清热益气，有改善糖代谢作用，可降血糖、改善糖耐量。本品临床上用于消渴病气虚内热证，症见口渴喜饮，易饥多食，气短乏力，相当于轻、中度非胰岛素依赖型糖尿病见上述证候者。

（五）温里剂

1. 温中散寒（4 种基药：附子理中丸、香砂养胃丸、香砂平胃丸、理中丸）

（1）附子理中丸（片）

 歌诀

寒客中焦理中汤
甘草人参术干姜
吐泻腹痛阴寒盛
再加附子总扶阳
脾胃阳虚更适宜
温中健脾寒邪伤

注释

1）本品源于东汉名医张仲景首创的理中汤加附子而成（参见《伤寒论》与《太平惠民和剂局方》），由 5 种中药组成，即甘草、人参、白术、干姜与附子。其中，人参补气益脾为主药，白术健脾燥湿为辅药，甘草和中补土为佐药，干姜温胃散寒为使药，附子温里扶阳亦为主药之一。

2）理中即调理中焦、温中健脾之意。本品具有温阳祛寒、补气益脾之功效，主要用于寒客中焦，脾胃虚寒，脘腹疼痛，下利便稀，恶心呕吐，霍乱转筋或脾肾阳虚，畏寒肢冷，脾胃阳虚更为适宜。

3）临床上主要治疗：①急性胃肠炎；②慢性腹泻；③婴幼儿腹泻；④中毒性消化不良；⑤消化性溃疡；⑥胃下垂。

4）现代药理研究证实：本品具有镇痛、解痉、强心、抗休克、抗溃疡、抗寒冷以及增强免疫功能等作用：①甘草含三萜类甘草甜素与黄酮类等成分，能解痉并促进溃疡愈合；②人参含多种人参皂苷、氨基酸及有机酸等成分，具有兴奋中枢、强心、抗休克、抗疲劳、促进造血以及增强免疫功能等作用；③白术主含苍术酮、苍术醇、苍术醚，具有保肝、利胆、利尿、镇静等作用并能增加血红蛋白；④干姜促进消化道分泌，促进血液循环；⑤附子为β受体激动剂，具有强心、镇痛、抗寒冷等作用。

（2）香砂养胃丸（颗粒、片）

♩ 歌诀

> 四君子汤补中气
> 参术茯苓甘草意
> 益以夏陈名六君
> 去参再加药七味
> 三香二仁枳朴用
> 主治胃阳不足痞

▦ 注释

1）本品源于宋朝《太平惠民和剂局方》里的四君子汤、明朝《医学正传》里的六君子汤加减而成。四君子汤（人参、白术、茯苓、甘草）益气健脾，用于脾胃气虚证；六君子汤是四君子汤加以半夏、陈皮，主治脾胃气虚兼痰湿证；香砂养胃丸是六君子汤去人参再加7味药而成，共12种中药。

2）所加7味药可概括为"三香二仁枳朴用"，即木香、香附、藿香、砂仁、豆蔻仁、枳实、厚朴。其中，木香、香附、枳实理气；藿香、砂仁、豆蔻仁、厚朴化湿。

3）本品主治胃阳不足、湿阻气滞所致的痞满脘闷，嘈杂不适，食欲不振，胃痛隐隐。临床上主要治疗：①功能性消化不良；②慢性浅表性胃炎；③胃及十二指肠溃疡；④胃肠神经症；⑤胃大部切除术后综合征。

4）现代药理研究证实：本品具有调节消化功能、抗溃疡、抑菌等作用。①藿香主含广藿香醇、桂皮醛，可促进胃液分泌，增强消化功能，解痉、止泻；②木香、香附、藿香、陈皮、甘草具有胃肠平滑肌解痉作用，而砂仁、豆蔻仁、厚朴具有胃肠平滑肌兴奋作用；③甘草、陈皮、茯苓、厚朴具有抗溃疡作用；④半夏主要成分为丁基乙烯基醚、茴香脑、苯甲醛以及左旋麻黄碱等，可抑制呕吐中枢而止吐；⑤厚朴还具有广谱抗菌作用；藿香还对痢疾杆菌、大肠埃希菌、金黄色葡萄球菌有抑制作用；木香对伤寒杆菌、痢疾杆菌、大肠埃希菌均有一定的抑制作用。

附注：香砂平胃丸健脾燥湿，用于胃脘胀痛。香砂平胃丸与香砂养胃丸的成分不同，但作用类似。香砂平胃丸偏重于祛湿，香砂养胃丸偏重于温补；理中丸具有温中散寒，补气健脾的功效，附子理中丸是在该药物的基础上，增加了性热的附子，大大增强了散寒的功效。但长期服用还是理中丸更为安全，因为附子含乌头碱，久服有小毒，不可长期服用。

2. 益气复脉

（1）基本药品——参麦注射液、生脉饮、稳心颗粒

♫ 歌诀

气阴两虚选三品

参麦生脉与稳心

益气养阴生津脉

心悸气短冠心病

抢救休克需注射

过敏体质谨慎用

💠 **注释**

1）益气复脉遴选了 3 种基药，即参麦注射液、生脉饮与稳心颗粒。

2）3 种基药均能益气养阴、生津复脉，用于心悸、气短与冠心病等的治疗：①参麦注射液含红参与麦冬，用于治疗气阴两虚型之休克、冠心病、病毒性心肌炎、慢性肺源性心脏病、粒细胞减少症，能提高肿瘤病人的免疫功能；②生脉饮由人参、麦冬、五味子组成，口服用于慢性支气管炎、神经衰弱引起的心烦、失眠以及心律失常等属气阴两虚者。其注射液用于治疗急性心肌梗死、心源性休克、中毒性休克与失血性休克等；③稳心颗粒成分为党参、黄精、三七、琥珀、甘松，可益气养阴，定悸复脉，活血化瘀。主治气阴两虚兼心脉瘀阻所致的心悸不宁，气短乏力，头晕心烦，胸闷胸痛。适用于各种原因引起的期前收缩、心房颤动、窦性心动过速等心律失常，但缓慢性心律失常禁用。

3）抢救休克需要注射剂型，参麦注射液或生脉注射液，如为过敏体质，需谨慎使用。

（2）生脉饮（颗粒、胶囊、注射液）

🎵 **歌诀**

人参五味麦门冬

三药合用补敛润

益气敛阴生津液

保肺清心治暑淫

病危脉绝人复生

气阴未伤不宜用

💠 **注释**

1）本品源于《医学启源》（据传系金·张元素为教其门人而

作。书分三卷）中生脉散，一说源于孙思邈《千金方》，共三味药组成，即人参、麦门冬、五味子。其中，人参甘温为主药，麦门冬甘寒为辅药，五味子酸温为佐药，三药合用，益元补肺、敛肺止汗、润肺生津，一补一敛一润，保肺清心治暑淫。

2）本品益气复脉、养阴生津。主治温热暑热，耗气伤阴证以及久咳伤肺，气阴两虚证，证见心悸气短、口干舌燥、体倦乏力、干咳少痰、自汗盗汗、舌红脉虚等。临床上治疗慢性咽炎、慢性支气管炎、慢性肺源性心脏病、肺结核、冠心病、低血压症、心律失常、中暑等属气阴两虚者；其注射液可用于抢救急性心肌梗死、心源性休克、失血性休克，中毒性休克。

3）气阴未伤者不宜用本品，包括：①外邪未解者；②暑病热盛，气阴未伤；③久咳肺虚，阴伤气耗者。

4）现代药理研究证实，本品兴奋中枢神经系统，兴奋单核-巨噬细胞系统，促进肾上腺皮质功能，增强免疫功能，增加心肌收缩力，增加冠脉血流量，降低心肌耗氧量，改善心血管功能，改善血液流变学：①人参含多种人参皂苷、挥发油、氨基酸等，可兴奋心肌，增加心排血量，促进代谢，促进造血系统功能，改善微循环；②麦冬含多种甾体皂苷、β-谷甾醇、氨基酸与高异黄酮类化合物，可强心利尿，扩张冠脉，抗心律失常，升高血糖；③五味子主要成分为五味子素，可兴奋呼吸中枢，增强细胞免疫功能，加强肾上腺皮质功能，具有与人参相似的适应原样作用。

（六）止咳、化痰、平喘剂

1. 温化寒痰

（1）基本药品——通宣理肺丸、寒喘祖帕颗粒

 歌诀

国家基药选两品

通宣理肺祖帕新

前者二陈汤加味

宣肺镇咳十一种

后者维吾尔医称

温肺平喘感冒灵

**注释**

1）国家基药遴选了2种，即通宣理肺丸与寒喘祖帕颗粒。

2）通宣理肺丸共11种成分，是在二陈汤的基础上加味而成，可宣肺止嗽、解表散寒，用于风寒束表的感冒咳嗽。

3）寒喘祖帕颗粒是新疆维吾尔药名，其九种成分为小茴香、芹菜子、神香草、玫瑰花、芸香草、荨麻子、铁线蕨、葫芦巴、甘草浸膏。可镇咳，化痰，温肺止喘。用于急性上呼吸道感染，寒性乃孜来（病毒性感冒的维吾尔病名）所致的咳嗽及异常黏液质性哮喘。

（2）通宣理肺丸（颗粒、胶囊、片）

**歌诀**

"二陈"加味十一种

半夏陈皮草茯苓

麻黄紫苏散风寒

前胡桔梗热痰清

杏仁黄芩并枳壳

宣肺止嗽感冒灵

**注释**

（1）本品源于宋朝《太平惠民和剂局方》里的二陈汤加味，共11种成分，其中二陈汤4种成分，即半夏、陈皮、茯苓与甘草。

（2）本品的其他7种成分：发散风寒的麻黄、紫苏；清化热痰的前胡、桔梗；止咳化痰的杏仁、理气化痰的枳壳以及清热燥湿的黄芩。

（3）本品宣肺止嗽、解表散寒，用于风寒束表的感冒咳嗽。临床上主要治疗上呼吸道感染、流行性感冒等。

（4）现代药理研究证实：本品具有抗炎、止咳、化痰、平喘作用。其中抗炎是对因治疗，止咳、化痰、平喘是对症治疗，总之本品能标本兼治。

2. 清化热痰

（1）基本药品——橘红丸、蛇胆川贝液、急支糖浆

 **歌诀**

> 国家基药选三种
> 蛇胆川贝液橘红
> 急支糖浆八成分
> 清热化痰止咳灵
> 蛇胆川贝肺热喘
> 久咳不止效亦灵

**注释**

1）清化热痰遴选了 3 种基药，即上述基本药品。

2）蛇胆川贝液由蛇胆汁与川贝母组成。蛇胆汁含胆酸、去氧胆酸，具有明显的镇咳作用；川贝母皂苷及生物碱具有明显的祛痰作用。二药配伍，共奏祛风止咳、除痰散结之功效。用于肺热咳嗽，痰多，气喘，胸闷，咳痰不爽或久咳不止。临床上可治疗上呼吸道感染、慢性支气管炎、肺炎、慢性咽炎、百日咳等。

3）急支糖浆由 8 种成分组成，即鱼腥草、金荞麦、四季青、麻黄、紫菀、前胡、枳壳与甘草。功效清热化痰，宣肺止咳，主治外感风热所致的咳嗽，症见发热、恶寒、胸膈满闷、咳嗽咽痛；急性支气管炎、慢性支气管炎急性发作见上述证候者。

（2）橘红丸（颗粒、胶囊、片）

 **歌诀**

"二陈"麻杏石甘汤

去麻增味基二方

苏子菀款平咳喘

浙贝桔蒌热痰光

地冬滋阴化橘红

清肺镇咳消痰黄

**注释**

1）本品源于二陈汤（《太平惠民和剂局方》）与麻杏石甘汤（《伤寒论》方）加减，由15味药组成。二方去麻黄后六味药，即半夏、陈皮、茯苓、甘草、杏仁、生石膏，增加了紫苏子、紫菀、款冬花、浙贝母、桔梗、瓜蒌皮、生地、麦冬、化橘红。

2）半夏、陈皮、茯苓、甘草为二陈汤，燥湿化痰，理气和中；麻杏石甘汤去麻黄意在清宣肺热，不在发汗解表。辅以紫苏子、紫菀、款冬花平咳喘；浙贝母、桔梗、瓜蒌皮清热痰；生地、麦冬滋阴；化橘红燥湿化痰宽中，共奏清肺、镇咳、化痰之功，可用于痰多痰热、色黄黏稠、胸闷口干。

3）本品临床上主要治疗急、慢性支气管炎，支气管哮喘，支气管扩张，肺炎，肺脓肿等。

4）现代药理研究证实：本品具有抗炎抑菌退热、止咳祛痰平喘作用。①瓜蒌煎剂对大肠埃希菌、变形杆菌有一定抑制作用；紫菀、麦冬抑制白色葡萄球菌、伤寒杆菌；甘草中甘草次酸、甘草甜素也有抗炎作用。②生石膏对内毒素发热有明显的解热作用。③半夏所含β-谷甾醇、葡萄糖苷抑制咳嗽中枢而止咳。④陈皮、化橘红所含挥发油均能祛痰。⑤紫菀主含紫菀皂苷、紫菀酮；款冬花主含冬花生物碱及款冬花素，二药皆能止咳、祛痰、平喘。

3. 润肺化痰

（1）基本药品——养阴清肺丸、二母宁嗽丸、润肺膏

 **歌诀**

基药遴选三种药

养阴清肺润肺膏

另有二母宁嗽丸

燥热伤肺止咳好

润肺膏含五成分

肺虚久嗽疗效高

**注释**

1）润肺化痰的基药遴选了3种，即养阴清肺丸、润肺膏与二母宁嗽丸。

2）二母宁嗽丸由12种成分组成，即川贝母、知母、石膏、炒栀子、黄芩、蜜桑白皮、茯苓、炒瓜蒌子、陈皮、麸炒枳实、炙甘草与五味子。为化痰、止咳、平喘剂，具有清肺润燥，化痰止咳功效。用于燥热蕴肺所致的咳嗽、痰黄而黏不易咳出、胸闷气促、久咳不止、声哑喉痛。

3）润肺膏包含5种成分：羊肺、杏仁、柿霜、真酥与真粉。可润肺益气，止咳化痰。用于肺虚气弱，胸闷不畅，久咳痰嗽，气喘自汗。

（2）养阴清肺丸（膏、颗粒）

 **歌诀**

生地为主辅玄冬

丹贝芍薄佐八种

甘草调和以为使

共奏清肺利咽功

正邪兼顾治白喉

咽扁桃炎瘰疬等

### 注释

（1）本品源于道光十八年（1838年）郑梅涧医生的喉科名著《重楼玉钥》中最具科学价值的"养阴清肺汤"。共由八味药组成：生地为主药；玄参、麦冬为辅药；丹皮、川贝母、白芍、薄荷为佐药；甘草为使药。

（2）本品养阴清肺利咽、凉血解毒润燥，为喉科圣药。凡遇喉症，按方投药，无不灵验。

（3）本品临床上主要治疗白喉、慢性咽炎、扁桃体炎、口腔溃疡、鹅口疮、牙周炎、地图舌、颈淋巴结核（瘰疬）等。

（4）现代药理研究证实：本品具有抗菌、抗炎、解热、解毒、止咳、祛痰等作用，尤其对白喉杆菌有强大抗菌作用。①生地、白芍、丹皮抗菌作用较强；②甘草具有甾体抗炎作用，丹皮含牡丹酚、芍药苷、没食子酸等成分，可降低毛细血管通透性、抑制血小板聚集，亦能抗炎；③薄荷、玄参、白芍、丹皮、甘草均具有不同程度的解热作用；④玄参、麦冬、川贝母解毒作用较强；⑤川贝母、甘草具有止咳、祛痰等作用。

4. 清肺平喘

（1）基本药品——蛤蚧定喘丸（胶囊）、桂龙咳喘宁胶囊（片）

### 歌诀

国家基药两品选

桂龙咳喘宁平喘

主要成分十一种

治疗急慢气管炎

"蛤蚧" 主治 "慢阻肺"
肺肾两虚胸闷满

📋 注释

1）国家基药遴选了2种，即蛤蚧定喘丸（胶囊）与桂龙咳喘宁胶囊（片）。

2）桂龙咳喘宁成分11种，即桂枝、龙骨、白芍、生姜、大枣、炙甘草、牡蛎、黄连、法半夏、瓜蒌皮、苦杏仁。可止咳化痰，降气平喘，用于外感风寒、痰湿阻肺引起的咳嗽、气喘、痰涎壅盛等症，急、慢性支气管炎见上述证候者。

3）蛤蚧定喘丸用于肺肾两虚引起的虚劳咳喘、胸满郁闷。临床上主要治疗慢性阻塞性肺疾病。

（2）蛤蚧定喘丸（胶囊）

🎵 歌诀

麻杏石甘蛤蚧加
清肺平喘效堪夸
化痰止咳苏子菀
滋阴百合麦鳖甲
石膏生煅芩连用
虚劳咳喘常用它

📋 注释

1）本品源于北宋名医王怀隐主编的《太平圣惠方》中的蛤蚧丸与东汉名医张仲景的麻杏石甘汤（《伤寒论》）加减，由14味药组成。

2）本品14味药包括麻杏石甘汤的4种；加补肺助阳益肾的蛤蚧；再加化痰止咳的瓜蒌仁、紫苏子、紫菀；再加滋阴的百合、麦冬、鳖甲；再加清热燥湿泻火的黄芩、黄连、煅石膏。

3）本品滋阴清肺、止咳平喘，用于肺肾两虚、影响肺热所致的虚劳咳喘，胸满郁闷，年老哮喘等。

4）本品临床上主要治疗慢性阻塞性肺疾病（慢性支气管炎与肺气肿）、喘息性支气管炎、肺结核等。

5）现代药理研究证实：本品具有抗菌、抗炎、止咳、祛痰、平喘等作用。①黄芩、黄连均有较广的抗菌谱，对不少革兰阳性球菌、革兰阴性杆菌都有抗菌作用；②蛤蚧主含18种游离氨基酸、脂肪酸、磷脂酸，具有双向性激素作用、抗炎作用与"适应原样"作用；③麻黄、杏仁、蛤蚧均有平喘作用；④瓜蒌仁、紫苏子、紫菀均有祛痰镇咳功能；⑤生石膏的成分为含水硫酸钙（$CaSO_4 \cdot 2H_2O$），具有解热作用；煅石膏提高神经–肌肉兴奋性，还可缩短凝血时间。

5. 清热敛肺——强力枇杷露（煎膏剂）

♪ 歌诀

> 强力敛肺药七种
> 白前首选为上品
> 枇杷百部桑白皮
> 清痰薄荷脑桔梗
> 肺虚久咳罂粟壳
> 痰热伤肺适应证

注释

（1）本品系经验方，源于原卫生部药品标准中药成方制剂第二册，由七味药组成，即白前、枇杷叶、百部、桑白皮、薄荷脑、桔梗、罂粟壳。

（2）白前泻肺气、定喘嗽，为治咳首药。薄荷脑、桔梗清化热痰，桔梗还是肺部引经药；枇杷叶、百部、桑白皮止咳平喘，共奏清热化痰、痰热伤肺、敛肺止咳之功；肺虚久咳，则需罂粟壳酸涩敛肺气、止咳逆，但要注意可能成瘾。

（3）本品临床上主要治疗急、慢性支气管炎。

（4）现代药理研究证实：①白前主含β-谷甾醇、皂苷，具有明显的抗炎、镇咳、祛痰等作用；②薄荷脑为薄荷挥发油成分之一，具有祛痰作用；桔梗含多种皂苷，具有镇咳作用，且可增强抗炎与免疫作用；③枇杷叶主含挥发油（橙花椒醇、金合欢醇），具有镇咳、平喘作用、抗炎与抑菌作用；④百部主含多种生物碱（原百部碱、次百部碱），可抑制咳嗽反射、松弛支气管痉挛，从而镇咳平喘；此外还能抑制多种细菌、真菌与病毒；⑤桑白皮主含多种黄酮类衍生物（桑根皮素、桑皮色烯素），具有轻度镇咳作用，此外还能抑制多种细菌与癌细胞；⑥罂粟壳主含吗啡、可待因等多种生物碱，具有显著的镇痛、镇咳、止泻等作用。

6. 疏风清热宣肺——清宣止咳颗粒、杏贝止咳颗粒、苏黄止咳胶囊

♪ 歌诀

清宣杏贝两颗粒

前者小儿咳流涕

后者表寒里热证

口干烦躁童不宜

苏黄胶囊风犯肺

变异哮喘咳嗽需

▥ 注释

（1）清宣止咳颗粒9种成分，即桑叶、薄荷、杏仁、桔梗、白芍、紫菀、枳壳、陈皮与甘草。功能疏风清热，宣肺止咳。用于小儿外感风热咳嗽，以及咯痰、发热或鼻塞、流涕、微恶风寒、咽红或痛、苔薄黄等。

（2）杏贝止咳颗粒也是9种成分，即炙麻黄、苦杏仁、桔梗、

前胡、浙贝母、百部、北沙参、木蝴蝶与甘草。可清宣肺气，止咳化痰。用于外感咳嗽属表寒里热证，症见微恶寒、发热、咳嗽、咯痰、痰稠质黏、口干苦、烦躁等，但小儿外感风热咳嗽不宜。

（3）苏黄止咳胶囊主要成分是麻黄、紫苏叶、地龙、枇杷叶、紫苏子、蝉蜕、前胡、炒牛蒡子、五味子，临床用于感冒后咳嗽，咳嗽反复发作及咳嗽变异型哮喘符合上述症候者。

（七）开窍剂

1. 清热开窍（凉开）——安宫牛黄丸（胶囊、散）、清开灵颗粒（胶囊、颗粒、片、泡腾片、注射液）、安脑丸（片）

（1）安宫牛黄丸（胶囊、散）

♪ 歌诀

热陷心包常用方
亦为凉开代表方
犀角珍牛冰麝箔
芩连栀郁朱雄黄
清热开窍醒神志
孕妇忌用慎勿忘

注释

1）本品源于清代吴鞠通《温病条辨》，由11味中药组成：犀角、珍珠母、牛黄、冰片、麝香、黄芩、黄连、山栀子、郁金、朱砂、雄黄，以金箔（金属粉）为衣。方中牛黄、犀角、麝香为主药：牛黄清心解毒、辟秽开窍；犀角清心、凉血、解毒；麝香通经、开窍、醒神。辅以黄芩、黄连、山栀子清热、泻火、解毒；冰片、郁金辟秽、化浊、通窍；佐以雄黄辟秽解毒，朱砂、珍珠镇惊安神。金箔（金属粉）为衣，亦能重镇安神。

2）本品为热陷心包常用方，亦为"凉开"的代表方剂，与紫雪丹、至宝丹合称为"温病三宝"，均用于热闭证。

3）本品清热解毒、镇惊安神、开窍醒神。主治邪热内陷心包，证见高热烦躁、神昏谵语、舌强肢厥、窍闭昏迷等。

4）本品临床上主要治疗卒中（中风）昏迷、脑炎、脑膜炎、肝性脑病（肝昏迷）、有机磷中毒高热、败血症等证属邪热内闭者。

5）孕妇忌用本品。

6）现代药理研究证实：①本品具有复苏、强心作用：麝香主含麝香酮，兴奋中枢神经，可加快呼吸、加速心搏、升高血压；冰片也能兴奋中枢神经系统，提高交感神经的敏感性，改善心肌代谢，促进呼吸与血液循环。②本品具有解热作用，其所含牛黄、犀角、黄芩、黄连、山栀子均有良好的解热作用，同时具有不同程度抗病原微生物作用。③本品对病原微生物、内毒素性脑损伤具有一定的保护作用，是开窍醒神的作用原理之一。④本品治疗昏迷有效，可能是由于增强了机体免疫功能，调整了机体功能状态，加强了肝脏的解毒功能所致。

（2）清开灵颗粒（胶囊、颗粒、片、泡腾片、注射液）

♬ 歌诀

> 化裁安宫牛黄丸
> 成分九种两胆酸
> 二牛银芩栀珍蓝
> 清热开窍醒神安
> 主治神昏肺肝脑
> 慎用辨证为虚寒

▦ 注释

1）本品源于清代吴鞠通《温病条辨》安宫牛黄丸化裁而来，由9味中药组成：牛黄、水牛角、珍珠母、黄芩、山栀子、金银花、板蓝根、胆酸、猪去氧胆酸。

其9种成分可简编为：成分九种两胆酸，二牛银芩栀珍蓝。

2）本品清热解毒、芳香开窍、醒神安定，与安宫牛黄丸功用相似而较弱。主治高热神昏，烦躁不安，抽搐惊厥，中风偏瘫。临床上用于上呼吸道感染、重型肺炎、重症肝炎、肝性脑病（肝昏迷）、流行性乙型脑炎、儿童病毒性脑炎、流行性脑脊髓膜炎、镇静催眠药中毒、脑卒中（中风）等证属邪热上扰神明者。

3）辨证为虚寒证者慎用本品。

4）现代药理研究证实：①本品具有抗惊厥作用，其作用相当于苯巴比妥、氯丙嗪。②本品具有解热作用，具有不同程度抗病原微生物作用。其所含金银花、板蓝根、黄芩抗病毒、抗菌作用均强。③本品增强心肌收缩力，减轻肝损伤，提高细胞耐缺氧能力。④本品具有明显的抗血小板聚集作用，显著降低心脑血管患者全血黏度。⑤本品可清除自由基，降低脂质过氧化物含量。

（3）安脑丸（片）

♪ 歌诀

安宫牛黄丸加味

犀角麝香两代替

石膏赭石猪胆汁

清热开窍镇惊悸

用于高热神昏迷

抽搐痉厥或谵语

注释

1）本品由安宫牛黄丸加味而成，共15种成分。即人工牛黄、猪胆汁粉、朱砂、冰片、水牛角浓缩粉、珍珠、黄芩、黄连、栀子、雄黄、郁金、石膏、代赭石、珍珠母与薄荷脑。其中，水牛角代替了犀角，薄荷脑代替了麝香。

2）本品清热解毒，豁痰开窍，镇惊息风。用于高热神昏、烦躁谵语、抽搐痉厥、中风窍闭、头痛眩晕。临床上可治疗高血压及一切急性炎症伴有的高热不退、神志昏迷等。

3）现代药理研究证实：①本品也具有复苏、强心作用：薄荷脑与薄荷油都是薄荷的主要成分，薄荷属于芳香开窍药与驱风药。冰片也能兴奋中枢神经系统，提高交感神经的敏感性，改善心肌代谢，促进呼吸与血液循环。②本品也具有解热作用，其所含水牛角、黄芩、黄连、栀子均有良好的解热作用，同时具有不同程度抗病原微生物作用。③本品对病原微生物、内毒素性脑损伤也具有一定的保护作用，是开窍醒神的作用原理之一。

附注：安脑丸（片）与清开灵颗粒均由安宫牛黄丸化裁而来。功效与主治大同小异，以安宫牛黄丸最好。

2. 化痰开窍（温开）——苏合香丸、礞石滚痰丸（水丸、片）。

（1）苏合香丸

♪ 歌诀

> 寒闭昏厥常用方
> 亦为温开代表方
> 苏合麝沉安息香
> 木丁乳香檀荜裹
> 犀冰术朱诃香附
> 孕妇脱证皆禁尝

▦ 注释

1）本品源于唐代王焘撰成的《外台秘要》，由 15 味中药组成：苏合香、麝香、沉香、安息香、木香、丁香、乳香（薰陆香）、檀香、荜茇、犀角、冰片（龙脑香）、白术、朱砂、诃子与香附。

2）本品温通开窍、散寒化浊、行气止痛、辟秽醒神，是寒闭昏厥常用方，也是"温开"的代表方。主治寒凝气滞"寒闭"证，证见突然昏倒、牙关紧闭、不省人事，甚则昏厥。临床上常用于治疗急性脑血管病（脑中风）、癔症性昏厥、癫痫大发作、急性中毒、冠心病、老年痴呆症、肝性脑病（肝昏迷）、流行性乙型脑炎等。

3）辨证为脱证与孕妇忌用本品。

4）现代药理研究证实本品具有改善心脑功能作用：①麝香主含麝香酮，兴奋中枢神经；还可增强心肌收缩力，降低心肌耗氧量；②苏合香是香树脂，主含萜类与挥发油，作用稍逊于麝香；③冰片也能兴奋中枢神经系统，提高交感神经的敏感性，改善心肌代谢，促进呼吸与血液循环。借以促进苏醒；④安息香是安息香科植物白花树的树脂，其成分有苏合香素、香草醛、桂皮酸苯丙醇酯及游离苯甲酸和桂皮酸等。主治中风痰厥、气郁暴厥、中恶昏迷、心腹疼痛、产后血晕、小儿惊风等；⑤麝香、苏合香、冰片、木香、香附等还有一定的抗菌抗炎作用。

（2）礞石滚痰丸（水丸、片）

♫ **歌诀**

> 礞石硝煅滚痰丸
>
> 大黄黄芩沉香联
>
> 降火逐痰睡前服
>
> 实火顽痰怪证痊
>
> 药力猛峻伤正气
>
> 体虚孕妇不可沾

📅 **注释**

1）本品源于元代医家王珪所著《泰定养生主论》，由4味中药组成，即主药礞石、辅药大黄、佐药黄芩、使药沉香。主药礞石有两种，一为青礞石，一为金礞石。前者是绿泥石片岩，后者是云母岩，临床上多用青礞石，需与焰硝火煅，冷却后备用。

2）本品逐痰下气，降火散结，平肝镇惊，主治实热顽痰、痰火扰心、上蒙清窍导致的癫狂昏迷、惊悸怔忡，或胸脘痞闷，眩晕耳鸣，或大便秘结，烦躁不安。临床上常用于治疗中风、精神分裂症、癫痫、偏头痛、高血压头痛、三叉神经痛、神经症等证属实火顽痰胶固者。

3）本品药力猛峻，易伤正气，非热痰实证、体虚者、脾胃虚弱者、小儿虚寒与孕妇均忌用。

4）现代药理研究证实本品具有祛痰平喘、解热镇静、抑菌抗炎、泻下通便等作用：①青礞石主含硅酸盐与镁、铝、铁等，其阳离子层存在静电位差，产生吸附作用，故能消痰化气；大黄所含蒽醌苷元促进支气管分泌而能祛痰平喘；黄芩苷、黄芩素可舒张支气管而止喘；②大黄可通过体温调节中枢而解热，黄芩苷、黄芩素亦能解热；黄芩有较强的中枢抑制作用而镇静；③大黄、黄芩对多种革兰阳性菌与阴性菌均有抑菌作用，对流感病毒亦有抑制作用；大黄具有明显的抗炎作用，可降低毛细血管通透性，改善其脆性，有利于炎症缓解；④大黄为蒽醌类化合物，具有明显泻下作用并抑制痢疾杆菌与大肠埃希菌，大黄酸及大黄素还可抑制癌细胞的氧化、脱氢，从而还具有一定的抗肿瘤作用。

（八）固涩剂（补肾缩尿）——缩泉丸（胶囊）

 **歌诀**

> 乌药益智仁配伍
>
> 山药炒黄丸打糊
>
> 口嚼茴香盐汤下
>
> 膀胱虚寒尿频数
>
> 温肾缩尿止遗尿
>
> 下元虚冷老幼妇

**注释**

（1）本品源于明代医家薛己校注编著的《校注妇人良方》，其蓝本为宋代医家陈自明，由 3 味中药组成，即乌药、益智仁与山药。其中，山药需炒黄，与另两药打糊为丸，口嚼茴香，盐汤水送下。

（2）本品补肾固涩，缩尿止遗，主治下元虚冷、膀胱虚寒、小便频数、神疲怯寒。临床上常用于治疗老年人、妇女以及病后体虚引起的多尿甚至尿失禁；成人及小儿遗尿症。

（3）本品忌用于肝经湿热引起的遗尿证。

（4）现代药理研究证实：本品具有强心、扩血管、抑菌等作用：①益智仁主含二苯庚体类、类倍半萜类与挥发油，明显增强心肌收缩力，舒张血管；②乌药主含乌药烷、乌药烃、乌药酸、乌药醇酯，具有对平滑肌的双向调节作用，缓解肌痉挛，还可兴奋呼吸、强心、促进血液循环。此外，对多种细菌均有抑制作用；③山药主含薯芋皂苷元、黏液质、胆碱、糖蛋白等，可助消化、增强免疫功能以及双向调节平滑肌。三药合用，可治老幼妇遗尿甚至尿失禁。

（九）扶正剂

1. 健脾益气——补中益气丸、参苓白术散、肾衰宁胶囊（片、颗粒）

（1）补中益气丸（颗粒）

**歌诀**

> 补中参草术归陈
> 芪得升柴用更神
> 脾虚气陷补升阳
> 气虚发热唯甘温
> 阴虚热盛皆忌用

用于中气不足证

📋 **注释**

1）本品源于金元四大家之一的李东垣编著的《脾胃论》原方，由 8 味中药组成：人参、甘草（炙）、白术、当归、陈皮、黄芪、升麻与柴胡。其中，黄芪为主药；人参、甘草（炙）、白术为辅药；当归、陈皮为佐药；升麻与柴胡为使药。

2）本品补中益气，升阳举陷，用于中气不足证，主治脾虚气陷证、气虚发热证。临床上常用于治疗脾胃气虚证、中气下陷者：①内脏下垂、脱肛；②慢性胃肠炎、慢性细菌性痢疾、小儿秋季腹泻、放射性肠炎、慢性肝炎、重症肌无力、乳糜尿；③子宫脱垂、妊娠及产后癃闭、胎动不安、崩漏、月经过多；④上睑下垂、麻痹性斜视；⑤低血压、低热。

3）本品忌用于阴虚发热与内热炽盛者。

4）现代药理研究证实：本品具有调节胃肠功能、提高胃蛋白酶活性、强心、兴奋子宫、促进代谢、增强细胞免疫、抗肿瘤等作用。

（2）参苓白术散（颗粒、丸、片）

🎵 **歌诀**

参苓白术扁豆陈

山药甘莲砂薏仁

桔梗上行保肺金

枣汤送下益脾神

用于脾虚湿盛证

湿热痰火皆忌用

📋 **注释**

1）本品源于宋朝陈师文编著的《太平惠民和剂局方》原方，

由11味中药组成，即人参、白茯苓、白术、白扁豆、陈皮、山药、甘草、莲子肉、砂仁、薏苡仁、桔梗。其中，人参、白茯苓、白术为主药；山药、莲子肉、白扁豆、薏苡仁为辅药；砂仁、陈皮为佐药；桔梗、甘草为使药。桔梗载药上行，培土生金，枣汤送下，有补养脾气的功能。

2）本品益气健脾，祛湿止泻，用于脾虚湿盛、脾虚泄泻证，主治脾胃虚弱、食少便溏、气短咳嗽、四肢乏力。临床上常用于治疗：①慢性胃炎、慢性腹泻；②慢性肺心病缓解期；③隐匿性肾炎；④小儿厌食症；⑤贫血；⑥放射病。

3）本品忌用于湿热内蕴所致泄泻、厌食以及痰火咳嗽着。

4）现代药理研究证实：本品具有调节胃肠功能、提高免疫力、镇咳祛痰利尿、抗炎抗溃疡抗疲劳等作用：①小剂量人参或薏苡仁兴奋肠管，大剂量则抑制其收缩；②白术、甘草、桔梗可解除肠道平滑肌痉挛；③人参、茯苓、甘草、桔梗均可抗溃疡；④人参、茯苓可提高免疫力；⑤白茯苓、白术有明显利尿作用；⑥甘草、桔梗可抗炎抗过敏，并能镇咳祛痰。

附注：肾衰宁胶囊（片、颗粒）成分为丹参、大黄、太子参、黄连、牛膝、半夏（制）、红花、茯苓、陈皮与甘草。可益气健脾，活血化瘀，通腑泄浊。用于脾失运化，瘀浊阻滞，升降失调所引起的腰痛疲倦，面色萎黄，恶心呕吐，食欲不振，小便不利，大便黏滞及多种原因引起的慢性肾功能不全见上述证候者。

2. 温补肾阳——金匮肾气丸（八味地黄丸）、四神丸、济生肾气丸

（1）金匮肾气丸（片）

 **歌诀**

补肾祖方肾气丸

熟地丹茯泽二山

命门真火桂附助
腰膝酸软益火源
主治肾阳不足证
阴虚纯虚不宜遣

### 注释

1）本品源于东汉名医张仲景《金匮要略》中的原方金匮肾气丸，由 8 味中药组成，即熟地、丹皮、茯苓、泽泻、山药、山茱萸、桂枝、附子。其中桂枝、附子为主药；熟地、山药、山茱萸为辅药；其余为佐药。

本品配伍三特点：①"阴中求阳"，滋阴药配伍补阳药；②补肾阳药少，滋肾阴药多，旨在微微生火，少火生气；③有补有泻，以补为主，补中有泻，以泻助补，总之要达到"益火之源，以消阴翳"的目的。

2）本品温肾助阳、温补肾阳，主治肾阳不足证，证见腰膝酸软、下肢发冷、少腹拘急、小便不利或清长、阳痿遗精、痰饮咳喘、消渴水肿等。临床上常用于治疗：①慢性肾炎、肾病综合征属肾阳不足者；②醛固酮增多症、尿崩症；③肾上腺皮质功能不全；④甲状腺功能减退；⑤慢性支气管哮喘；⑥神经衰弱；⑦围绝经期综合征属肾阳不足者；⑧良性前列腺肥大、阳痿；⑨白内障；⑩糖尿病。

3）本品忌用于肾阴虚而虚火上炎者以及纯虚无邪、气化不滞者。

4）现代药理研究证实本品具有：①利尿作用：茯苓、泽泻、附子、熟地均含利尿成分并能改善肾功能；②降血糖作用，尤其是山茱萸；③肾上腺皮质激素样作用；④调节内分泌与代谢作用：丹皮、山茱萸、桂枝均具有此种功能，丹皮尚能增强胰岛素的降糖作用；⑤增强免疫功能；⑥抗动脉硬化、抗衰老作用；⑦改善自主神经系统功能；⑧增加晶状体中谷胱甘肽的含量，从而防治白内障。

（2）四神丸（片）

 歌诀

> 补骨脂与吴茱萸
>
> 肉蔻五味四药需
>
> 大枣生姜合共煎
>
> 五更肾泄阳虚宜
>
> 温肾暖脾固涩肠
>
> 湿热痢泄均应忌

注释

1）本品源于明代名医王肯堂《证治准绳》四神丸原方，由4味中药组成，即补骨脂、吴茱萸、肉豆蔻、五味子。其中补骨脂为主药；肉豆蔻为辅药；吴茱萸、五味子为佐药，大枣生姜合而共煎并制丸（片）。本品由《普济本事方》中的二神丸与五味子散组成，前者由补骨脂、肉豆蔻组成，主治脾肾虚弱；后者由吴茱萸、五味子组成，专治肾泄（五更泄、鸡鸣泻）。两方相合，温肾暖脾、固涩止泻功能尤佳。

2）本品温补脾肾，涩肠止泄，主治肾阳不足、五更泄泻，证见神疲乏力、食欲不振、腰腹冷痛、久泻不止。临床上常用于治疗：①功能性腹泻；②肠易激综合征；③溃疡性结肠炎；④肠结核。

3）本品忌用于湿热痢疾以及湿热泄泻者。

4）现代药理研究证实本品具有：①直接抑制肠道平滑肌作用，解除肠痉挛；②吴茱萸、五味子芳香健胃，促进胆汁分泌，促进肠道吸收，增加消化系统功能；③补骨脂、吴茱萸、五味子对金黄色葡萄球菌、霍乱弧菌、铜绿假单胞菌、志贺痢疾杆菌、沙门杆菌均有一定的抑制作用。

附注：济生肾气丸又名加味肾气丸，即在金匮肾气丸（八味地黄丸）的基础上再加牛膝与车前子。可温肾化气，利水消肿。用于肾虚水肿，腰膝酸重，小便不利，痰饮喘咳。

3. 滋阴补肾——六味地黄丸、知柏地黄丸、杞菊地黄丸

（1）六味地黄丸（口服液、颗粒、胶囊、片）

 **歌诀**

三补三泻六味丸

三补阴虚脾肾肝

茯苓泽泻泄肾浊

丹皮清泄阴虚烦

脾肾阳虚者慎用

幼科补肾基础专

**注释**

1）本品源于宋朝名医钱乙《小儿药证直诀》中的原方地黄丸，由6味中药组成：熟地、丹皮、茯苓、泽泻、山药、山茱萸。其中熟地为主药，山药、山茱萸为辅药，其余为佐药。

本品配伍特点是三补三泻。三补指山药、熟地、山茱萸滋补脾肾肝阴虚；三泻指茯苓、泽泻共泄肾浊，牡丹皮清泻阴虚烦热，总之要达到"壮水之主，以制阳光"的目的。

2）本品滋补肝肾，主治肝肾阴虚，证见腰膝酸软、头晕目眩、耳鸣耳聋、盗汗遗精、手足心热、咽干口渴、足根作痛、牙齿动摇、小便淋漓。临床上常用于治疗慢性肾炎、高血压、糖尿病、甲状腺功能亢进症、肺结核、肾结核、神经衰弱、围绝经期综合征、无排卵功能性子宫出血、慢性前列腺炎、中心性视网膜炎属肾阴不足者。

3）本品慎用于脾肾阳虚者、脾虚泄泻者。

4）现代药理研究证实：本品具有改善肾功能、改善自主神经系统功能、降血糖、血脂作用、肾上腺皮质类固醇样作用、调节内分泌与代谢作用、增强免疫功能、抗动脉硬化、抗疲劳作用、抗低温等作用。

5）本品为儿科补肾专用基础方。

（2）知柏地黄丸（口服液、胶囊、片）

🎵 **歌诀**

> 六味丸加知柏方
>
> 滋阴降火疗效彰
>
> 无根肾火知母清
>
> 黄柏善泻相火旺
>
> 肝肾阴虚虚火治
>
> 气虚脾虚不宜尝

📅 **注释**

1）本品源于清代名医吴谦主编的《医宗金鉴》中的原方，由8味中药组成：六味地黄丸加知母、黄柏。知母甘寒，清无根肾火；黄柏苦寒，善泻相火旺盛，共奏滋阴降火之良效。

2）本品滋肾阴，清肾火，主治肝肾阴虚，虚火上炎。

证见头晕耳鸣、牙齿疼痛、腰膝酸软、五心烦热、遗精梦泄、咽干口渴、血淋尿痛。临床上常用于阴虚火旺所致的慢性肾炎、高血压病、糖尿病、甲状腺功能亢进症、肺结核、肾结核、神经衰弱、功能性子宫出血、男性性功能障碍、视网膜色素上皮炎、复发性口疮。

3）本品慎用于气虚发热者、脾虚泄泻者、气滞中满者。

4）现代药理研究证实：本品具有改善肾功能、改善自主神经系统功能、调节内分泌与代谢作用等作用。本品多数单味药尚有不同程度的抗菌作用：①黄柏、牡丹皮抗菌谱广，对葡萄球菌、链球菌、肺炎球菌均有较强的抑菌作用；②茯苓、泽泻抑制结核杆菌；③知母含知母皂苷、知母多糖、芒果苷、烟酰胺、鞣酸等成分，对葡萄球菌、链球菌、肺炎双球菌、白喉杆菌、痢疾杆菌、伤寒杆菌、大肠埃希菌、变形杆菌、白念珠菌均有一定的抑菌作用。

（3）杞菊地黄丸（口服液、胶囊、片）

♪ **歌诀**

> 六味地黄加杞菊
> 滋肾养肝明目宜
> 益精补血枸杞子
> 平肝清肝菊强力
> 主治阴虚眼科病
> 实火脾虚慎而忌

**注释**

1）本品源于清代名医董西园主编的《医级宝鉴》中的原方，由8味中药组成，即六味地黄丸加枸杞子、菊花。枸杞子益肾精、补肝血、明双目；菊花平抑肝阳，清肝明目，作用甚强。

2）本品滋补肝肾，益精明目，主治肝肾阴虚，证见眩晕耳鸣、迎风流泪、羞明畏光、双目干涩、视物昏花。临床上常用于老年性白内障初发期、早期老年黄斑变性、慢性单纯性青光眼、视盘炎、中心性视网膜脉络膜炎、视网膜静脉周围炎、视网膜动脉硬化性出血、视网膜剥离术后的眼科疾病。

3）本品慎用甚至禁用于实火亢盛者、脾虚便溏者。

4）现代药理研究证实：本品具有增强免疫功能、抗衰老、抗炎、抗凝、抗损伤等作用。①枸杞子主含甜菜碱、多糖、氨基酸、多种维生素与微量元素，可增强免疫功能；可提高血清睾酮水平，起到了强壮作用；②菊花主含龙脑、樟脑、菊油环酮、菊苷，具有抗菌、抗病毒、抗炎、抗凝、扩张冠脉、降压等作用；③地黄、茯苓、丹皮对多种细菌与真菌均有一定的抑制作用；④地黄可抗射线损伤，地黄、枸杞子、泽泻对四氯化碳引起的肝损害有保护作用。

附注：中医认为：肾为先天之本，脾为后天之本，因此，治病必求于本。肾为先天之本的理论，对于疾病的治疗具有重要的指导意义。对于肾阳亏损证，应该温肾助阳、温补肾阳，"益火之源，以消阴翳"，优先使用国家基本药物金匮肾气丸与四神丸；对于肾阴不足证，应该滋肾阴、补肾虚，"壮水之主，以制阳光"，优先使用国家基本药物六味地黄丸、知柏地黄丸、杞菊地黄丸。

4. 益气养血——归脾丸（颗粒）、八珍丸（颗粒、胶囊）、健脾生血颗粒、生血宝合剂（颗粒）、芪苈强心胶囊

（1）归脾丸（口服液、颗粒、胶囊、片）

 歌诀

养血归脾术参芪
归草茯神远志及
酸枣木香龙眼肉
煎加姜枣益心脾
脾不统血气血虚
阴虚火旺在所忌

注释

1）本品源于宋朝名医严用和《济生方》中的原方，由10味中药组成：白术、人参（或党参）、黄芪、当归、炙甘草、茯神（或茯苓）、远志、酸枣仁、木香、龙眼肉，加生姜、大枣水煎加工制成。

2）本品益气补血养血，健脾养心安神。主治心脾两虚、脾不统血，前者证见心悸怔忡、失眠健忘、体倦食少、面色萎黄；后

者证见便血崩漏、皮下紫癜。临床上常用于消化性溃疡出血、功能性子宫出血、原发性血小板减少性紫癜、再生障碍性贫血、神经衰弱等。

3）本品禁用于阴虚火旺者。

4）现代药理研究证实：本品具有增强免疫功能、调节神经功能、抗疲劳、抗休克、改善血液循环等作用。①人参具有明显的抗休克作用，且能调节中枢神经功能；②人参、黄芪、茯神激活单核-巨噬细胞系统，促进细胞免疫与体液免疫；③党参、黄芪、当归、白术促进造血功能、增加清蛋白合成；④当归主含 β-蒎烯、α-蒎烯等中性油与酸性油成分，可促进血液循环；所含阿魏酸钠有明显的抗血栓作用，具有抗血栓与血小板聚集功能；⑤人参、白术、大枣增强体力，能抗疲劳。

（2）八珍丸（颗粒、胶囊）

♪♪ 歌诀

> 气血双补八珍汤
> 四君四物合成方
> 参术茯草四君子
> 四物地芍川芎当
> 本品《瑞竹堂经验》
> 气血亏虚服之康

📅 注释

1）本品源于《瑞竹堂经验方》卷4，此医著是元代沙图穆苏撰。本品由四君子汤与四物汤两方合成，前者为人参、白术、茯苓、炙甘草，后者为当归、川芎、白芍药、熟地黄。方中人参与熟地相配，益气养血，共为君药。白术、茯苓健脾渗湿，助人参益气补脾！当归、白芍养血和营，助熟地滋养心肝，均为臣药。川芎为佐，活血行气，使地、归、芍补而不滞。炙甘草为使，益气和中，调和诸药。

2）本品功用益气补血，是治疗气血两虚证的常用方。临床应用以气短乏力，心悸眩晕，舌淡，脉细无力为辨证要点。

3）本品现代应用于病后虚弱、各种慢性病以及多种妇科病。

附注：健脾生血颗粒健脾和胃，养血安神。用于小儿脾胃虚弱及心脾两虚型缺铁性贫血，成人气血两虚型缺铁性贫血。症见面色萎黄或㿠白，食少纳呆，腹胀脘闷，大便不调，烦躁多汗，倦怠乏力，舌胖色淡，苔薄白，脉细弱等；生血宝合剂（颗粒）滋补肝肾，益气生血。用于肝肾不足、气血两虚所致的神疲乏力、腰膝酸软、头晕耳鸣、心悸、气短、失眠、咽干、纳差食少与放疗、化疗所致的白细胞减少、血小板减少以及缺铁性贫血见上述证候者；芪苈强心胶囊益气温阳，活血通络，利水消肿。用于冠心病、高血压所致轻、中度充血性心力衰竭证属阳气虚乏，络瘀水停者，症见心慌气短、动则加剧、夜间不能平卧、下肢浮肿等。

5. 益气养阴

（1）基本药品——消渴丸、贞芪扶正颗粒（胶囊）、参芪降糖颗粒（胶囊、片）、天芪降糖胶囊、津力达颗粒、益气维血胶囊

♪ **歌诀**

基药遴选共六品

颗粒胶囊丸剂型

贞芪扶正增免疫

益气维血胶囊同

参芪天芪津力达

降糖消渴丸四种

▦ **注释**

1）益气养阴的基药遴选了 6 种，即上述的基本药品，其制剂有颗粒、胶囊与丸剂多种剂型。

2）贞芪扶正颗粒由黄芪、女贞子组成。可提高人体免疫功能，保护骨髓和肾上腺皮质功能，用于各种疾病引起的虚损，配合手术、放射线、化学治疗，促进正常功能的恢复。

3）益气维血胶囊由猪血提取物与黄芪、大枣组成。具有补血益气的功效。用于面色萎黄或苍白，头晕目眩，神疲乏力，少气懒言。偶见恶心呕吐、腹泻、便秘，可自行缓解或停药后症状消失。

4）降糖基药4种：参芪降糖颗粒益气养阴，滋脾补肾。主治消渴症，用于2型糖尿病；天芪降糖胶囊，益气养阴、清热生津。用于2型糖尿病气阴两虚证，症见：倦怠乏力，口渴喜饮，五心烦热，自汗，盗汗，气短懒言，心悸失眠；津力达颗粒具有益气养阴，健脾运津的功效。用于2型糖尿病气阴两虚证，症见：口渴多饮，消谷易饥，尿多，形体渐瘦，倦怠乏力，自汗盗汗，五心烦热，便秘等；消渴丸益气养阴、滋肾生津，主治气阴两虚消渴病。

（2）消渴丸

♪ 歌诀

中药七种西药一

气阴两虚消渴宜

益气滋阴生津液

尤以花粉芪生地

格列本脲优降糖

五种情况应禁忌

▦ 注释

1）本品源于研制方，由黄芪、生地、天花粉、葛根、五味子、玉米须、山药七味药组成。其中，黄芪、生地、天花粉为主药，葛根、五味子为辅药，玉米须、山药为佐药。玉米须可治糖尿病（参见《江民间草药》），山药亦然（参见玉液汤《医学衷中参西录》）。

2）本品益气养阴、滋肾生津。主治气阴两虚消渴病，证见烦渴多饮、多食易饥、多尿、消瘦、体倦乏力等。临床上用于治疗2型糖尿病以及尿崩症。

3）本品慎用于阴阳两虚的消渴病；禁用于格列本脲的5种禁忌证：①1型糖尿病；②2型糖尿病伴严重并发症者；③妊娠期、哺乳期妇女；④严重肝肾功能不全者；⑤对磺胺类药物过敏者。

4）现代药理研究证实本品主要成分作用机制：①黄芪主含黄酮，可双向调节血糖：升高低血糖而降低高血糖；②天花粉主含皂苷，可降低血糖活性；③葛根主含大豆苷，具有轻微降糖作用；④山药主含薯芋皂苷元，助消化兼有降血糖作用；⑤格列本脲（优降糖）属于磺脲类第二代降糖药。其降血糖作用机制有三条，但最重要的是刺激兴奋胰岛B细胞释放胰岛素，此外还可降低血清糖原水平，增加胰岛素与靶组织的结合能力。

6. 健脾和胃

（1）基本药品——香砂六君丸、安胃疡胶囊、益气和胃胶囊、摩罗丹

♪ 歌诀

> 健脾和胃四基药
> 香砂六君最主要
> 胶囊安胃与和胃
> 摩罗服用饭前好
> 可治溃疡及胃炎
> 萎缩浅表皆可疗

▦ 注释

1）健脾和胃遴选的四基药参见上述基本药品，其中以香砂六君丸最为主要。

2）安胃疡胶囊为甘草黄酮类化合物，可补中益气，解毒生肌。主治胃及十二指肠球部溃疡。对虚寒型和气滞型患者有较好的疗效。并可用于溃疡愈合后的维持治疗。

3）益气和胃胶囊由黄芪、丹参、党参、黄芩、枳壳、白芍、白术、仙鹤草、甘草、檀香组成。具有健脾和胃，通络止痛的作用。用于慢性非萎缩性胃炎脾胃虚弱兼胃热瘀阻证，症见胃脘痞满胀痛、食少纳呆、大便溏薄、体倦乏力、舌淡苔薄黄、脉细。

4）摩罗丹主含百合、麦冬、石斛、茯苓、白术、乌药、白芍、三七、延胡索、鸡内金、玄参、当归等18味中药。可降胃逆，健脾消胀，通络定痛。用于慢性萎缩性胃炎及胃痛，胀满，痞闷，纳呆，嗳气，烧心等症。现代研究证实，本品对胃黏膜损伤有修复作用。其中，当归对痢疾杆菌、霍乱弧菌、变形杆菌、大肠杆菌均有抑制作用，三七总皂苷对某些真菌有较强抑制作用；乌药对胃肠道平滑肌有兴奋和抑制的双向调节作用，促进消化液分泌；鸡内金提高胃液分泌量，酸度和消化能力；茯苓、白术除健脾外，还能有效提高体液免疫功能；三七、当归、茯苓等皆有保肝、解除酒精肝中毒的功能。

（2）香砂六君丸

 **歌诀**

> 源于罗美名方论
> 四君香砂加夏陈
> 益气化痰脾胃健
> 用于脾虚气滞证
> 脘腹胀满呕痞闷
> 忌酒辛辣与生冷

**注释**

1）香砂六君丸源于清代名医罗美《古今名医方论》，其成分为党参、白术（炒）、茯苓、甘草、木香、砂仁、半夏、陈皮。即四君（参术苓草）香砂加夏陈八味中药组成。

2）本品益气健脾，行气化痰和胃。用于脾虚痰阻气滞证，证见消化不良，嗳气食少，呕吐痞闷，脘腹胀满，大便溏泄，消瘦倦怠或气虚肿满。

3）患者服药期间，应注意饮食宜清淡，忌酒及辛辣、生冷、油腻食物。

7. 补肺益肾——百令胶囊（片）、金水宝胶囊（片）

♪♪ **歌诀**

两药均为虫草粉

功效剂型亦雷同

只是含量有区别

另外各有所侧重

前者慢支咳喘好

后者改善肾功能

📋 **注释**

（1）百令胶囊（片）与金水宝胶囊（片）均为发酵冬虫夏草菌粉，其功效、剂型亦雷同，都能补肺益肾。

（2）两药具体含量有区别，无论是胶囊还是片剂。

（3）百令胶囊（片）的成分为发酵冬虫夏草菌粉（中华被毛孢 Cs-C-Q80），而金水宝胶囊（片）的成分为发酵冬虫夏草菌粉（蝙蝠蛾拟青霉菌粉 Cs-4）。因此百令胶囊（片）侧重于治疗咳嗽、哮喘、慢性支气管炎，金水宝胶囊则侧重于慢性肾功能不全。具体来说，百令胶囊补肺肾，益精气。用于肺肾两虚引起的咳嗽、气喘、腰背酸痛以及慢性支气管炎的辅助治疗；金水宝胶囊补益肺肾、秘精益气。用于肺肾两虚，精气不足，久咳虚喘，神疲乏力，不寐健忘，腰膝酸软，月经不调，阳痿早泄以及慢性支气管炎见上述证候者。

（4）现代研究证实：冬虫夏草主要含有冬虫夏草素、虫草酸、腺苷和多糖、多种必需氨基酸、维生素、微量元素等成分。冬虫夏草素能抑制链球菌、鼻疽杆菌、炭疽杆菌等病菌的生长，又是抗癌的活性物质，对人体的神经系统、内分泌系统、呼吸系统、心血管系统和泌尿系统均有好的调节作用；虫草酸能改变人体微循环，具有明显的降血脂和镇咳祛痰作用；虫草多糖是免疫调节剂，可增强机体对病毒及寄生虫的抵抗力。

（十）安神剂（基药4种：天王补心丸、柏子养心丸、枣仁安神颗粒、乌灵胶囊）

1. 养心补心——天王补心丸（片）

♪♪ 歌诀

三参二仁五二冬
桔梗生地当归身
劳心思虑心肾亏
远志茯苓共补神
滋阴养心清虚火
脾虚纳差应变通

📅 注释

（1）本品源于《校注妇人大全良方》，该书是明代著名医学家薛己（薛立斋）以宋·陈自明《妇人大全良方》为蓝本校注编著的。由13味药组成：人参、丹参、玄参、柏子仁、酸枣仁、麦门冬、天门冬、五味子、桔梗、生地、当归（身）、远志、茯苓，以朱砂为衣。其中，生地甘寒为主药，麦门冬、天门冬、柏子仁、酸枣仁、当归为辅药，人参、丹参、玄参、五味子、远志、茯苓为佐药，桔梗载药上行为使药。

（2）本品滋阴清热、养心安神。主治心阴不足，心悸怔忡，神志不安，失眠健忘，口舌生疮，大便秘结。临床上用于治疗心脏神经症、神经衰弱、焦虑症、围绝经期综合征、甲亢、心绞痛、心律失常、低血压、精神分裂症等引起的心悸、失眠，对复发性口疮心肾阴虚与血少者也有较好疗效。

（3）脾虚纳差者不宜久用本品。

（4）现代药理研究证实，本品可提高心肌对缺氧的耐受性，调节缺血心肌的血流，改善缺血心肌的生化代谢，恢复心肌兴奋-收缩偶联。本品还有镇静、抗心律失常、抗惊厥等作用，对防治冠心病有明显疗效。此外，还可增强机体的免疫功能。

2. 养心安神——柏子养心丸

♫ 歌诀

养心丸用草芪参

茯苓芎归柏子寻

夏曲远志兼桂味

再加酸枣仁宁心

补气养血安神志

阴虚肝亢禁忌用

📖 注释

（1）本品源于明代王肯堂《证治准绳》，由 12 种中药组成：炙甘草、黄芪、人参（或党参）、茯苓、川芎、当归、柏子仁、半夏曲、远志、肉桂、五味子、酸枣仁。

（2）本品补气养血，安神益智。主治心血不足，精神恍惚，怔忡惊悸，失眠健忘。临床上用于治疗神经衰弱、焦虑症、冠心病、心律失常、更年期高血压、甲亢等引起的心悸失眠。

（3）阴虚火旺、肝阳上亢者禁忌。

（4）现代药理研究证实，本品具有强壮作用，可提高免疫功能，增强单核-巨噬细胞的吞噬功能：①黄芪、人参、茯苓可升高

白细胞、抗凝血；②川芎、远志、酸枣仁强心、安眠；③当归、
炙甘草解痉镇痛，降低心肌耗氧量，抗血栓，调免疫。

附注：枣仁安神颗粒主要成分为酸枣仁、丹参与五味子，可
补心养肝，安神益智。适用于心肝血虚，症见失眠、健忘、头晕、
头痛等。临床上常用来治疗神经衰弱；乌灵胶囊成分为乌灵菌粉，
可补肾健脑，养心安神。适用于神经衰弱的心肾不交证。症见失
眠、健忘、神疲乏力、腰膝酸软、脉细或沉无力等。

（十一）止血剂（基药两种：槐角丸、升血小板胶囊）

1. 凉血止血——槐角丸

♪ **歌诀**

> 局方六味槐角丸
> 芩防枳槐归榆炭
> 清肠疏风凉止血
> 主治血热痔血便
> 肠风脏毒肠澼等
> 慎用老弱体虚寒

▦ **注释**

（1）本品源于宋朝陈师文等著《太平惠民和剂局方》中的槐
角丸，由6种成分组成，即黄芩、防风、枳壳、槐角、当归、地榆
（炭）。

（2）本品清肠疏风，凉血止血。主治血热所致的肠风、脏毒、
肠澼等；①肠风如痔疮、肛裂、慢性结肠炎；②脏毒如肛瘘、肛
痈、溃疡性结肠炎；③肠澼如细菌性痢疾、阿米巴痢疾等。

（3）本品慎用于老弱及虚寒性便血者。

（4）现代药理研究证实：①黄芩抗炎、抗菌、抗过敏、解热、
镇静；②防风、枳壳解热、镇痛、抗过敏；③槐角抗菌、当归镇
静镇痛；④地榆含地榆苷、鞣质及酚酸类化合物，可消炎、镇痛、

止血、收敛；地榆（炭）收缩血管，缩短凝血、出血时间。

2. 散瘀止血——升血小板胶囊

♫ **歌诀**

升血小板五味药

黛翘丹皮与二草

清热解毒散瘀斑

用于"ITP"较好

巨核白球减少慎

孕妇忌服需记牢

**注释**

（1）本品由五味药组成，即青黛、连翘、牡丹皮、仙鹤草与甘草。

（2）本品清热解毒，凉血止血，散瘀消斑。用于原发性血小板减少性紫癜（ITP）。症见全身瘀点或瘀斑，发热烦渴，小便短赤，大便秘结，或见鼻衄，齿衄，舌红苔黄，脉滑数或弦数。

（3）骨髓巨核细胞减少型的血小板减少症及白细胞减少者慎用本品，孕妇则忌服本品。

（十二）祛瘀剂

1. 基本药品（33 种基药）

♫ **歌诀**

三十三种基药品

分门别类十类型

活血药品二十一

化瘀扩瘀有九种

解毒平消华蟾素

红金消结彝药名

📖 **注释**

（1）祛瘀剂遴选了 10 种类型 33 种基药，其中，活血药品 21 种；化瘀扩瘀药 9 种；祛瘀解毒 2 种；行气散结药 1 种（彝药）。均可治疗瘀证（血栓病、心脑血管病等）。瘀证为血运不畅，留血积滞或血溢经脉所致一系列疾病的统称，淤血既生于寒热痰气，复可变生诸疾；血栓病指循环血液中异常的血凝块造成的疾病。血栓形成的原因有三方面，即血管受损、血液改变和血流淤滞。血栓病是由许多不同疾病、不同原因引起的，由于各种基础疾病的差异、血栓栓塞部位的不同，血栓病的临床表现也各不相同。常见的血栓病有：冠心病、脑梗死、血栓性静脉炎、弥散性血管内凝血（DIC）、肺栓塞等。

（2）21 种活血药品包括活血祛瘀的血栓通（胶囊、注射液）、血塞通（胶囊、注射液）、丹参注射液、银杏叶（胶囊、片、滴丸）、银丹心脑通软胶囊；活血化瘀的瘀血痹（胶囊、片、颗粒）；益气活血的麝香保心丸、脑心通（丸、胶囊、片）、诺迪康胶囊、血栓心脉宁胶囊、参松养心胶囊、益心舒颗粒（胶囊、片）、补肺活血胶囊、灯盏生脉胶囊、活心丸、芪参益气滴丸；理气活血的复方丹参片（颗粒、滴丸、胶囊）、速效救心丸、血府逐瘀丸（口服液、胶囊）、心可舒胶囊（片）；滋阴活血的脉络宁注射液。

（3）9 种化瘀扩瘀药包括化瘀散结的扶正化瘀片（胶囊）、鳖甲煎丸；化瘀宽胸的冠心苏合丸（滴丸、胶囊、软胶囊）、地奥心血康胶囊；化瘀通脉的通心络胶囊、灯盏花素片、脑安颗粒（胶囊、片、滴丸）、脉血康胶囊；扩瘀散结的大黄䗪虫丸。

（4）祛瘀解毒剂指平消胶囊（片）、华蟾素片（胶囊）。前者由郁金、马钱子粉、仙鹤草、五灵脂、白矾、硝石、干漆（制）、枳壳（麸炒）组成，可活血化瘀，扶正祛邪，止痛散结，清热解毒，能抑制肿瘤生长，提高人体免疫力，延长患者生命的作用；

后者为干蟾皮提取物，具有解毒、消肿、止痛作用，可用于中、晚期肿瘤，慢性乙型肝炎等症。

（5）行气散结剂指红金消结胶囊（片）成分为金荞麦、五香血藤、大红袍、柴胡、三七、香附、八角莲、鼠妇虫、黑蚂蚁、鸡矢藤。云南彝医称之为"补知凯扎诺"，具有舒肝理气，软坚散结，活血化瘀、消肿止痛的功效。用于气滞血瘀所致乳腺小叶增生，子宫肌瘤，卵巢囊肿。

2. 理气活血——复方丹参片（颗粒、滴丸、胶囊）、速效救心丸、血府逐瘀丸（口服液、胶囊）、心可舒胶囊（片）

（1）复方丹参片（颗粒、滴丸、胶囊）

 **歌诀**

> 本品成分药味三
> 丹参三七与冰片
> 活血化瘀疗胸痹
> 理气止痛闷心前
> 用于冠心多证型
> 不宜凝滞瘀阴寒

**注释**

1）本品为研制方，由3种药组成：丹参、三七、冰片。

2）本品活血化瘀、理气止痛。主治气滞血瘀所致胸痹，证见胸闷气短，心悸汗出，心前区刺痛，面色苍白，四肢厥冷，唇色青紫等。临床上用于治疗：①冠心病尤其是心绞痛；②脑外伤引起的神经衰弱；③腰肌劳损。脾胃虚寒者宜饭后服，心绞痛发作时也不宜长期、连续使用。

3）本品主要用于冠心病（胸痹）多证型（标实证与本虚证各亚型），但不宜阴寒凝滞型。

4）现代药理研究证实：本品增加冠脉血流量，保护缺血、缺氧的心肌，明显抑制血小板聚集，且有抗心律失常等作用。

一味丹参，功抵"四物"。丹参主含水溶性成分与脂溶性成分。前者主要是丹参素、丹参酸；后者主要是丹参酮、丹参醇。丹参具有多方面的药理作用：①扩张冠状动脉，增加冠脉血流量，改善心肌缺血，缩小心肌梗死范围；②提高耐缺氧能力，保护缺血、缺氧的心肌；③改善微循环，改善血液流变性，抑制血小板聚集，激活纤溶，对抗血栓形成；④调节血脂，抑制动脉硬化性斑块的形成；⑤镇静与镇痛作用。

三七主含皂苷、黄酮苷、氨基酸等，其药理作用参见上述三七片有关内容。

冰片主含龙脑、异龙脑，具有耐缺氧作用、镇静作用，但也能兴奋中枢神经系统，提高交感神经的敏感性，改善心肌代谢，促进呼吸与血液循环。借以促进苏醒（芳香开窍）。

（2）速效救心丸

♪ 歌诀

珠联璧合药两味
川芎降香乃绝配
行气活血止诸痛
化瘀止血辟恶气
冠心气滞血瘀治
寒凝阴虚单不宜

📋 注释

1）本品为研制方，由川芎、降香两味药组成。川芎行气活血，祛风止痛；降香化瘀止血辟，理气止痛，辟一切恶气。

2）本品行气活血、祛瘀止痛。主治气滞血瘀型冠心病，临床上主要用于治疗冠心病尤其是心绞痛。此外还可用于血管神经性头痛、原发性痛经以及肾绞痛等。

3）寒凝与阴虚胸痹不宜单用本品。

4）现代药理研究证实：①川芎主含川芎嗪与阿魏酸，前者扩张冠状动脉，增加冠脉血流量，抑制血小板聚集，激活纤溶，预防血栓形成；后者降压、镇静，降低心肌耗氧量；②降香的主要成分是黄酮衍生物的单聚体、双聚体以及肉桂烯类衍生物，能显著增加冠脉血流量，并能抗血栓形成。

（3）血府逐瘀丸（口服液、胶囊）

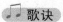 歌诀

> 桃红四物柴枳草
>
> 桔梗牛膝为使药
>
> 活血行气止疼痛
>
> 胸中血瘀服之好
>
> 主治心脑血管病
>
> 孕妇忌用需知晓

注释

1）本品源于清代名医王清任《医林改错》八大逐瘀汤之一的血府逐瘀汤。本品由 11 种中药组成，即桃仁、红花、当归、生地、赤芍、川芎、柴胡、枳壳、甘草、桔梗、牛膝。其中，桃仁、红花为主药，赤芍、川芎为辅药，当归、生地、柴胡、枳壳为佐药，桔梗载药上行，牛膝引血下行，皆为使药，甘草则调和诸药。本品组方颇具匠心，特点有三：①活血与行气并举，既祛血分瘀滞，又解气分郁结；②祛瘀与养血同施，活血但不耗血，行气但不伤阴；③升降兼顾，既能升达清阳，又可降泄下行，使气血和顺、阴平阳秘。

2）本品活血化瘀、行气止痛。主治血瘀胸中、胸阳痹阻证，证见胸痛头痛、心悸怔忡、烦躁易怒、失眠多梦、干呕呃逆、饮水即呛、舌质暗红、脉涩或弦紧。临床上主要用于治疗冠心病尤

其是心绞痛（气滞血瘀型），此外还可用于风湿性心脏病、胸部挫伤、肋软骨炎、高血压病、高脂血症、脑血栓形成、血栓闭塞性脉管炎、神经症、脑震荡后遗症等。

3）孕妇忌用本品，这是因为本品中活血化瘀药较多。

4）现代药理研究证实本品对人体的多个系统都具有广泛的作用：①心脑血管系统：增加冠脉血流量，改善心脏缺血、缺氧状态；促进脑血液循环，扩张周围血管。②血液系统：增加血流量，改善微循环，抑制血小板聚集，增加纤维蛋白溶解。③内分泌代谢系统：调节内分泌失衡，调节三大营养物质代谢。④免疫系统：提高机体的免疫功能。⑤运动系统：提高肠道平滑肌的张力，恢复其有效收缩。⑥其他：抗炎、抗感染、镇静、镇痛等作用。

附注：心可舒胶囊（片）的主要成分是丹参、葛根、木香、三七、山楂。可活血化瘀，行气止痛，用于冠心病，心绞痛。但心阳虚患者不宜用。

3. 化瘀宽胸——冠心苏合丸（滴丸、胶囊、软胶囊）、地奥心血康胶囊

（1）冠心苏合丸（滴丸、胶囊、软胶囊）

♪ **歌诀**

> 本品简化苏香丸
> 苏乳檀木香冰片
> 理气宽胸止心痛
> 寒凝气滞胸痹安
> 用于冠心心绞痛
> 阴虚痰阻不宜餐

📖 **注释**

1）本品为研制方，系苏合香丸简化而成，而苏合香丸源于唐代王焘编撰的《外台秘要》。本品由五种药组成，即苏合香、乳

香、檀香、土木香与冰片。

2）本品理气活血、宽胸止痛。主治寒凝气滞、心脉不通的胸痹，证见胸闷气短，心悸汗出，心前区压榨痛等，临床上主要用于治疗冠心病尤其是心绞痛。

3）心肾阴虚、气阴两虚证以及痰浊内阻证禁用本品。

4）现代药理研究证实：①苏合香是香树脂，主含萜类与挥发油，作用稍逊于麝香，而麝香主含麝香酮，兴奋中枢神经，还可增强心肌收缩力，降低心肌耗氧量；②乳香主含树脂烃、水芹烯、阿糖酸的钙盐与镁盐等，具有镇痛、消炎、升高白细胞的作用；③檀香主含檀萜醇、檀萜烯、檀萜烯酮，可降低心肌耗氧量，并能抗心律失常；④土木香药用来源为菊科植物土木香或藏木香的干燥根，主含紫杉烯、紫罗兰酮，具有健脾、和胃、调气、解郁、镇痛功效；⑤冰片的主要成分是右旋龙脑、异龙脑、龙脑香醇、石竹烯等，可提高交感神经的敏感性，改善心肌代谢，促进呼吸与血液循环。

（2）地奥心血康胶囊

 歌诀

本品甾体总皂苷
活血扩张冠脉管
降压抗脂过氧化
行气止痛胸痹安
预防治疗冠心病
偶有头痛自行缓

注释

1）本品的成分为甾体总皂苷，是黄山药或穿龙薯蓣根茎的提取物。

2）本品活血化瘀，行气止痛，可扩张冠脉血管，改善心肌缺血。还可降低血压，抗脂质过氧化。用于预防和治疗冠心病，心绞痛以及瘀血内阻之胸痹、眩晕、气短、心悸、胸闷或痛等本品对冠心病伴发高血压、高血脂患者也有较好的疗效。

3）本品偶有头痛等不良反应，但可自行缓解。

附注：治疗胸痹（冠心病心绞痛）常用的中成药。

♪ 歌诀

> 速效救心苏合丸
>
> 冠心 2 号精制南
>
> 通心络与血塞通
>
> 丹参滴丸舌下含
>
> 麝香保心芳温通
>
> 七种制剂要记全

▦ 注释

常用 7 种制剂为速效救心丸、冠心苏合香丸、冠心 2 号颗粒、复方丹参滴丸、通心络胶囊、血塞通溶液与麝香保心丸，其中冠心 2 号为精制颗粒，因首创于天津南开医院，故称"精制南"。国家基本药物主要筛选了其中 3 种，即速效救心丸、冠心苏合丸、复方丹参滴丸。

（十三）祛湿剂

1. 基本药品（14 种基药）

♪ 歌诀

> 十四基药八类型
>
> 散寒利水各三种
>
> 辟秽止泻克痢痧
>
> 通淋细分共四品
>
> 化浊血脂康胶囊
>
> 尪痹风湿液扶正

**注释**

（1）祛湿剂遴选了八类型 14 种基药，其中：4 种通淋；3 种散寒利湿；3 种消肿利水；2 种扶正祛湿；化浊、辟秽各 1 种。

（2）风湿骨痛胶囊（片）、追风透骨丸、正清风痛宁缓释片均可散寒利湿。

（3）五苓散（胶囊、片）、肾炎康复片、尿毒清颗粒均可消肿利水。

（4）克痢痧胶囊解毒辟秽，理气止泻，用于泄泻和痧气（中暑）。其成分为白芷、苍术、石菖蒲、细辛、荜茇、鹅不食草、猪牙皂、丁香、硝石、白矾、雄黄、冰片。

（5）通淋剂又细分为四品：①清热通淋剂癃清片（胶囊）、三金片。前者可清热解毒，凉血通淋。用于下焦所致的热淋，症见尿频、尿急、尿痛、腰痛、小腹坠胀，注意体虚胃寒者不宜服用。②癃闭舒胶囊为化瘀通淋剂，其功效温肾化气，清热通淋，活血化瘀，散结止痛。用于肾气不足，湿热瘀阻之癃闭所致尿频、尿急、尿赤、尿痛、尿细如线，小腹拘急疼痛，腰膝酸软等症，前列腺增生有以上症候者也可应用。个别患者服药后有轻微的口渴感、胃部不适、轻度腹泻。③普乐安胶囊（片）为油菜花花粉，具有补肾固本之功效。主治肾气不固，腰膝酸软，尿后余沥或失禁及慢性前列腺炎、前列腺增生具有上述症候者。

（6）调脂剂血脂康胶囊化浊降脂。

（7）尪痹颗粒（胶囊、片）、风湿液酒剂扶正祛湿。尪痹颗粒补肝肾，强筋骨，祛风湿，通经络（详见下述）；风湿液补养肝肾，养血通络，祛风除湿。用于肝肾血亏、风寒湿痹引起的关节疼痛，四肢麻木。其成分为羌活、独活、防风、秦艽、当归、白芍、白术、鹿角胶、鳖甲胶、牛膝、川芎、木瓜、寄生、红花、甘草、红曲米，但儿童、孕妇、月经期妇女禁用。

## 2. 消肿利水——五苓散（胶囊、片）

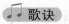 **歌诀**

祛太阳邪传膀胱
行水利湿主要方
白术泽泻猪茯苓
桂枝解表又通阳
利便消暑清烦渴
慎忌湿热与食伤

**注释**

（1）本品源于汉代名医张仲景《伤寒论》原方，由5种中药组成，即白术、泽泻、猪苓、茯苓与桂枝。其中主药泽泻，辅以猪苓、茯苓，佐以白术、桂枝，共奏消肿利水、行水利湿之功。

（2）本品利水渗湿、温阳化气、健脾和中，主治脾不运湿，水湿停留，诸湿肿满证；亦可治祛太阳表邪不解，循经传腑，导致膀胱气化不利之蓄水证，证见头痛微热，小便不利，烦渴欲饮，或水入即吐（水逆证），或脐下动悸，或气短而咳，或水肿，或泄泻，舌苔白，脉浮或浮数。临床上主要用于治疗急性肾炎、慢性肾炎、尿潴留、心源性水肿、肝硬化腹水、胸腔积液、睾丸鞘膜积液等、青光眼。

（3）湿热与食伤者慎用甚至忌用本品。

（4）现代药理研究证实，本品抑制肾小管重吸收，具有明显的利尿作用，同时调节全身水与电解质平衡。①主药泽泻主含泽泻萜醇A、B、C与天门冬素，利尿作用明显，尤其对肾炎患者更为显著，此外还有降压、降糖与抗脂肪肝作用；②茯苓主含 $\beta$-茯苓聚糖、茯苓酸、卵磷脂等，具有利尿、镇静、降糖、强心、保肝、抗肿瘤以及增强免疫功能等作用；③猪苓主含猪苓葡聚糖Ⅰ、甾类化合物、生物素等，具有利尿、保肝、抗肿瘤、抗菌以及促进免疫功能等作用。

3. 化瘀通淋——癃闭舒胶囊

 歌诀

> 利尿通淋有三种
>
> 琥珀金钱草海金
>
> 清热通淋益母草
>
> 慈菇解毒助热清
>
> 补肾壮阳补骨脂
>
> 共奏化瘀癃闭通

📅 注释

（1）本品系研制方，由 6 种中药组成，即补骨脂、益母草、金钱草、海金沙、琥珀、山慈菇。

（2）本品益肾活血，清热通淋、化瘀镇痛。主治肾气不足、湿热瘀阻所致的癃闭，证见腰膝酸软、尿频、尿急、尿痛、尿赤等膀胱刺激症，伴少腹拘急疼痛，临床上主要用于治疗尿路感染（肾盂肾炎、膀胱炎）、良性前列腺增生等。

（3）本品不宜长期服用。

（4）现代药理研究证实：①补骨脂主含香豆素类、黄酮类及单萜醇类，可调节神经系统和血液系统，促进骨髓造血，保护心肌，增强免疫功能并抗衰老；②金钱草主含酚类、黄酮类等；海金沙主含高丝氨酸、咖啡酸与香豆酸；琥珀含树脂、挥发油，还含琥珀氧松香酸、琥珀脂醇，三药皆能利尿通淋；③益母草主含益母碱、水苏碱、β-亚麻酸、苯甲酸、延胡索酸，具有强心、扩冠、利尿、改善肾功能等作用；④山慈菇主含黏液酸、甘露糖、秋水仙碱，具有化瘀、消肿、解毒功能。

4. 扶正祛湿——尪痹颗粒（胶囊、片）

🎵 歌诀

> 桂枝防风风寒散

祛寒独伸威灵仙

补阳淫续血地芍

强腰狗脊骨碎连

皂刺羊骨知红花

用治久痹"类风关"

## 注释

（1）本品系 1984 年全国中医内科痹症学组协定处方，由 17 种中药组成，即地黄、熟地黄、续断、附子（制）、独活、骨碎补、桂枝、淫羊藿、防风、威灵仙、皂刺、羊骨、白芍、狗脊（制）、知母、伸筋草、红花。其中，桂枝、防风发散风寒；狗脊补肝肾、强腰膝；骨碎补补肾强骨、续筋接骨；皂刺祛风、羊骨补骨、知母清热、红花活血，共奏祛风胜利湿之功。独活、伸筋草、威灵仙祛风寒湿；淫羊藿、续断补阳；地黄、熟地黄、白芍滋补肝肾阴虚，补血养阴敛阴。

（2）本品补肝肾，强筋骨，祛风湿，通经络。主治久痹体虚，关节疼痛，局部肿大、僵硬畸形，屈伸不利，临床上主要用于治疗类风湿关节炎。

（3）本品不良反应较少，个别患者用药后可见胃肠反应和皮疹。

（4）类风湿关节炎是一个累及小关节为主的多系统自身免疫病，其病理改变为慢性滑膜炎，临床特征为对称性多个关节肿痛甚至畸形致残。相当于中医的"痹证""厉节风"。

痹证的中医治则有三：①以祛邪通络为基本原则；②久痹正虚者，应重视扶正；虚实夹杂着，宜标本兼顾；③"治风先治血，血行风自灭"，还应重视养血活血。本品组方符合此三原则。

现代临床药理研究证实，本品具有强壮、抗炎、解热、镇痛、扩张血管、改善血液循环等作用：①尪痹冲剂中的主要成分白芍其总苷片用于"类风关"有较好疗效，可谓治标又治本，因为白芍主含芍药苷、芍药内酯与牡丹酚芍药花苷等，既能镇痛、解痉、消肿又可使处于低下状态的细胞免疫功能恢复正常；②熟地黄强心、利尿、抗渗出、抗增生；③淫羊藿具有雄激素样作用；④附子（制）含乌头碱，具有明显抗炎、镇痛、镇静作用；⑤独活主含二氢山芹醇、欧芹酚甲醚、香干内酯、花椒毒素等，亦具有抗炎、镇痛、镇静作用；⑥威灵仙主含原白头翁素、白头翁内酯，具有镇痛、松肌作用；⑦桂枝、防风含挥发油，具有抗炎、解热、镇痛、扩血管等作用；⑧红花抗炎、镇痛、改善血液循环；⑨伸筋草主含石松碱、石松三醇、阿魏酸等，具有明显镇痛、解热作用。

5. 化浊降脂——血脂康胶囊

♪ **歌诀**

> 本药非西亦非中
> 特质红曲有创新
> 除湿祛痰降血脂
> 活血化瘀健脾灵
> 主治心脑血管病
> 久服应查肝功能

▦ **注释**

（1）本品系北京大学物理系张茂良教授从大米发酵中提取的特质红曲，保留了红曲中多种有效成分，是纯天然复合他汀，所以既非传统中药，也与他汀类西药不同。本品主要降低总胆固醇（TC）和低密度脂蛋白（LDL）。其降脂的机制是由于抑制了羟甲基戊二酰辅酶 A（HMG-CoA）还原酶，从而减少了内源性胆固醇的合成。

（2）本品除湿祛痰，化浊降脂，活血化瘀，健脾消食。主治脾虚痰瘀阻滞证，证见头晕胸闷、气短乏力、纳呆腹胀等，临床上主要用于治疗高脂血症以及由血脂高引起的心脑血管病。

（3）本品不良反应较少且轻微，长期应用时偶可出现胃肠反应、皮肤潮红、头痛肌痛等，偶见转氨酶水平升高，偶有横纹肌溶解症，故久服应查肝功能。

（4）现代药理研究证实：①本品主含他汀类成分，其抑制HMG-CoA还原酶活性优于辛伐他汀。②本品尚含异黄酮、甾醇、20种氨基酸、3种不饱和脂肪酸与微量元素；异黄酮又包括大豆苷元、黄豆黄素、染木素；甾醇又包括麦角甾醇、豆甾醇与谷甾醇，上述植物甾醇增强机体免疫力，具有降血脂、降血压、降血糖、抗肿瘤、抗疲劳等功能。

（十四）理气剂

1. 基本药品（12种基药）

♬ 歌诀

<blockquote>
四种类型十二品<br>
理气止痛有两种<br>
疏肝十种细分三<br>
健脾五灵乙肝用<br>
解郁三品和胃六<br>
制剂多样六剂型
</blockquote>

📅 注释

（1）理气剂基药12种：理气止痛药2种，疏肝药10种，后者又细分为三种亚型，即疏肝解郁3种，疏肝和胃6种，疏肝健脾1种。

（2）理气止痛药2种，包括枳术宽中胶囊、宽胸气雾剂。前者成分为白术、枳实、柴胡、山楂，可健脾和胃，理气消痞。用于胃痞（脾虚气滞），症见呕吐、反胃、纳呆、反酸以及功能性消化不良见以上症状者；后者由细辛油、檀香油、高良姜油、荜茇油、冰片组成。具有理气止痛的功效，用于缓解心绞痛。

（3）五灵胶囊由柴胡、灵芝、丹参、五味子组成。可疏肝健脾活血，用于乙型慢性活动性及迁延性肝炎，肝郁脾虚挟瘀症，症见纳呆、腹胀嗳气、胁肋胀痛、疲乏无力。偶有轻度恶心，上腹不适等消化道不良反应。

（4）3种疏肝解郁药指逍遥丸（颗粒）、丹栀逍遥丸与护肝片（颗粒、胶囊）。逍遥丸（颗粒）参见下述；丹栀逍遥丸舒肝解郁，清热调经。用于肝郁化火，胸胁胀痛，烦闷急躁，颊赤口干，食欲不振或有潮热，以及妇女月经先期，经行不畅，乳房与小腹胀痛；护肝片含柴胡、茵陈、板蓝根、绿豆、五味子、猪胆粉，可疏肝理气，健脾消食。具有降低转氨酶作用，用于慢性肝炎及早期肝硬化等。

（5）6种疏肝和胃药指气滞胃痛颗粒（片）、胃苏颗粒、元胡止痛片（颗粒、胶囊、滴丸）、三九胃泰颗粒（胶囊）、加味左金丸、荜铃胃痛颗粒。此类基药主要用于肝气犯胃、肝胃不和所致的胃痛与不适，临床上可治疗慢性胃炎与胃溃疡引起的上腹部疼痛、嗳气反酸、恶心呕吐。

（6）理气剂有六种剂型，即颗粒、胶囊、丸剂、滴丸、片剂与气雾剂。

2. 三九胃泰颗粒（胶囊）

 歌诀

三九胃泰八成分

疏肝和胃柔肝痛

显著止血抗溃疡

调节胃肠功能紊

用于胃炎与溃疡

胃寒患者应慎用

🔲 **注释**

（1）三九胃泰颗粒（胶囊）有八种成分，即三叉苦、九里香、两面针、木香、黄芩、茯苓、地黄与白芍。

（2）清热燥湿，行气活血，柔肝止痛。用于湿热内蕴、气滞血瘀所致的胃痛，症见脘腹隐痛、饱胀反酸、恶心呕吐、嘈杂纳减；慢性胃炎与胃溃疡见上述证候者。

（3）本品有显著的止血和抗溃疡的功效。对胃肠功能紊乱有调节作用，使其恢复正常。因此，对精神紧张引起的胃肠功能紊乱有积极治疗和预防功效。

（4）现代药理学证实，三九胃泰能显著地促进胸腺核蛋白、胸腺 RNA、脾脏 RNA 的合成，故有增强免疫功能和免疫调节作用，从而有利于慢性胃炎的康复；三九胃泰还有促进胃合成蛋白质代谢作用，并有抑制和吸附胃蛋白酶的作用，故有利于胃溃疡创面的修复。

（5）胃寒患者应慎用本品。

3. 疏肝解郁——逍遥丸（颗粒）

🎵 **歌诀**

> 当归白芍八味药
> 柴苓术薄姜甘草
> 调肝养血代表方
> 疏肝解郁健脾效
> 主治肝郁血虚证
> 肝肾阴虚少用好

🔲 **注释**

（1）本品源于宋朝陈师文等著《太平惠民和剂局方》中的原方，由 8 种成分组成，即当归、白芍、柴胡、茯苓、白术、薄荷、甘草、生姜。其中，柴胡为主药，当归、白芍为辅药，茯苓、白术、甘草共为佐药，甘草调和诸药，兼为使药，本品气血兼顾，肝脾同治，体用并调。既是调肝养血的代表方，也是妇科调经的常用方。

（2）本品疏肝解郁，养血健脾，主治肝郁血虚脾弱证。证见肝气不舒、头晕目眩、口燥咽干、两胁作痛、神疲食少，或月经不调，乳房胀痛，脉弦而弱。临床上主要用于治疗慢性肝炎、肝硬化、胆石症、慢性胃炎、溃疡病、胃肠神经症、经前紧张症、不孕症、乳腺囊性增生病、附件炎、子宫肌瘤、更年期综合征、中心性视网膜炎、鼻窦炎等。

（3）本品慎用于肝肾阴虚患者。

（4）现代药理研究证实，本品具有保肝、镇静、镇痛、解痉、抗炎、扩冠等作用：①当归、茯苓保肝作用最明显，可减轻肝细胞变性坏死，降低血清转氨酶活性；②柴胡、白芍、茯苓、白术均能镇静；③柴胡皂苷与芍药苷尚能镇痛；④柴胡、白芍、薄荷、甘草、当归均有抗炎作用；⑤当归主含 $\beta$-蒎烯、$\alpha$-蒎烯等中性油与酸性油成分，其挥发油对抗肾上腺素与组胺兴奋子宫的作用，并能扩冠增加冠脉血流量，还可抗血栓形成；⑥白芍、甘草均有解痉作用。

（十五）消导剂——保和丸（颗粒、片）、六味安消散（胶囊）

♫ 歌诀

> 保和神曲与山楂
>
> 苓夏陈翘菜菔加
>
> 消食和胃只七味
>
> 食滞胃脘效堪夸
>
> 六味安消藏蒙药
>
> 胃痛痛经都用它

**注释**

（1）本品源于金元四大家之一的朱震亨编著的《丹溪心法》原方，由 7 种成分组成，即神曲、山楂、茯苓、半夏、陈皮、连翘、莱菔子。其中，山楂为主药，神曲、莱菔子为辅药，茯苓、半夏、陈皮、连翘均为佐药，合用化食积，和胃气，清热祛湿，诸症可除。

（2）本品消食和胃，主治食滞胃脘证。证见脘腹痞满胀痛、嗳腐吞酸纳呆，小儿腹泻便秘，苔厚腻脉滑利。临床上主要用于治疗功能性消化不良、急慢性胃炎、急慢性肠炎、幽门不全梗阻、小儿便秘、婴幼儿腹泻等。但不宜长期使用，久用亦攻伐正气。

（3）现代药理研究证实，本品具有助消化，调整胃肠平滑肌功能等功能；可对抗乙酰胆碱、组胺引起的肠痉挛；可提高胃蛋白酶的活性；能促进胰蛋白酶的分泌。①主药山楂含黄酮类、三萜皂苷类、脂肪酸等，可增加胃蛋白酶的分泌而促进消化，尤其是对脂肪的消化而降血脂，此外，还能强心、扩冠、利尿、抑菌、抗氧化；②辅药神曲为酵母制剂，含酵母菌和复合维生素 B，故能增进食欲，促进消化；③辅药莱菔子含莱菔素、介子碱、β-谷甾醇，可促进胃肠蠕动与排空，此外还能镇咳、祛痰、抗菌、解毒、降脂。

（4）六味安消散（胶囊）是藏蒙药，其成分包括藏木香、大黄、山奈、北寒水石、诃子、碱花。和胃健脾，消积导滞，活血止痛。用于脾胃不和、积滞内停所致的胃痛胀满、消化不良、便秘、痛经，但脾胃虚寒者应慎用本品。

（十六）治风剂

1. 基本药品（11 种基药）

 **歌诀**

五种类型十一品

疏风息风均两种

祛风七种细分三

化瘀正天止头痛

养血三种清消润

通络二九风湿宁

### 注释

（1）治风剂基药 11 种：疏散外风药 2 种，平息风肝药 2 种，祛风及 7 种。祛风剂又细分为 3 种亚型，即养血祛风药 3 种，祛风通络药 3 种，祛风化瘀药 1 种。

（2）疏散外风药 2 种，即川芎茶调丸（散、颗粒、片）、通天口服液。前者详见下述；后者活血化瘀，祛风止痛。其成分与川芎茶调丸相近，用于瘀血阻滞、风邪上扰所致的偏头痛，症见头部胀痛或刺痛、痛有定处、反复发作、头晕目眩或恶心、呕吐、恶风。但出血性脑血管病、阴虚阳亢患者和孕妇禁服。

（3）平肝息风药 2 种，即松龄血脉康胶囊、丹珍头痛胶囊。前者主要成分有鲜松叶、葛根、珍珠层粉。可平肝潜阳、镇心安神、活血化瘀，适用于头痛，眩晕，急躁易怒，高血压、高脂血患者；后者成分包括高原丹参、夏枯草、熟地黄、珍珠母、鸡血藤、川芎、当归、白芍、菊花、蒺藜、钩藤、细辛等 12 味，可平肝息风，散瘀通络，解痉止痛。用于肝阳上亢，瘀血阻络所致的头痛，背痛颈酸，烦躁易怒。但肾脏病患者、孕妇、新生儿禁用。

（4）正天丸（胶囊）详见下文。

（5）养血祛风药 3 种，即养血清脑丸（颗粒）、消银颗粒（片）与润燥止痒胶囊。养血清脑丸（颗粒）养血平肝，活血通络。用于血虚肝旺所致头痛，眩晕眼花，心烦易怒，失眠多梦。偶见恶心、呕吐，罕见皮疹，停药后即可消失；消银颗粒（片）清热凉血，养血润燥，祛风止痒。用于血热风燥型白疕和血虚风燥型白疕。症见皮疹为点滴状，基底鲜红色，表面覆有银白色鳞屑，或皮疹表面附有较厚的银白色鳞屑，较干燥，基底淡红色瘙痒较甚等；润燥止痒胶囊养血滋阴，祛风止痒，润肠通便。用于血虚风燥所致的皮肤瘙痒；热毒蕴肤所致的痤疮肿痛，热结便秘。

（6）祛风通络药3种，即华佗再造丸、小活络丸（丹）与复方风湿宁胶囊。华佗再造丸主要成分为川芎、吴茱萸、冰片等，可活血化瘀，化痰通络，行气止痛。用于痰瘀阻络之中风恢复期和后遗症，症见半身不遂、拘挛麻木、口眼歪斜、言语不清。据现代药理学研究证实，本品抑制毒性物质兴奋性氨基酸合成，可减少脑细胞凋亡；可调节脑组织病变局部和血液中一氧化氮与内皮素的含量，保护脑细胞免受毒性损伤；可增加脑组织神经生长因子、成纤维细胞生长因子、脑源神经营养因子等神经营养因子家族物质的合成。最新研究表明，华佗再造丸还能促进中风时神经干细胞的增殖、分化和迁移。小活络丸详见下文；复方风湿宁胶囊成分为两面针、七叶莲、宽筋藤、过岗龙、威灵仙、鸡骨香，可祛风除湿，活血散瘀，舒筋止痛，用于风湿痹痛。

2. 疏散外风——川芎茶调丸（散、颗粒、片）

 歌诀

川芎辛芷与荆防
茶调薄荷甘草羌
目眩鼻塞风攻上
正偏头痛皆平康
疏风止痛治外感
不宜内伤肝阳亢

注释

（1）本品源于宋朝陈师文等著《太平惠民和剂局方》中的原

方，由 8 种成分组成，即川芎、细辛、白芷、荆芥、防风、薄荷、甘草、羌活。其中，川芎为主药，荆芥、薄荷为辅药，其余五种为佐药，共奏疏风镇痛之功。

（2）本品疏风镇痛，主治外感风邪头痛，证见目眩鼻塞，正偏头痛，或巅顶作痛，或恶风发热，舌苔薄白，脉浮。临床上主要用于治疗普通感冒、流行性感冒、偏头痛、血管神经性头痛、面神经麻痹、颈椎病、慢性鼻炎、过敏性鼻炎等。

（3）本品是疏散外风的常用方，不宜于气血虚、肝肾阴虚、肝阳上亢等内伤引起的头痛。

（4）现代药理研究证实，本品具有解热、镇痛、镇静、扩血管、降压、抑菌、抗病毒等作用：①细辛、荆芥、防风、薄荷、甘草均可解热；②细辛、防风、薄荷、甘草均可镇痛；③川芎、细辛可镇静；④薄荷，甘草，均有抗炎作用；⑤川芎抑制多种杆菌，荆芥有较强的抑菌作用，防风、白芷、细辛、羌活均有抗菌作用；⑥薄荷不仅有较强的抑菌作用，而且可抑制多种病毒。

3. 祛风化瘀——正天丸（胶囊）

♪ 歌诀

> 组成中七西四种
> 西药即是索密痛
> 防风归芎红独附
> 活血化瘀祛湿风
> 主治慢性头痛病
> 孕妇过敏者忌用

📅 注释

（1）本品源于研制方，由 11 种成分组成，中药 7 种、西药 4 种。中药 7 种指防风、细辛、当归、川芎、红花、独活、附子；西药是索密痛，即去痛片，其 4 种成分是氨基比林、非那西丁、咖啡因、苯巴比妥。

（2）本品活血化瘀、祛风胜湿。主治各种慢性头痛如偏头痛、三叉神经痛、神经性头痛、肌紧张性头痛、颈椎病、痛经等。

（3）孕妇及对本药过敏者忌用本品。

（4）现代药理研究证实，本品具有镇痛作用、扩张脑血管、改善微循环、降血压、抑制血小板聚集等作用。分子生物学证实，本品可促进心脏、肾脏、胸腺、肾上腺等器官的核糖核酸的合成，对脑血管的收缩与舒张有双向调节的功效。

4. 祛风通络——小活络丸（丹）

**♪ 歌诀**

> 炮制二乌天南星
> 乳香没药地龙同
> 祛风除湿通经络
> 活血化痰止疼痛
> 主治三痹中风遗
> 阴虚有热孕妇慎

**⊞ 注释**

（1）本品亦源于宋朝陈师文等著《太平惠民和剂局方》中的原方，由6种成分组成：川乌、草乌、天南星、乳香、没药、地龙。其中，川乌、草乌为主药，天南星为辅药，乳香、没药为佐药，地龙为使药，共奏祛风通络之功。

（2）本品祛风除湿，化痰通络，活血镇痛。主治风寒湿滞留经络的三痹证，证见肢体筋骨挛痛，关节屈伸不利，舌淡紫，苔白，脉沉弦或涩；亦治中风遗留的手足麻木不仁，日久不愈。临床上主要用于治疗慢性风湿性关节炎、类风湿关节炎、坐骨神经痛、腰椎骨质增生症、肩周炎以及中风后遗症、十二指肠壅积症、慢性结肠炎等。

（3）阴虚有热及孕妇慎用本品。

（4）现代药理研究证实，本品具有镇痛、抗炎、解痉、强心等作用。①川乌、草乌主含乌头碱，具有明显的镇痛、抗炎、强心作用，但有小毒，应先炮制且不宜久用；②天南星主含三萜皂苷、苯甲酸，具有镇痛、镇静作用，亦应先炮制；③乳香、没药主含树脂、塑胶与挥发油，具有抗炎、镇痛作用；④地龙含多种氨基酸、蚯蚓解热碱与蚯蚓素，具有抗菌、镇静、抗惊厥、抗凝以及增强免疫等作用。

## 二、外科用药

（一）清热剂

1. 基本药品（16 种基药）

♪ 歌诀

> 八种类型十六品
> 消石软坚各一种
> 其余十四细分六
> 痔疮消肿马应龙
> 利湿除湿燥湿五
> 解毒七种双石通

注释

（1）清热剂基药 16 种：通淋消石、软坚散结各 1 种，其余 14 种又细分六亚型：清热消肿 1 种；清热利尿 1 种；清热利湿 3 种；清热除湿 1 种；清热燥湿 1 种；清热解毒 7 种。

（2）排石颗粒通淋消石，内消瘰疬丸软坚散结，消肿马应龙麝香痔疮膏清热消肿，均详见下文。

（3）清热利湿 3 种指消炎利胆片（颗粒、胶囊）、金钱胆通颗粒与银屑胶囊（颗粒）。消炎利胆片（颗粒、胶囊）详见下文；金钱胆通颗粒清利湿热、疏通肝胆、止痛排石。用于胆石症湿热郁结于少阳胆腑之胁痛。痛在右胁，固定不移，或继发绞痛，上引肩背，便秘尿黄，甚至身目俱黄发热，舌质暗红，苔厚腻或黄腻，脉弦滑或弦紧；银屑胶囊（颗粒）祛风解毒，养血祛风，润燥止痒，用于血虚风燥所致的银屑病（牛皮癣）。

（4）除湿止痒软膏外用清热除湿，祛风止痒。用于急性、亚急性湿疹证属湿热或湿阻型的辅助治疗。特别适用于婴幼儿、孕期妇女、哺乳期妇女皮肤病（湿疹等特异性皮炎）的治疗；金蝉止痒胶囊清热燥湿，用于湿热内蕴所引起的丘疹性荨麻疹，夏季皮炎等皮肤瘙痒症状。

（5）清热解毒七种指季德胜蛇药片、肛泰栓（软膏）、复方黄柏液涂剂（复方黄柏液）、连翘败毒丸（膏、片）、如意金黄散、地榆槐角丸、湿润烧伤膏。既可内服，用于脏腑积热，风热湿毒引起的疮疡初起以及毒蛇、毒虫咬伤；也可外用于烧伤、毒虫咬伤与湿热下注所致的痔疮等。

（6）双石通淋胶囊主要作用为清热利尿，化浊通淋，用于慢性前列腺炎湿热壅阻证。症见尿道灼热、小便频急、尿后余沥不尽、尿后滴白、阴部潮湿、会阴、少腹、腰骶部疼痛或不适，舌质红苔黄，脉弦或弦滑等，服用时应忌食辛辣刺激物。

2. 清热利湿——消炎利胆片（颗粒、胶囊）

 歌诀

苦木溪黄穿心莲

清热祛湿又利胆

主治肝胆湿热证

急性胆囊胆管炎

偶见过敏如药疹

脾胃虚寒不宜沾

**注释**

（1）本品源于国家中医药管理局中医药成果转化，由 3 种成分组成：苦木、溪黄草与穿心莲。其中，溪黄草为主药，清热利湿，凉血散瘀利胆；穿心莲为辅药，清热解毒，燥湿泻火；苦木为佐药，清热祛湿解毒，共奏清热利湿之功。

（2）本品清热、祛湿、利胆。主治肝胆湿热证，证见胁肋胀痛，口苦口黏，胸闷纳呆，恶心呕吐，小便黄赤，大便不爽，或兼有身热恶寒，肤目发黄，舌红苔黄腻，脉弦滑数。临床上主要用于治疗急性胆囊炎、胆管炎，前者包括结石性胆囊炎与非结石性胆囊炎；后者包括梗阻性化脓性胆管炎与原发性硬化性胆管炎。

（3）脾胃虚寒者（表现为畏寒喜暖、口淡不渴或喜热饮等）慎用本品。

（4）现代药理研究证实，本品具有抗炎、解热、抑菌、抗病毒、镇静等作用：①溪黄草主含溪黄草素 A、溪黄草素 B、溪黄草素 D 以及 2α-羟基熊果酸、β-谷甾醇苷。β-谷甾醇用于治疗急性黄疸性肝炎、急性胆囊炎、细菌性痢疾、肠炎、跌打瘀痛等病症；②苦木主含苦木内酯、黄楝素、苦木酮等，主治上呼吸道感染、肺炎、急性胃肠炎、细菌性痢疾、胆道感染、淋巴细胞性白血病、疮疖、疥癣、湿疹、水火烫伤、毒蛇咬伤；③穿心莲有效成分为穿心莲内酯。主要有抑菌，抗病毒、抗炎，解热，镇静等作用。对金黄色葡萄球菌、甲型链球菌、肺炎球菌、大肠埃希菌、痢疾杆菌、伤寒杆菌、变形杆菌、铜绿假单胞菌多种致病菌均有抑制作用；对腺病毒（ADV）3 型、流感病毒甲型、甲 3 型呼吸道合胞病毒（RSY）也有极强的灭活作用。广泛用于治疗急性上呼吸道感染、病毒性肺炎、细菌性痢疾、流行性乙型脑炎、肺心病及支气管哮喘等疾病的治疗，特别对病毒性与细菌性上呼吸道感染以及细菌性痢疾有特殊疗效，被誉为天然抗生素药物。穿琥宁注射液是全国中医院急诊科（室）首批必备中成药之一，其成分为脱水穿心莲内酯琥珀酸半酯单甲盐。

**3. 清热消肿——马应龙麝香痔疮膏（软膏）**

♪ **歌诀**

> 马家麝香痔疮膏
> 清热消肿七味药
> 麝牛冰硼炉甘石
> 珍珠琥珀伍良效
> 湿热瘀阻痔裂治
> 肛周湿疹等亦好

**注释**

（1）本品源于马应龙国际医药公司研制方。由 7 种成分组成：人工麝香、人工牛黄、冰片、硼砂、炉甘石、珍珠与琥珀。其中，麝香、牛黄消肿止痛，清热解毒为主药；辅以冰片、硼砂清热解毒，去腐生肌；炉甘石、珍珠收敛生肌；琥珀化瘀止血。七药合用，共奏清热消肿之功。

（2）本品外用清热燥湿，活血消肿，化瘀止血，去腐生肌。主治湿热瘀阻所致的痔疮，证见大便出血或疼痛、有下坠感；临床上主要用于治疗痔疮、肛裂，亦用于肛周湿疹、手足皲裂以及小面积感染创面。

（3）本品为外用药，禁止内服。

（4）现代药理研究证实：①麝香主含麝香酮，兴奋中枢神经，且有一定的抗炎作用，用于疮疡肿毒，有良好的消肿止痛作用；②牛黄主含胆酸、胆色素，具有利胆、抗炎。止血的功效，可治胎毒疮疖及一切疮疡痔疮之病症；③冰片主含龙脑、龙脑香醇、异龙脑等，局部应用有抑菌、镇痛与防腐作用，为治痔疮炎症期的要药；④硼砂主含四硼酸钠，对大肠杆菌、铜绿假单胞菌、炭疽杆菌、葡萄球菌、白色链球菌以及浅部皮肤真菌、白色念珠菌等均有抑菌作用；⑤炉甘石与硼砂均为拔毒化腐生肌药。炉甘石成分为碳酸锌，具有收敛、消肿、止血、镇痛、止痒、防腐之功，并能保护创面；⑥珍珠主含碳酸钙，可促进创面愈合；⑦琥珀主含琥珀氧松香酸、琥珀松香醇等。珍珠、琥珀可解毒散瘀，生肌止血，局部应用均有防腐、止痛的作用。

4. 清热解毒——连翘败毒丸（膏、片）

♪ **歌诀**

> 两方加减败毒丸
> 五味消毒通圣散
> 清热解毒消肿痛
> 用于疮痈疖疥癣
> 丹毒疱疹便秘结
> 阴证慎服需明辨

📋 **注释**

（1）本品系五味消毒饮（源于清代名医吴谦主编的《医宗金鉴》原方）与防风通圣散（源于金元四大家之一的河间人刘完素）两方加减而成，由18种成分组成，即连翘、金银花、苦地丁、天花粉、黄芩、黄连、大黄、苦参、荆芥穗、防风、白芷、羌活、麻黄、薄荷、柴胡、当归、赤芍、甘草。五味消毒饮，具有清热解毒，消散疔疮之功效；防风通圣散表里并治、内外分消、解表通里、清热解毒，可用于外科疡毒。辅以其他药物，共奏清热解毒之功。

（2）本品系清热解毒，疏风散结、消肿镇痛之剂。主治疮疖溃烂、疥癣痛痒、丹毒、疱疹以及大便秘结等。临床上主要用于治疗疖、痈、蜂窝织炎、急性淋巴结炎、化脓性腮腺炎、流行性腮腺炎（痄腮）、颜面丹毒、天疱疮、脓疱疮等。

（3）本品用于脏腑积热，风热湿毒引起的具有热毒证候者的阳证。阴证慎服，辨证需分明。

（4）现代药理研究证实：本品对多种革兰阳性、阴性致病菌如金黄色葡萄球菌、溶血性链球菌、大肠杆菌、痢疾杆菌、霍乱弧菌、伤寒杆菌、副伤寒杆菌等均有一定抑制作用，对肺炎球菌、脑膜炎球菌、铜绿假单胞菌，结核杆菌亦有效。本品水浸剂在体外对铁锈色小芽孢癣菌、星形奴卡菌等皮肤真菌有不同程度的抑制作用。在人胚肾原单层上皮细胞组织培养上，对流感病毒、孤儿病毒、疱疹病毒均有抑制作用。也有延缓孤儿病毒所致的细胞致病的作用。试管实验表明对钩端螺旋体也有抑制作用。

5. 软坚散结——内消瘰疬丸

 **歌诀**

> 软坚散结瘰疬丸
> 滋肾补肺又疏肝
> 用于颈乳肿块证
> 清火消肿化顽痰
> 痈疽早期亦堪用
> 脾胃虚弱慎苦寒

**注释**

（1）本品源于清代名医顾世澄编著的《疡医大全》中的原方，由17种成分组成，即夏枯草、玄参、大青盐、海藻、浙贝母、薄荷、天花粉、蛤壳（煅）、白蔹、连翘、大黄（熟）、甘草、地黄、桔梗、枳壳、当归、玄明粉。其中，夏枯草为主药，其余均为辅药，共奏软坚散结之功。

（2）本品滋肾补肺，疏肝养血，软坚散结、化痰泻火。主治痰凝气结所致的气郁痰结型颈项肿块、乳房包块，舌苔薄白或微黄，舌质淡，脉弦细数，临床上主要用于治疗急慢性淋巴结炎、颈淋巴结核、乳腺囊性增生病（乳腺增生症）、乳房纤维腺瘤、乳管内乳头状瘤疖、单纯甲状腺肿、甲状腺腺瘤、甲状腺结节；亦可用于痈、疽、蜂窝织炎的早期以及良性前列腺增生、前列腺炎、尿路感染等。

（3）本品多为苦寒药，而苦寒败胃，故脾胃虚弱者慎用。

（4）现代药理研究证实，本品具有较好的抗结核、抗菌、抗炎以及提高机体免疫功能等作用：①夏枯草为本品主药，主含三萜皂苷、芸香苷、木樨草素等成分，具有明显的抗炎与一定的抑菌作用；②夏枯草、玄参、大青盐、浙贝母、天花粉、白蔹、连翘、大黄（熟）、玄明粉均有抑菌消炎作用，对金黄色葡萄球菌、溶血性链球菌、肺炎球菌等均有杀灭作用，尤其对结核杆菌抑制作用更强。此外，还具有解热镇痛作用；③甘草、薄荷、桔梗、枳壳、当归具有扩张血管，改善微循环，增强免疫功能与抗病能力的作用，甘草还具有类激素作用；④海藻、蛤壳（煅）含碘、钾离子，具有软坚散结、解毒消肿功能。

6. 通淋消石——排石颗粒（冲剂）

♪ 歌诀

　　　　　排石八正散加减
　　　　　利水通淋药多全
　　　　　用于下焦湿热证
　　　　　石淋热淋血淋全
　　　　　尿路排石需月余
　　　　　泥沙结石亦排胆

📖 注释

（1）本品源于八正散加减，而八正散系宋朝陈师文等著《太平惠民和剂局方》中的原方。排石颗粒（冲剂）由10种成分组成，即金钱草、车前子（盐水炒）、关木通、徐长卿、石韦、瞿麦、忍冬藤、滑石、冬葵子、甘草。其中，利水通淋药就有6种之多，即车前子、滑石、木通、石韦、瞿麦与冬葵子。

（2）本品具有清热利水，通淋排石的功能。宋朝名医陈无择，是一位儒、医兼通，又精于临证的医学家，在当时极有影响。他在其著作《三因极一病证方论》卷十二中提出五淋包括冷淋、热淋、膏淋、血淋、石淋。本品用于石淋、热淋与血淋等下焦湿热者。临床上本品主要用于治疗肾脏结石、输尿管结石、膀胱结石等尿路排石，排石率达61.2%，但疗程需一个多月。此外，本品尚能排出胆囊中泥沙样结石。

（3）脾胃便溏者禁用本品。

（4）现代药理研究证实，本品具有利尿利胆排石，解毒解痉镇痛，抗炎抑菌清热等药理作用：①金钱草主含酚性成分、甾醇、黄酮类，善消结石，尤宜于治疗石淋，亦可用于肝胆结石；②忍冬藤又名银花藤，其主要成分是绿原酸和异绿原酸，其功效与金银花相似，具有广谱抗菌作用与抗炎、解热作用；③金钱草、忍冬藤、车前子、木通、瞿麦与冬葵子均有较强的利尿作用；④车前子、甘草具有抗炎作用；⑤木通、石韦可增强巨噬细胞吞噬功能；⑥徐长卿、忍冬藤还有解痉镇痛作用。徐长卿全草含牡丹酚约1%，根含黄酮苷、糖类、氨基酸、牡丹酚。祛风化湿，镇痛止痒。对痢疾杆菌、伤寒杆菌、铜绿假单胞菌、金黄色葡萄球菌等有抑制作用，尚有镇痛、止咳、利水消肿、活血解毒作用。

（二）温经理气活血剂（3种基药）

 歌诀

疏肝散结与消肿

理气活血选三种

阻疽瘰疬小金丸

西黄丸治癌肿等

红金胶囊前已述

肌瘤囊肿乳增生

### 注释

1. 温经理气活血剂遴选了 3 种基药，即小金丸（胶囊、片）、西黄丸（胶囊）与红金消结胶囊（片）。其中，前两种散结消肿，后一种疏肝散结。

2. 小金丸散结消肿，化瘀止痛。用于阻疽初起，皮色不变，肿硬作痛，多发性脓肿，瘿瘤，瘰疬，乳岩与乳癖。现代药理学证实，小金丸对金黄色葡萄球菌、大肠埃希菌、溶血性链球菌、奈瑟菌等均有抑菌作用。小金丸加减具有良好的改善血瘀状态和抑制肿瘤生长的作用，且有副作用小的优点，并可以较迅速、持久的发挥药效。此外，小金丸还具有消炎、退肿、抗结核、镇静止痛以及提高机体免疫力和抗病能力的作用，能促进肿块和瘢痕减轻或消退。

3. 西黄丸清热解毒，疏肝散结，和营消肿。用于痈疽疔毒、瘰疬、流注、癌肿等。

4. 红金消结胶囊前已述及，用于气滞血瘀所致乳腺小叶增生、子宫肌瘤、卵巢囊肿。

（三）活血化瘀剂（3 种基药）

### 歌诀

活血化瘀选三种
通脉消肿与益肾
通脉脉管复康片
消肿活血"京万红"
烫伤疮疡软膏敷
益肾活血"灵泽"用

### 注释

1. 外科活血化瘀剂遴选了 3 种基药，即脉管复康片、京万红软膏与灵泽片。

2. 脉管复康片化瘀通脉、通经活络。用于瘀血阻滞，脉管不通引起的脉管炎、硬皮病、动脉硬化性下肢血管闭塞症。其成分为丹参、鸡血藤、郁金、乳香、没药。据现代药理学证实，本品具有外抑制血栓形成和抗血小板聚集作用，可降低全血黏度和红细胞电泳时间，增加血流量，并具有一定的镇痛作用。

3. 京万红软膏活血解毒，消肿止痛，去腐生肌。用于轻度水、火烫伤，疮疡肿痛，创面溃烂。

4. 灵泽片由乌灵菌粉、泽泻、莪术与浙贝母组成，可益肾活血，散结利水。用于轻中度良性前列腺增生肾虚血瘀湿阻证出现的尿频，排尿困难，尿线变细，淋漓不尽，腰膝酸软等症。部分患者用药后出现口干、呃逆、恶心、胃胀、胃酸、胃痛、腹泻等。胃十二指肠溃疡以及各种急慢性胃炎、肠炎患者应慎用。

# 三、妇科用药

（一）理血剂

1. 基本药品（6 种基药）

 歌诀

> 四种类型共六品
> 养血收敛各一种
> 其余四种两亚型
> 活血止血二均分
> 少腹逐瘀益母草
> 茜芷胶囊与坤宁

注释

（1）理血剂基药 6 种：收敛止血、养血疏肝各 1 种；其余 4 种分为两亚型：活血化瘀药有益母草膏与少腹逐瘀丸，化瘀止血药有茜芷胶囊与坤宁颗粒（口服液）。

（2）收敛止血药指葆宫止血颗粒，可固经止血，滋阴清热。用于冲任不固、阴虚血热所致月经过多、经期延长，症见月经量多或经期延长、经色深红、质稠或有小血块、腰膝酸软、咽干口燥、潮热心烦、舌红少津、苔少或无苔、脉细数，功能性子宫出血及上环后子宫出血见上述证候者；养血疏肝指妇科十味片，详见下文。

（3）活血化瘀药指少腹逐瘀丸（颗粒、胶囊）与益母草膏（颗粒、口服液、胶囊、片），均见下文。

（4）化瘀止血药有两种，即茜芷胶囊与坤宁颗粒（口服液）。前者活血止血，祛瘀生新，消肿止痛。用于气滞血瘀所致子宫出血过多，时间延长，淋漓不止，小腹疼痛；药物流产后子宫出血量多见上述症候者。其成分为川牛膝、三七、茜草、白芷，实验药理学结果显示，本品具有兴奋子宫及活血止血作用。可改善微循环，增强子宫收缩力，缩短出、凝血时间，提高血清中雌激素水平，促进子宫内膜生长。少数患者服药后胃脘不适，偶见皮疹；后者主要由益母草、当归等组成，可补气养血，调经止痛。用于妇女血虚气滞，月经不调，经前、经后腹痛、腰痛，妇女更年期综合征等。临床上坤宁颗粒可用于妇科出血性疾病，包括"功血"、人流、药流后出血、产后恶露不尽、上环后出血、子宫肌瘤及盆腔炎引起的子宫异常出血等。据现代药理学证实，本品具有缩短出血和凝血时间、凝血酶原时间和凝血活酶时间、抑制纤溶过程。能改善"血瘀症"患者的血液流变性，增加子宫血流量，升高血清雌二醇和孕酮水平，促进卵巢和子宫的发育，且无不良反应。

2. 养血疏肝——妇科十味片

 歌诀

四物加味十种药

白术延胡香草枣

行气活血舒肝郁

主治经痛少不调

乳胀纳差又烦躁

不宜单纯气血孬

**注释**

（1）本品源于研制方，由四物汤（见于晚唐蔺道人著的《仙授理伤续断秘方》）加味共10味中药组成，即当归、川芎、白芍、赤芍、熟地、白术、延胡索、香附、甘草与大枣。

（2）本品行气活血、舒肝解郁、养血活血、调经止痛，主治舌苔薄白或微黄，舌质淡，脉弦细数，临床上主要用于月经病如功能失调性子宫出血、痛经、经前期综合征、闭经、围绝经期综合征等。

（3）单纯气血虚引起的月经不调、月经前后诸证，不宜使用本品。

（4）现代药理研究证实：①主要的药物四物汤提高人体抵抗力，抑制变态反应，促进网织红细胞成熟，促进红细胞生成；②赤芍、延胡索、香附松弛子宫平滑肌，抑制子宫收缩，从而具有解痉镇痛的功效。

3. 活血化瘀——益母草膏（颗粒、口服液、胶囊、片）

 **歌诀**

单一力宏益母草

活血调经水肿消

痛经闭经崩漏治

产后复旧不全疗

肾炎冠心"高压"连

孕妇禁用需知晓

## 注释

（1）本品源于清代陶东亭编著的《惠直堂经验方》，由若干益母草，熬制成膏，加工为各种制剂。

（2）本品活血化瘀，调经止痛，利水消肿，清热解毒。主治月经不调，痛经、闭经、崩漏；产后血晕、腹痛、恶露不尽，舌质淡暗，脉沉细涩等妇产科病。临床上主要用于：①妇科月经病如痛经、闭经、崩漏；②产科病产后复旧不全（不良），表现为血性恶露持续时间延长，常有腰痛及下腹部坠胀感，甚至下腹部出现剧烈疼痛。本病属中医学的恶露不绝，恶露不下、产后腹痛。③急慢性肾炎、冠心病心绞痛、心肌缺血、原发性高血压、产后高血压等。

（3）孕妇禁用本品。

（4）现代药理研究证实：益母草主含益母草碱、水苏碱、亚麻酸、延胡索酸，具有多方面的作用。①兴奋子宫作用：无论子宫在体离体、未孕已孕，其紧张度、收缩频率、振幅均增加；②强心、扩冠、营养心肌；③直接扩张外周血管，降低血压；④改善微循环，降低血黏度，抑制血栓形成；⑤改善和增加肾血流，明显利尿，恢复肾功能。

4. 化瘀散结——少腹逐瘀丸（颗粒、胶囊）

## 歌诀

归芎赤芍小茴香

元胡五灵脂炮姜

蒲黄肉桂加没药

化瘀散结是良方

用于经病附件炎

流产不孕肌瘤囊

### 📅 注释

（1）本品源于清代王清任编著的《医林改错》原方，由 10 味中药组成，即当归、川芎、赤芍、小茴香、元胡（玄胡、延胡索）、五灵脂、炮姜、蒲黄、肉桂、没药。少腹逐瘀丸是王清任的五大逐瘀汤之一，其余为通窍活血汤、膈下逐瘀汤、身痛逐瘀汤、血府逐瘀汤。

（2）本品活血化瘀散结，温经散寒止痛。主治寒凝血瘀所致的闭经、癥瘕积聚、少腹冷痛及瘀血积块、白带、腰酸痛，舌暗有瘀斑，脉沉细涩。临床上主要用于：①妇科月经病如痛经、闭经、崩漏、功能失调性子宫出血以及附件炎、不孕症、习惯性流产、子宫肌瘤、卵巢囊肿等；②肠结核（增生型与混合型）；③尿路结石。

（3）湿热、阴虚者禁用本品。

（4）现代药理研究证实，本品具有抗炎、镇痛、抑制组织增生、抗肿瘤等作用：①本品抑制胶原合成，促进增生病变的转化与吸收；②当归、川芎、赤芍、元胡、没药均有抑制肿瘤生长的作用；③方中的活血化瘀药川芎、元胡（玄胡、延胡索）、蒲黄、五灵脂、没药可降低毛细血管通透性，且能抑制多种病原微生物。

（二）清热剂

1. 基本药品（6 种基药）

### 🎵 歌诀

> 三种类型共六品
> 解毒"炎消"金刚藤
> 除湿妇科千金片
> 宫炎平片与花红
> 行气破瘀保妇康
> 莪术冰片两成分

### 注释

（1）清热剂基药 6 种：清热除湿药 3 种，清热解毒药 2 种，行气破瘀药 1 种。

（2）清热解毒药指妇炎消胶囊与金刚藤糖浆。前者成分包括败酱草、天花粉、大黄、丹皮、苍术、乌药等，可清热解毒，行气化瘀，除湿止带。用于妇女生殖系统炎症、经痛带下。后者为单一成分金刚藤，可清热解毒、消肿散结。用于附件炎和附件炎性包块及妇科多种炎症。

（3）清热除湿药指妇科千金片（胶囊）、宫炎平片（胶囊）与花红片（颗粒、胶囊）。妇科千金片与花红片均见下述；宫炎平片（胶囊）成分包括穿破石、当归、地稔、两面针、五指毛桃，可清热利湿，祛瘀止痛，收敛止带。用于急慢性盆腔炎见下腹胀痛，腰痛，带下增多，月经不调等症属于湿热下注、瘀阻胞宫所致者。

（4）保妇康栓行气破瘀，其成分为莪术与冰片，可行气破瘀，生肌止痛。用于湿热瘀滞所致的带下病，症见带下量多、色黄、时有阴部瘙痒；真菌性阴道炎、老年性阴道炎、宫颈糜烂见上述证候者。经现代药理学研究证实，本品具有抗真菌作用、抗病毒作用、抗细菌作用、抗支原体和抗滴虫作用以及抗癌作用。

2. 清热除湿——妇科千金片（胶囊）

### 歌诀

> 八味参归拨千斤
> 穿莲鸡藤两面针
> 金樱子根功劳叶
> 养血益气热毒清
> 主治腹痛带下病
> 女性生殖系炎症

📱 **注释**

（1）本品源于研制方，共由八味中药组成，即党参、当归、千斤拔、穿心莲、鸡血藤、两面针、金樱子根、功劳叶（木）。

（2）本品益气养血、清热除湿，活血化瘀、解毒消肿。

用于湿热瘀阻所致的带下病、腹痛，症见带下量多、色黄质稠、臭秽，小腹疼痛，腰骶酸痛，神疲乏力。临床上主要用慢性盆腔炎、子宫内膜炎、慢性宫颈炎见上述证候者。

（3）糖尿病患者慎用本品，因片剂为糖衣片或薄膜片。

（4）现代药理研究证实：①穿心莲有效成分为穿心莲内酯。主要有抑菌，抗病毒、抗炎，解热，镇静等作用。对多种致病菌均有抑制作用；对腺病毒、流感病毒甲型、甲3型呼吸道合胞病毒也有极强的灭活作用，被誉为天然抗生素药物；②当归主含 β-蒎烯、α-蒎烯等中性油与酸性油成分，其挥发油对抗肾上腺素与组胺兴奋子宫的作用，并能扩张冠脉增加冠脉血流量，还可抗血栓形成。此外，当归还对大肠杆菌、伤寒杆菌、痢疾杆菌、白喉杆菌、溶血性链球菌等均有抑菌作用；③千斤拔含有多种黄酮类化合物，具有消炎止痛作用。已确定结构有蔓性千斤拔素 A、B、C、D，刺桐素 B，燃料木素等；④功劳叶（木）主含小檗碱、棕榈碱硫氰酸盐，具有抗菌、抗癌作用。对金黄色葡萄球菌、大肠杆菌、铜绿假单胞菌有一定抑制作用；⑤千斤拔、功劳叶（木）、两面针、金樱子根对慢性附件炎（盆腔炎）、宫颈炎、子宫内膜炎等均有良效。

3. 祛瘀止痛——花红片（颗粒、胶囊）

🎵 **歌诀**

主药花红片两种

白花蛇草一点红

地桃二根薪鸡藤

清热祛瘀止带痛

主治湿热带下病

气血虚弱要慎用

### 注释

（1）本品源于研制方，共由 7 味中药组成，即一点红、白花蛇舌草、鸡血藤、桃金娘根、白背叶根、地桃花、菥蓂。

（2）本品清热解毒、燥湿止带、祛瘀镇痛。用于湿热瘀滞所致带下病与月经不调，证见带下量多、色黄质稠、小腹隐痛、腰骶酸痛、经行腹痛。临床上主要用于盆腔炎性疾病。盆腔炎性疾病是指女性上生殖道及周围组织的一组感染性疾病，包括急性盆腔炎与慢性盆腔炎，慢性盆腔炎或称慢性附件炎，现更名为盆腔炎性疾病后遗症，可导致子宫内膜炎、输卵管炎、输卵管积水、输卵管囊肿、输卵管卵巢炎、输卵管卵巢脓肿、盆腔腹膜炎与盆腔结缔组织炎。

（3）气血虚弱者慎用本品。

（4）现代药理研究证实，本品主要有抗菌消炎作用：①一点红主含生物碱（千里光碱、多椰菊碱）与黄酮类（金丝桃苷、三叶豆苷），可抑制金黄色葡萄球菌、链球菌、大肠杆菌、痢疾杆菌、铜绿假单胞菌，具有清热解毒、活血散瘀等功效；②白花蛇舌草主含三十一烷、豆甾醇、熊果酸、齐墩果酸等，可抑制金黄色葡萄球菌、痢疾杆菌，大肠杆菌等，具有清热解毒、利尿通淋、增强免疫功能与抑瘤作用等功效；③花红片与妇科千金片均可治疗妇科附件炎，但花红片还能促进盆腔局部血液循环，改善组织营养状态，促进新陈代谢，更利于炎症的消退。需要强调的是，气血虚弱者宜用妇科千金片而慎用花红片。

（三）扶正剂

1. 基本药品（8 种基药）

### 歌诀

五种类型共八品

益气活血丹定坤

养血理气艾附暖

益气养血药三种

补肾健脾育胎丸

坤泰更年安安神

### 注释

（1）扶正剂基药 8 种，其中，益气活血、养血理气与补肾健脾各 1 种，滋阴安神药 2 种，益气养血药 3 种。

（2）益气活血药定坤丹、养血理气药艾附暖宫丸、益气养血药乌鸡白凤丸、滋阴安神药更年安片，均见下文。

（3）益气养血药 3 种，除乌鸡白凤丸外，还遴选了八珍益母丸（胶囊）与补血益母丸（颗粒）。前者组成为前述八珍丸的八种成分再加益母草，可补气血，调月经，用于气血两虚，月经不调，但感冒发热病人不宜服用；后者组成为当归、黄芪、阿胶、益母草、陈皮。可补益气血，祛瘀生新。用于气血两虚兼血瘀证产后腹痛。

（4）补肾健脾药滋肾育胎丸，可滋补肝肾，益气培元。养血安胎，强壮身体。用于脾肾两虚，冲任不固所致的滑胎（习惯性流产和先兆性流产），但感冒发热病人勿服，服药时忌食萝卜、薏苡仁、绿豆芽。

（5）滋阴安神药指坤泰胶囊与更年安片（胶囊）。前者组成为熟地黄、黄连、白芍、黄芩、阿胶、茯苓，可滋阴清热，安神除烦。用于绝经期前后诸证阴虚火旺者，症见潮热面红、自汗盗汗、心烦不宁、失眠多梦、头晕耳鸣、腰膝酸软、手足心热以及妇女卵巢功能衰退、更年期综合征见上述表现者，本品偶见服药后腹胀、胃痛，可改为饭后服药或停药处理；后者详见下文。

2. 益气活血——定坤丹

坤道成女乾成男

益气活血定坤丹

名贵中药三十种

调经舒郁冠妇产

痛经不调赤白带

产后诸虚服之安

注释

（1）《易经》上说："乾道成男，坤道成女"。定坤丹益气活血，调经舒郁，是妇产科的良药。

（2）本品由30种中药组成，即红参、鹿茸、西红花、三七、白芍、熟地黄、当归、白术、枸杞子、黄芩、香附、茺蔚子、川芎、鹿角霜、阿胶、延胡索、鸡血藤膏、红花、益母草、五灵脂、茯苓、柴胡、乌药、砂仁、杜仲、干姜、细辛、川牛膝、肉桂、炙甘草。方中人参、白术补气，鹿茸、鹿角霜壮阳益精，当归、熟地、白芍、阿胶补血，枸杞滋阴补肾，川芎、西红花、鸡血藤、茺蔚子、延胡索、三七等活血行气止痛。既补气补血、壮阳益精，又活血行气、舒郁止痛。用于月经不调，经行腹痛，崩漏下血，赤白带下，贫血衰弱，血晕血脱，产后诸虚，骨蒸潮热。

（3）本品主要具有雌激素样活性，可舒张子宫平滑肌，镇痛，还能调节免疫，提高吞噬细胞功能，并具有抗休克和抗炎等药理作用。

（4）本品忌生冷油腻及刺激性食物，伤风感冒时停服。

3. 养血理气——艾附暖宫丸

艾叶香附加四物

温里肉桂茱萸吴

黄芪续断共十味

暖宫理气养血补

主治不孕闭痛经

热证实证却无助

**📋 注释**

（1）本品源于宋代杨士瀛《仁斋直指方论》原方，为治疗寒凝冲任而致的月经不调等病症的代表方剂。共由 10 味中药组成，即艾叶（炭）、香附（醋炙）、吴茱萸（制）、肉桂、当归、川芎、白芍（酒炒）、地黄、黄芪（蜜炙）、续断。其中，艾叶、香附暖宫温经散寒为主药；吴茱萸、肉桂温经散寒通脉为辅药；当归、川芎、白芍皆入肝经，能活血祛瘀，养血调经，黄芪、地黄益气滋阴养血，续断活血通经共为佐药。全方合用，共奏养血理气之功。

（2）本品理气补血，暖宫调经。主治血虚气滞、下焦虚寒所致的月经不调。证见行经后期、经量少、有血块、小腹疼痛、腰膝酸痛，舌质淡白、舌苔薄白、脉沉细缓或涩。临床上主要用于妇科月经病如痛经、闭经以及不孕症等。

（3）热证、实证患者勿用本品。

（4）现代药理研究证实，本品有镇痛、解痉功效：①主药艾叶温经止血，化学成分为挥发油、倍半萜类及黄酮类化合物，能明显缩短出血与凝血时间，具有抑制纤溶、抗炎等作用；②主药香附理气调中，化学成分为生物碱、挥发油、黄酮类与三萜类等，能提高痛阈，对抗乙酰胆碱，松弛子宫平滑肌，抑制子宫收缩，松弛其紧张度，还能抑制金黄色葡萄球菌与某些真菌，并具有雌激素样作用，此外还可强心，降低血压，抗心律失常。

4. 益气养血——乌鸡白凤丸（胶囊、片）

 **歌诀**

补气参芪山药草

补阳鹿角霜与胶

补血养血四物汤

主药乌鸡益虚劳

补敛调经二十味

不宜感冒正发烧

### ▣ 注释

（1）本品源于明代医家龚廷贤《寿世保元》原方，由20味中药组成，即乌骨鸡（去毛爪肠）、鹿角胶、鹿角霜、鳖甲（制）、牡蛎（煅）、桑螵蛸、人参、黄芪、当归、白芍、香附（醋制）、天冬、甘草、地黄、熟地黄、川芎、银柴胡、丹参、山药、芡实（炒）。其中，人参、黄芪、山药、甘草补气；鹿角胶与鹿角霜补阳；四物汤当归、白芍、地黄、川芎补血养血；主药乌骨鸡补肝肾，益气血，退虚热，主治虚劳羸瘦、骨蒸痨热、消渴、遗精、久泻、久痢、崩中、带下；麦冬、生地、制鳖甲、银柴胡、丹参滋阴退热，清凉散瘀；鹿角霜、桑螵蛸、煅牡蛎、芡实既能宁神定志，又能收敛止带；又佐以香附疏泄肝气，理血中之气，以防补之过急致气滞阴凝之痹。诸药融温补、滋阴、敛涩、调和等法为一方，具有阴中求阳、阳中求阴、阴阳互补的功效。

（2）本品补气养血，调经止带。主治妇女气血两虚，身体瘦弱，腰膝酸软，月经不调，崩漏带下；又可治男子肾精不足，身体羸弱，气血亏损。临床上主要用于治疗妇科月经病，如痛经、闭经、功能失调性子宫出血以及产后子宫复旧不全，亦用于原发性血小板减少性紫癜、慢性肝炎、男女性功能障碍等。

（3）感冒正发热者勿用本品。

（4）现代药理研究证实，本品具有雌性激素样作用，能增强子宫收缩力，镇痛，止血，提高免疫力，抗寒，抗疲劳，耐缺氧，还能促进肝糖原合成，增加肝解毒功能，防止肝损伤。

## 5. 滋阴安神——更年安片（胶囊）

♪ **歌诀**

滋阴除烦十五味

泽玄苓茅生熟地

二麦二首五味子

钩藤珠母磁丹皮

主治更年综合征

脾肾阳虚者应忌

📅 **注释**

（1）本品源于研制方，由 15 味中药组成，其成分为地黄、泽泻、麦冬、熟地黄、玄参、茯苓、仙茅、磁石、牡丹皮、珍珠母、五味子、首乌藤、制何首乌、浮小麦、钩藤。

（2）本品滋阴清热、除烦安神。主治更年期综合征，症见潮热汗出，眩晕耳鸣，失眠多梦，烦躁不安，手足心热，血压不稳定。

（3）脾肾阳虚者忌用本品。

（4）现代药理研究证实，本品具有类雌激素活性作用，能镇静安神，调整神经功能，促进新陈代谢，改善心脑肾功能，提高免疫力。

（四）散结剂

## 1. 消肿散结——乳癖消片（颗粒、胶囊）

♪ **歌诀**

软坚消痈十五味

近乎半数清热最

活血鸡红三七芍

托毒鹿角香行气

主治乳癖乳痈等

如有化脓却不宜

**注释**

（1）本品源于研制方，由 15 味中药组成，其成分为鹿角、木香、蒲公英、连翘、漏芦、丹皮、玄参、天花粉、海藻、昆布、夏枯草、三七、赤芍、红花、鸡血藤。其中，清热药就有 7 种：天花粉、夏枯草清热泻火；蒲公英、连翘、漏芦清热解毒；丹皮、玄参清热凉血。另外，海藻、昆布软坚散结；鸡血藤、红花、三七、赤芍活血；鹿角托疮毒、调冲任；木香行气理气，共奏软坚消痈之功。

（2）本品软坚散结、活血化瘀、清热解毒。临床上用于气滞血瘀、痰热互结所致乳癖、乳腺小叶增生、卵巢囊肿、子宫肌瘤、乳腺炎（乳痈）早期，证见数目不一的乳房结节，其大小与形态不等，质地柔软，或乳房结块，红肿热痛。

（3）乳房化脓者慎用本品。

（4）现代药理研究证实，本品具有性激素调节作用、内分泌调节作用、细胞分化调节作以及抗炎抗菌抗病毒作用。能抑制乳腺上皮增生，迅速缓解乳腺肿痛，消除乳房肿块。

2. 活血化瘀、软坚散结——桂枝茯苓丸（胶囊）

**歌诀**

温寒并用桂茯丸
桃仁白芍皮牡丹
桂主桃辅佐三味
缓消癥块催生安
用于子宫肌瘤好
异位囊肿附件炎

**注释**

（1）本品源于东汉名医张仲景《金匮要略》中的原方桂枝茯

苓丸，由 5 味中药组成，即桂枝、茯苓、桃仁、白芍、牡丹皮。其中桂枝为主药；桃仁为辅药；其余 3 种为佐药。本品配伍两特点：①温寒并用：既用桂枝温通血脉，又用白芍、牡丹皮凉血散瘀，妙在耗伤阴血之弊；②通因通用：漏下之症，却用行血之法。可使血行常道，出血得止。

（2）本品活血化瘀、缓消癥块。主治妇人宿有癥块，或血瘀经闭，行经腹痛，产后恶露不尽。临床上应用于治疗子宫肌瘤、子宫内膜异位症、卵巢囊肿、附件炎、痛经、流产后阴道出血、宫外孕、不孕症以及胎死腹中。尤其是用于子宫肌瘤效良好，总有效率高达 96%。

（3）体弱者慎用本品。

（4）现代药理研究证实，本品具有明显的抗炎抗菌、镇静镇痛作用，还能降低血黏度，改善血液流变学参数，增加血液流通性。其中主药桂枝含桂皮油、桂皮醛；辅药桃仁含苦杏仁苷、苦杏仁酶等。

附注：妇科散结剂尚有乳块消颗粒（胶囊、片）、宫瘤清胶囊（颗粒）。前者疏肝理气，活血化瘀，消散乳块。用于肝气郁结，气滞血瘀，乳腺增生，乳房胀痛；后者具有活血逐瘀，消癥破积之功效，主治瘀血内停所致的妇女癥瘕积聚，症见小腹胀痛、经色紫暗有块、经行不爽，子宫肌瘤见上述证候者。

## 四、眼科用药

（一）清热剂

1. 清热散风——明目上清丸（片）

 歌诀

两种中成药加减

牛黄黄连上清丸

清上焦火治眼疾

结膜角膜巩膜炎

重用菊花白蒺藜

忌用本品脾虚寒。

### 注释

（1）本品源于《中华人民共和国药典》，由21味中药组成，即黄连、黄芩、栀子（姜炙）、熟大黄、连翘、石膏、菊花、天花粉、薄荷、荆芥、蒺藜（去刺盐炙）、桔梗、赤芍、当归、麦冬、玄参、车前子（盐炙）、蝉蜕、陈皮、枳壳（麸炒）、甘草。本品化裁了两种中成药，即牛黄上清丸与黄连上清丸，尤其重用了菊花与白蒺藜清热明目。

（2）本品清热泻火，散风止痛，明目退翳，用于上焦火盛引起的暴发火眼，红肿痛痒，热泪昏花，云翳遮睛，目赤耳鸣，头痛目眩，咽喉肿痛，口舌生疮，牙龈肿痛，大便燥结。主治急性结膜炎、化脓性角膜炎、巩膜炎、急性虹膜睫状体炎、睑腺炎（麦粒肿）早期、翼状胬肉、眼睑脓肿等。

（3）脾胃虚寒者忌用本品。

（4）现代药理研究证实，本品具有明显的抗菌消炎作用：①黄连主含小檗碱（黄连素）、黄连碱、甲基黄连碱等多种生物碱，其抗菌作用较为广泛。小檗碱能对抗病原微生物，对多种细菌如痢疾杆菌、结核杆菌、肺炎球菌、伤寒杆菌及白喉杆菌等都有抑制作用，其中对痢疾杆菌作用最强；②黄芩的主要成分是黄芩素、黄芩苷、也具有广谱抗菌作用。本药对金黄色葡萄球菌、肺炎球菌、痢疾杆菌、大肠埃希菌、铜绿假单胞菌多种致病菌均有较强的抑制作用；③大黄为蒽醌类化合物，具有明显泻下作用并抑制痢疾杆菌与大肠埃希菌；④连翘、石膏、菊花等亦具有良好的抗菌消炎作用；⑤白蒺藜配伍菊花，治疗风热上攻之目赤肿痛、多泪、翳膜遮睛等症效果好。白蒺藜含刺蒺藜苷即银椴苷、山柰酚、槲皮素等成分，疏散肝经风热较好；菊花主含龙脑、樟脑、菊油环酮、维生素 A、维生素 E 等，疏风清热明目较好。二药合用，相得益彰。

2. 泻火明目——珍珠明目滴眼液

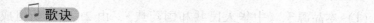 **歌诀**

> 成分冰片珍珠粉
> 养肝明目热火清
> 主治目赤消翳障
> 视力疲劳眼痒痛
> 假性近视白内障
> 保护视力长期用

**注释**

（1）本品系研制方，由珍珠贝粉与冰片两味中药组成。

（2）本品清热泻火，养肝明目，消炎退翳，营养眼球。临床上用于：①慢性结膜炎；②角膜白斑翳障；③治疗视力疲劳症，可以改善眼胀、眼痒、眼痛、眼干、眼涩不能持久阅读等症状；④青少年假性近视；⑤老年性白内障；⑥长期使用可以保护视力。

（3）本品主要用于肝虚火旺证。

（4）现代药理研究证实，本品主含蛋白质、多肽、17 种氨基酸、11 种微量元素、左旋龙脑等活性成分，具有抗炎、去翳、缩小瞳孔、降低眼压、愈合角膜溃疡、防治白内障、保护视力等作用。

附注：泻火明目药尚有黄连羊肝丸。本品为清热剂，主治肝火旺盛，症见目赤肿痛，视物昏暗，羞明流泪，胬肉攀睛。但脾胃虚寒，阳虚畏寒，大便溏薄者慎用。

（二）扶正剂

1. 基本药品（5 种基药）

♪ 歌诀

基药四型共五品

滋阴养肝药两种

补肝石斛夜光丸

和血明目眼底病

益气养阴复方剂

胶囊片剂血栓通

注释

（1）扶正剂基药 5 种，其中，滋阴养肝药 2 种，补肝明目药、和血明目药、益气养阴药各 1 种。

（2）滋阴养肝药两种，一是明目地黄丸，一是障眼明片（胶囊）。前者详见下述；后者用于初期及中期老年性白内障及手术后预防复发。本品通过补益肝肾，健脾调中以及调整全身各器官的功能，改善血液循环，增加睫状体上皮分泌功能，使房水营养物质增加，从而抑制晶状体浑浊发展，同时改善睫状肌痉挛状况，达到提高睫状肌舒缩能力，增加晶状体的调节功能。

（3）石斛夜光丸补肝明目，其成分为石斛、人参、山药、茯苓、甘草、肉苁蓉、枸杞、菟丝子、生地黄、熟地黄、五味子、天冬、麦冬、杏仁等 25 味药。本品用于肝肾两亏，阴虚火旺所致的内障目暗，视物昏花。据现代药理学证实，本品具有改善微循环作用、抗疲劳作用以及增强免疫功能作用，可抑制白内障的形成。

（4）和血明目片，凉血止血、滋阴化瘀、养肝明目。用于阴虚肝旺，热伤络脉所引起的眼底出血。

（5）益气养阴基药遴选了复方血栓通胶囊（片），详见下文。

## 2. 滋阴养肝——明目地黄丸

♪ **歌诀**

> 二地黄丸密关联
> 加味杞菊地黄丸
> 归芍蒺藜石决明
> 主治相似通与专
> 本品眼科专用药
> 肝火上扰不宜餐

📅 **注释**

（1）本品源于明代医家龚廷贤《万病回春》原方，由 12 味中药组成。即熟地黄、山茱萸（制）、牡丹皮、山药、茯苓、泽泻、枸杞子、菊花、当归、白芍、蒺藜、石决明（煅）。即杞菊地黄丸原方上，再加针对眼病的蒺藜、石决明以及滋阴养血的当归、白芍。因此，明目地黄丸与杞菊地黄丸适应证相似，前者主要用于眼科专科，后者则用于通科全科。

（2）本品滋肾、养肝、明目，系眼科专用药。主治肝肾阴虚，目涩畏光，视物模糊，迎风流泪。临床上用于：①老年性白内障初发期；②中心性视网膜脉络膜炎；③慢性单纯性青光眼；④视神经炎；⑤视网膜剥离术后；⑥玻璃体浑浊。

（3）肝火上扰、暴发火眼者忌用本品。

（4）现代药理研究证实：①本品具有六味地黄丸与杞菊地黄丸的各种功能且更强，如改善肾功能、改善自主神经系统功能、降血糖与降血脂作用、肾上腺皮质类固醇样作用、调节内分泌与代谢作用、增强免疫功能、抗动脉硬化、抗疲劳作用、抗低温作用、强壮作用等；②当归主含 β-蒎烯、α-蒎烯等中性油与酸性油成分，其挥发油对抗肾上腺素与组胺兴奋子宫的作用，并能扩张冠脉增加冠脉血流量，还可抗血栓形成，尤其是还促进红细胞与血红蛋白的生成，保肝作用最明显；③白芍主含芍药苷、芍药内酯、牡丹酚芍药花苷、苯甲酸等，具有镇静、镇痛、解痉、抗炎等作用；④蒺藜含刺蒺藜苷即银椴苷、山奈酚、槲皮素等成分，疏散肝经风热较好；⑤石决明主含碳酸钙、硅酸盐、磷酸盐、氨基酸与微量元素等，具有保肝作用与抗凝作用，故可用于目赤翳障、视物昏花等眼疾。

3. 益气养阴——复方血栓通胶囊（片）

♪ 歌诀

> 黄芪三七丹玄参
>
> 益气活血又养阴
>
> 主治血瘀气阴虚
>
> 稳定劳累心绞痛
>
> 静脉阻塞视网膜
>
> 气滞痰瘀却不能

📖 注释

（1）本品源于《中华人民共和国药典》，由4味中药组成，其成分为黄芪、丹参、三七、玄参。黄芪益气固表，托毒排脓；丹参活血祛瘀，安神除烦；三七散瘀止血，消肿定痛；玄参凉血养阴，清热泻火。诸药相配共奏益气活血之功效。

（2）本品活血化瘀，益气养阴。主治血瘀兼气阴两虚证的视网膜静脉阻塞，证见视力下降或视觉异常，眼底瘀血征象，神疲乏力，咽干，口干等症；还可用于血瘀兼气阴两虚的稳定性劳累型心绞痛，证见胸闷、胸痛、心悸、气短、乏力、心烦、口干。临床上用于治疗前房积血、黄斑出血、视网膜静脉阻塞、颈动脉粥样硬化，并能治疗干眼症、高血压、心绞痛、预防脑梗死复发。

（3）气滞痰瘀，阻塞经络者忌用本品。

（4）现代药理研究证实：本品具有以下作用：①阻滞血管钙

离子通道，扩张血管，增加外周血管灌流量，促进血液循环；②降低血黏度，抑制血小板聚集，改善微循环；③促进机体代谢，增强机体的免疫功能，能抗衰老、抗缺氧、抗心律失常，保护心、脑血管系统，还有较广泛的抗菌、抗病毒功能。

## 五、耳鼻喉科用药

（一）耳病（2 种基药）

1. 滋肾平肝——耳聋左慈丸

🎵 **歌诀**

六味地黄加磁柴

补肾滋阴平肝潜

主治肝肾阴虚亏

阴虚阳亢头目眩

耳鸣耳聋视不清

慎用痰瘀肝火炎

📅 **注释**

（1）本品源于宋朝名医钱乙《小儿药证直诀》中的原方，由 8 味中药组成，即熟地、丹皮、茯苓、泽泻、山药、山茱萸、磁石、竹叶柴胡。方中磁石平肝潜阳，熟地滋阴益肾；山茱萸、山药补肝肾；竹叶柴胡平肝疏肝；茯苓健脾渗湿，制山药之壅滞；牡丹皮清泻肝火，防山茱萸之温过；泽泻清涌浊，杜熟地黄之滋腻。诸药共奏滋肾平肝之功。

（2）本品滋补肝肾，滋肾平肝、养阴潜阳。主治肝肾阴虚，阴虚阳亢，头晕目眩，耳鸣耳聋，视物不清，临床上用于治疗高血压引起的头晕耳鸣以及肾精不足引起的耳鸣。对于药物中毒性耳聋，神经性耳聋及突发性耳聋也有一定的疗效。

（3）肝火上炎者、痰瘀阻络等实证者慎用本品。

（4）现代药理研究证实：①本品中的六味地黄丸具有改善肾功能、改善自主神经系统功能、降血糖、血脂作用、肾上腺皮质类固醇样作用、调节内分泌与代谢作用、增强免疫功能、抗动脉硬化、抗疲劳作用、抗低温等作用；②磁石主含四氧化三铁与较多微量元素，具有抑制中枢神经系统，镇惊，抗惊厥，平肝潜阳，聪耳明目等作用；③竹叶柴胡具有解热、镇痛、抗炎、镇静、镇咳等作用，其抗炎作用与其有效成分柴胡皂苷促进肾上腺皮质系统功能有关。此外，柴胡还能增强机体免疫功能与抗病毒等作用。竹叶柴胡还具有较好的抗肝损伤、抗脂肪肝、利胆、降低转氨酶等作用，故能疏肝解郁，平肝潜阳。

2. 滋肾平肝——通窍耳聋丸

本品12种成分，主要包括柴胡、龙胆、黄芩、青黛等，可清肝泻火，通窍润便。用于肝经热盛，头目眩晕，耳聋蝉鸣，耳底肿痛，目赤口苦，胸膈满闷，大便燥结。

（二）鼻病

1. 基本药品（6种基药）

♫ 歌诀

　　　　　基药四型共六品
　　　　　疏风清热选三种
　　　　　辛夷香菊口服液
　　　　　清热通窍藿胆行
　　　　　宣肺通窍鼻炎康
　　　　　扶正解表用辛芩

📋 注释

（1）鼻病基药6种：疏风清热药3种，清热通窍、宣肺通窍以及扶正解表药各1种。

（2）疏风清热药遴选了3种，即辛夷鼻炎丸、香菊胶囊（片）

与鼻窦炎口服液。辛夷鼻炎丸由古方苍耳散增味而来，其组成为辛夷、薄荷、苍耳子、鹅不食草等 13 种成分，可祛风，清热，解毒，用于鼻炎（鼻渊）；香菊胶囊（片）由化香树果序、菊花、防风、辛夷等九味药组成，可辛散祛风，清热通窍，用于急、慢性鼻窦炎、鼻炎；鼻窦炎口服液由古方川芎茶调散加减而来，其组成为辛夷、荆芥、苍耳子、川芎等 14 种成分，可通利鼻窍。用于慢性鼻炎，鼻窦炎引起的鼻塞不通、流黄稠涕。

（3）清热通窍药遴选了藿胆丸，详见下文。

（4）宣肺通窍药遴选了鼻炎康，详见下文。

（5）扶正解表药遴选了辛芩颗粒，本品由古方玉屏风散增味而来，其成分为细辛、黄芩、荆芥、白芷、桂枝、苍耳子、石菖蒲、黄芪、白术与防风。可益气固表，祛风通窍，用于肺气不足，风邪外袭所致的鼻痒、喷嚏、流清涕，易感冒，过敏性鼻炎见上述证候者。据现代药理学研究证实，本品主要具有抑制变态反应和抗组胺作用。

2. 宣肺通窍——鼻炎康片

🎵 **歌诀**

> 苍耳散中去辛芷
> 代以麻黄鹅不食
> 薄芩野菊散清热
> 当归藿香猪胆汁
> 再加西药扑尔敏
> 宣肺通窍鼻炎治

📅 **注释**

（1）本品源于北宋医学家陈无择《三因极一病证方论》中的"苍耳散"加减。苍耳散去掉发散风寒的辛夷、白芷，代以同类药麻黄、鹅不食草，又加上发散风热的薄荷、清热的黄芩、野菊花以及当归、藿香、猪胆汁，再加西药马来酸氯苯那敏（扑尔敏），中西药物共有 10 种成分，即藿香、苍耳子、鹅不食草、麻黄、野菊花、当归、黄芩、猪胆汁、薄荷、马来酸氯苯那敏（扑尔敏）。其中，野菊花功善疏散风热，清热解毒，黄芩苦寒清热燥湿，泻火解毒，猪胆粉苦寒清热解毒，三药配伍，清热解毒力胜并针对主要病机，共为主药。麻黄、薄荷宣肺散邪，苍耳子味辛散风，通窍止痛，三药辅助主药，增强疏风散邪，宣肺通窍之功，共为辅药。藿香芳香化湿，鹅不食草祛湿化浊，以助主、辅药物化湿浊通窍，当归和血行血，以防辛温燥烈之品耗伤气血，共为佐药。更加抗组胺之西药马来酸氯苯那敏（扑尔敏）直接抑制变态反应。诸药合用，标本兼顾，治疗鼻窒、鼻衄有良效。

（2）本品清热解毒，宣肺通窍，消肿止痛。主治外感风邪，肺经郁热或中焦、肝胆湿热所致的伤风鼻塞、鼻窒、鼻衄、鼻渊等，临床上用于治疗急、慢性鼻炎、鼻窦炎与过敏性鼻炎。

（3）高血压患者慎用本品，因本品含有麻黄，而麻黄、鹅不食草均为 α、β 受体激动药，可升高血压。

（4）现代药理研究证实，本品具有抗炎、抗过敏、解热镇痛之功效，可用于多种鼻疾病。其中：①薄荷、鹅不食草、清黄芩、野菊花抑菌、抗病毒；②麻黄所含挥发油解热镇痛；③猪胆汁抗菌、抗过敏；④当归补血，改善血液循环，促进炎症吸收；⑤藿香主含广藿香醇、香油酚、桂皮醛等，具有防腐与抗菌作用；⑥马来酸氯苯那敏（扑尔敏）属抗组胺药，是 $H_1$ 受体阻断剂，具有良好的抗过敏作用，有助于各种鼻炎的治疗。

3. 清热通窍——藿胆丸

 歌诀

　　　　　　成分藿香猪胆粉
　　　　　　清利湿热芳香通

主治鼻渊湿浊蕴

胆经郁火前额痛

慢性鼻炎鼻窦炎

多种感染耳鼻病

**注释**

（1）本品源于清代名医吴谦著《医宗金鉴》原方，其成分是藿香与猪胆粉。

（2）本品清利湿热、芳香通窍，主治湿浊内蕴、胆经郁火所致的鼻塞，流涕，前额痛，舌红，苔黄，脉滑数。临床上用于治疗慢性鼻炎、鼻窦炎以及多种感染性耳鼻病。

（3）本品可长期服用，一般无不良反应。

（4）现代药理研究证实：①藿香主含广藿香醇、香油酚，桂皮醛等，具有防腐与抗菌作用；②猪胆汁主含胆汁酸、胆色素、黏蛋白，具有抗炎、抗菌、抗过敏等作用，对金黄色葡萄球菌、百日咳杆菌、痢疾杆菌、沙门杆菌、大肠埃希菌等均有不同程度的抑菌作用。

（三）咽喉口腔病

1. 基本药品（10种基药）

**歌诀**

基药七型共十品

利咽三种四热清

滋阴解毒各选二

凉血宣肺均一种

清血止痛用合剂

西帕依液能固龈

**注释**

（1）咽喉口腔病遴选了基药10种。其中，利咽3种指化痰利咽药 2 种、利咽散结药 1 种；四热清指滋阴清热药 2 种、清热解毒药 2 种、清热凉血与清热宣肺各 1 种药；还有 1 种指清血止痛的西帕依固龈液（合剂）。

（2）化痰利咽药 2 种指黄氏响声丸与清咽滴丸。前者详见下述；后者成分为薄荷脑、青黛、冰片、诃子、甘草与人工牛黄，用于风热喉痹，咽痛，咽干，口渴或微恶风，发热，咽部红肿，急性咽炎见上述证候者。据现代药理学研究证实，本品具有明显的抗炎和镇痛作用，对金黄色葡萄球菌等 8 株菌有一定的抑制作用；利咽散结药指金嗓散结胶囊（片、颗粒、丸），其成分包括金银花、玄参、板蓝根、浙贝母、鸡内金等 16 味中药，可清热解毒，活血化瘀，利湿化痰。用于热毒蓄结、气滞血瘀而形成的慢喉喑（声带小结、声带息肉、声带黏膜增厚）及由此而引起的声音嘶哑等症。

（3）滋阴清热药 2 种指口炎清颗粒与玄麦甘桔颗粒（胶囊）。前者成分为天冬、麦冬、玄参、金银花与甘草。可滋阴清热，解毒消肿，用于阴虚火旺所致的口腔炎症；后者成分为玄参、麦冬、甘草、桔梗，可清热滋阴，祛痰利咽，用于阴虚火旺，虚火上浮，口鼻干燥，咽喉肿痛。

（4）滋阴解毒药 2 种指六神丸（胶囊、凝胶）与冰硼散。前者详见下述；后者成分为冰片、硼砂（煅）、朱砂与玄明粉，共研为末。吹敷患处，每次少量，每日数次。本品源于《外科正宗》古方，具有清热解毒，消肿止痛之功效，主治热毒肿痛证，症见咽喉疼痛，牙龈肿痛，口舌生疮。临床用于咽喉肿痛及牙周炎、扁桃体炎、口腔溃疡等口腔疾病以及流行性腮腺炎、百日咳、新生儿脐炎、带状疱疹、急慢性中耳炎、真菌性阴道炎和宫颈糜烂等热毒蕴结之证，尚可用于治鼻塞不通。据现代药理学研究证实，本品具有抗炎、抗真菌、镇痛作用。

（5）清热凉血药指口腔溃疡散，其成分为青黛、白矾、冰片。

本品清热敛疮。用于口腔溃疡。通常用清毒棉球蘸药擦患处，一日 2～3 次，本品不可内服。

（6）清热宣肺药指百蕊颗粒，其成分为百蕊草素Ⅰ与百蕊草素Ⅱ。前者对金黄色葡萄球菌、卡他球菌、痢疾杆菌均有抑制作用；后者除抑制上述三种细菌外，还能抑制伤寒杆菌与变形杆菌。本品可清热消炎，止咳化痰，用于急、慢性咽喉炎、鼻炎、气管炎、肺炎等。

（7）还有一种清血止痛的西帕依固龈液（合剂）。其成分为没食子鞣质、没食子酸、树脂等，可健齿固龈，清血止痛。用于牙周疾病引起的牙齿酸软，咀嚼无力，松动移位，牙龈出血以及口舌生疮，咽喉肿痛，口臭烟臭等。

2. 化痰利咽——黄氏响声丸

♪ 歌诀

<blockquote>
声响黄老十二味<br>
疏风薄荷与蝉蜕<br>
黄儿芎草诃子肉<br>
清热翘海桔浙贝<br>
主治喉疾声带病<br>
阴虚火旺慎用对
</blockquote>

📅 注释

（1）本品是根据著名喉科老中医黄莘农主任医师奉献的九代家传秘方研制而成，故取名"黄氏响声丸"。其 12 种成分为薄荷、浙贝母、连翘、蝉蜕、胖大海、酒大黄、川芎、儿茶、桔梗、诃子肉（诃黎勒）、甘草与薄荷脑。

本品桔梗辛苦入肺，辛散苦泄，功能开宣肺气而利胸膈咽喉，兼能祛痰止咳，为主药。蝉蜕疏散风热，开宣肺气；薄荷、薄荷脑宣散风热，利咽喉；诃子肉敛肺利咽；胖大海清宣肺气；浙贝母清肺化痰散结；儿茶清肺化痰生津，共为辅药。佐川芎活血、行气、镇痛，化瘀通络以利咽；大黄、连翘清热解毒，大黄兼能引火下行。甘草调和诸药兼能清热解毒，为使药。诸药互济，共达化痰利咽之功。

（2）本品疏风清热，化痰散结，利咽开音。用于风热外束、痰热内盛所致的急、慢性喉瘖，症见声音嘶哑、咽喉肿痛、咽干灼热、咽中有痰或寒热头痛、便秘尿赤。临床上用于治疗急、慢性喉炎、声带炎与声带小结、声带息肉以及喉返神经麻痹引起的失音等疾病。

（3）阴虚火旺者慎用本品。

（4）现代药理研究证实：①本品的主药桔梗含多种皂苷，主要是桔梗皂苷元、远志酸以及菊糖、植物甾醇。桔梗具有镇咳作用、解热止痛作用、降糖降脂作用，且可增强机体的抗炎与免疫作用；②本品的主要活性成分是浙贝母碱、浙贝宁苷、浙贝酮、贝母醇，浙贝母具有明显的镇咳作用、明显的支气管平滑肌扩张作用以及镇痛镇静作用；③胖大海含胖大海素，可收缩血管平滑肌，改善黏膜炎症，解除痉挛性疼痛；蝉蜕亦能减轻黏膜水肿，镇痛并可抗过敏；④诃子肉（诃黎勒）主要成分为诃子酸、原诃子酸、诃子素等，对多种革兰阳性与阴性细菌均有抑制作用；⑤甘草亦有抗炎、抗过敏作用。

3. 清凉解毒——六神丸（胶囊、凝胶）

 歌诀

六神主治烂喉痧

乳蛾痈疽效堪夸

珠粉雄黄冰片麝

牛黄又把蟾酥加

阴虚孕妇皆应忌

肿瘤心衰可用它

**注释**

（1）本品源于清代康熙年间有个叫雷允上的郎中，自称是靠神仙指点制成的。因天神有六路，故取名为"六神丸"。六神丸是由珍珠粉、犀牛黄、麝香、雄黄、蟾酥、冰片六味中药组成，是水丸，以百草霜为衣。本品以犀牛黄、麝香为主药，辅以冰片等四药，共奏清凉解毒之功效。

（2）本品清热解毒，利咽消肿镇痛。主治烂喉丹痧，咽喉肿痛，喉风喉痈，单双乳蛾，小儿热疖，痈疡疔疮，乳痈发背，无名肿毒。临床上用于治疗急、慢性咽喉炎、白喉、扁桃体炎、牙周炎、流行性腮腺炎、痈、疽、蜂窝织炎。本品还具有强心、抗病毒、增强免疫力等作用功效，故还应用于治疗肺心病、心力衰竭、寻常疣、带状疱疹、流行性感冒、病毒性肝炎、支气管炎、贲门癌、白血病等。

（3）阴虚火旺者与孕妇皆应忌用本品。

（4）现代药理研究证实：①本品具有抗炎、抑菌、镇痛、强心等作用；②单味麝香、牛黄、蟾酥均有明显的抗炎作用，其机制主要是增加巨噬细胞吞噬功能，抑制白细胞游走，降低血管通透性，抑制了多种细菌；③除冰片外，其余诸药皆能强心，尤以蟾酥最强。因蟾酥主含蟾蜍毒素、蟾毒配基类，二者均有强心作用，又有抗心肌缺血、抗凝、抗休克、升压、升高白细胞、抗疲劳、抗放射线等功能。

# 六、骨伤科用药（基药18种）

（一）接骨续筋

1. 接骨七厘散（丸、片）

 **歌诀**

本品九种药组成

血竭土鳖自然铜
碎补归黄硼乳没
化瘀消肿止血痛
主治跌打外损伤
既可内服亦外用

**注释**

（1）本品源于清代医家谢元庆《良方集腋》中的七厘散加味，由九种中药组成，即乳香（制）、没药（制）、当归、土鳖虫、熟大黄（酒蒸）、血竭、骨碎补（烫）、自然铜（醋煅）与硼砂。其中，血竭、土鳖虫、自然铜、骨碎补为主药，可活血止血，散瘀镇痛，生肌敛疮，强骨疗伤；乳香、没药、当归功擅活血补血，祛瘀消肿，共为辅药；大黄与硼砂为佐药：大黄逐瘀通经，硼砂除瘀消肿，共奏活血化瘀，接骨镇痛之功效。

（2）本品化瘀消肿，镇痛止血。主治跌打损伤，血瘀疼痛，外伤出血，续筋接骨。临床上用于治疗外伤性关节炎、关节挫伤、刀割伤、外科疮疡、外伤性坐骨神经痛、骨折等病。

（3）本品既可内服，也可外用。敷贴可治外科疔肿、痈疔、乳痈、肌注部位硬结等。

（4）现代药理研究证实：①本品主要有抗炎、抑菌、镇痛、止血、扩血管、抗血栓形成等作用；②血竭主含血竭红素、黄烷醇、查耳酮等，可改善微循环，使局部组织恢复正常凝血机制而止血；③土鳖虫主含17种氨基酸与28种微量元素，具有抗血栓形成和溶栓作用；④自然铜主要成分是二硫化铁与铜、砷、锑等，可促进骨痂生长，促进骨折愈合；⑤骨碎补主含柚皮苷、双氢黄酮苷、骨碎补酸等，能促进钙吸收，有利于骨折愈合；还可改善软骨细胞代谢，延迟骨细胞退行性变；⑥血竭、乳香、没药等均可镇痛。

## 2. 伤科接骨片

♪ **歌诀**

> 海星鸡骨三七红
> 冰片土鳖自然铜
> 朱马乳没甜瓜子
> 强筋接骨消肿痛
> 用于跌打伤筋骨
> 脾胃虚弱谨慎用

**注释**

（1）本品系研制配伍，由 12 种中药组成，即海星、炙鸡骨、红花、土鳖虫、朱砂、马钱子粉、炙没药、三七、冰片、煅自然铜、炙乳香、甜瓜子。它与接骨七厘散中的 4 味药相同，与七厘散 5 味药相同，故功效、主治有交叉。

本品采用现代仿生学原理与传统中医学理论相结合，以具有极强再生能力的天然海洋药物海星和素有"以形补形"著称的鸡骨为主药，配以三七、红花等伤科要药精制而成的新型骨伤科中成药，故列为骨伤科首选常用药品之一。

（2）本品活血化瘀，和营生新，消肿镇痛，续筋接骨，滋补肝肾，强筋壮骨。用于跌打损伤，闪腰岔气，伤筋动骨，瘀血肿痛，损伤红肿等症。对骨折患者需经复位后配合使用。临床上用于治疗新旧骨折、软组织扭挫伤、骨质疏松症和多种关节疾病。

（3）本品不可过服、久服，脾胃虚弱者慎用，运动员慎用。

（4）现代药理学、组织学、生物力学研究证实，本品可：①改善血液循环；②促进血肿吸收和机化；③刺激成骨细胞转化生长因子 β（TGF-β）表达；④补充微量元素在骨折部位集结；⑤增强碱性磷酸酶（ALP）活性，增加骨密度，可使成骨细胞增多，骨小梁体积增加，骨折愈合点增加，愈合面积增加；⑥有效改善骨质疏松性骨折的血液流变学各项指标，能促进骨质疏松性骨折愈合。

（二）活血化瘀

1. 云南白药（胶囊、粉、散、片、膏、酊、气雾剂）

♫ 歌诀

> 本品曲氏保密方
> 活血散瘀愈创伤
> 解毒消肿止血痛
> 骨伤圣药应用广
> 内外妇儿各科病
> 过敏体质需提防

▦ 注释

（1）本品源于云南民间医生曲焕章于 1902 年研制成功的"曲焕章百宝丹"，系保密方。其主要成分有穿山龙、山药、三七、冰片、白牛胆、散瘀草、老鹳草、良姜、重楼、独脚莲、草乌、雪上一枝蒿等。用于跌打损伤，瘀血肿痛，吐血，咳血，便血，痔血，手术出血，出血性脑病，疮疡肿毒及妇科一切血症，如痛经、闭经、月经不调、经血过多、红崩、血带、产后瘀血等，临床上用于治疗内外妇儿各科、五官科、皮肤科等多种疾病。如支气管扩张及肺结核咯血、慢性胃炎与溃疡病出血、腹型过敏性紫癜、癔病球（分离性障碍）、软组织挫伤、闭合性骨折、肋软骨炎、甲状腺结节、冻疮、痛经、小儿秋季腹泻、复发性口腔溃疡、带状疱疹以及皮肤感染性疾病。

（2）本品祛瘀止血，活血镇痛，解毒消肿，排脓愈伤。

（3）少数患者服药后可出现过敏性药疹以及胸闷、心慌、腹痛、恶心、呕吐、全身奇痒、躯干及四肢等部位出现荨麻疹。故过敏体质及有用药过敏史的患者以及孕妇应禁用，严重心律失常者忌服。服药期间，忌食蚕豆、鱼类和酸、冷等食物。

（4）现代药理研究证实：①本品对于多种出血性疾病都有明显的疗效，可以加速止血、缩短病程。有研究表明，这方面的药理作用主要是缩短出血时间和凝血时间，云南白药能使凝血酶原时间缩短，增加凝血酶原含量，并能诱导血小板的聚集和释放；②云南白药对炎性物质的释放有抑制作用，对于改善微循环、改变血管通透性等方面都有效。在治疗创伤中，能有效地治疗局部的红肿热痛。此外，云南白药还有抑菌的作用，能够防止创伤的感染；③云南白药可以促进肾上腺皮质激素的分泌，对于免疫系统疾病也有治疗作用；④云南白药还有抗炎作用，其抗炎机制一方面是通过抑制炎症介质组胺和前列腺素 E 的释放，并对抗二者引起的关节肿胀和毛细管通透性增强，另一方面则可通过促进皮质激素分泌而产生；⑤促进伤口愈合：本药可显著促进机体成纤维细胞生长因子和血管内皮生长因子的表达，从而使血管生长加快，有利于伤口的愈合；⑥本品还有抗癌作用，从云南白药中分离提出的两种皂苷 Ⅰ 和Ⅵ，组织培养显示出一定抗癌活性。

2. 其他：基药还遴选了活血止痛散（胶囊、软胶囊）、七厘散（胶囊）、独一味胶囊（片）与消痛贴膏。活血止痛散活血散瘀，消肿止痛。用于跌打损伤，瘀血肿痛。临床上可治疗急、慢性软组织扭挫伤；七厘散化瘀消肿，止痛止血。用于跌打损伤，血瘀疼痛，外伤出血；独一味胶囊活血止痛，化瘀止血，用于多种外科手术后的刀口疼痛、出血，外伤骨折，筋骨扭伤，风湿痹痛以及崩漏、痛经、牙龈肿痛、出血等；消痛贴膏是外用制剂。将小袋内润湿剂均匀涂在药垫表面，润湿后直接敷于患处，每贴敷 24 小时。本品系藏族验方，可加速血液循环，增强细胞活力，促进新陈代谢，调整生理功能，达到快速消炎、止痛的效果。能活血化瘀，消肿止痛，用于急慢性扭挫伤、跌打瘀痛、骨质增生、风湿及类风湿疼痛，亦用于落枕、肩周炎、腰肌劳损和陈旧性伤痛等，但过敏型体质患者可能有胶布过敏或药物接触性瘙痒反应，甚至出现红肿、水疱。

（三）活血通络、祛风通络

1. 舒筋活血丸（片）

 **歌诀**

> 活血主药鸡血藤
> 辅以红泽自然铜
> 祛风络藤伸筋草
> 狗香加皮槲寄生
> 舒筋活血跌打用
> 腰腿颈背创伤痛

**注释**

（1）本品源于经验方，由10味药组成，其成分为红花、香附、狗脊（制）、香加皮、络石藤、伸筋草、泽兰叶、槲寄生、鸡血藤与自然铜（煅）。方中鸡血藤活血化瘀，舒筋活络，且兼补血，为主药；红花、泽兰散瘀消肿，自然铜破血续筋，络石藤、伸筋草祛风湿，通经络，舒筋脉，共为辅药；狗脊、五加皮、槲寄生祛风湿，补肝肾，强腰膝，壮筋骨，香附善行，散瘀血，行气滞，以上共为佐使药，共奏活血通络之功效。

（2）本品舒筋活络，活血散瘀。用于筋骨疼痛，肢体拘挛，腰背酸痛，跌打损伤。临床上用于治疗创伤性疼痛（外伤、烧伤、术后）、肌肉关节痛、腰腿痛与颈肩痛等。

（3）孕妇禁用本品。

（4）现代药理研究证实，本品具有以下作用：①抗炎作用：可刺激垂体释放促肾上腺皮质激素，进而抑制白细胞趋化；②扩张血管改善微循环，促进炎性渗出物及坏死物质的吸收；③促使骨折部位血肿的机化和吸收，以利骨痂的形成，促进骨折愈合；④提高机体痛阈，起到了镇痛作用；⑤增强机体的造血功能，提高机体抗病能力和组织修复能力。

2. 颈舒颗粒

 **歌诀**

> 主药三七与当归
> 辅以芎红佐天桂
> 活血通络牛黄使
> 主治根型病颈椎
> 偶有恶心孕妇忌
> 过敏体质需注意

**注释**

（1）本品系经验方，由七味中药组成，其成分为三七、当归、川芎、红花、天麻、肉桂与人工牛黄。其中，三七活血化瘀镇痛为主药，当归补血活血镇痛亦为主药；辅以川芎活血行气止痛、红花活血通经止痛；佐以天麻祛风通络止痛、肉桂温经通脉止痛；牛黄化痰开窍镇静为使药，共奏活血通络之功。

（2）本品活血化瘀，温经通窍镇痛。用于神经根型颈椎病瘀血阻络证，证见颈肩部僵硬、疼痛，患侧上肢窜痛且无力，皮肤麻木、过敏，手指动作不灵活等。临床上用于治疗颈椎病中最常见的神经根型，占半数以上（50%~60%）。

（3）使用本品偶有轻度恶心，对本品过敏者禁用，过敏体质者慎用，孕妇禁用本品。

（4）现代药理研究证实，本品主药之一的三七主含皂苷、黄酮苷、氨基酸等，其止血活血的成分为三七氨酸：①三七可缩短出、凝血时间，具有抗血小板聚集及溶栓作用；②可促进造血干细胞增殖，具有造血作用；③能扩张心脑血管，增加心脑血流量；

④还具有镇痛、抗炎、抗肿瘤、抗衰老功能。另一主药当归主含
β-蒎烯、α-蒎烯等中性油与酸性油成分以及阿魏酸钠，其挥发油
能扩冠增加冠脉血流量，还可抗血栓形成，并能显著促进血红蛋
白及红细胞的生成。

3. 颈复康颗粒

 歌诀

> 羌芎威苍葛蠲痹
> 养血活血丹芍地
> 桃红乳没蕊王鳖
> 芎龙祛瘀通络利
> 石芪柏党二十一
> 主治各型颈椎疾

注释

（1）本品源于《中华人民共和国药典》2010版第一部，由21
味中药组成，即羌活、川芎、葛根、秦艽、威灵仙、苍术、丹参、
白芍、地龙（酒制）、桃仁（去皮）、红花、乳香（制）、没药
（制）、黄芪、党参、地黄、石决明、花蕊石（煅）、黄柏、王不留
行（炒）、土鳖虫（酒制）。方中羌活、秦艽、威灵仙、苍术、葛
根祛风胜湿通痹；丹参、白芍、地黄养血活血；桃仁、红花、川
芎、乳香、没药、花蕊石、地鳖虫、地龙、王不留行活血祛瘀，
通络镇痛；石决明平肝潜阳，以治头晕；黄芪、党参益气，气为
血帅，能助活血；黄柏清热利湿。诸药合用，配伍严谨，主从有
序，共奏活血通络之功。

（2）本品活血通络，散风镇痛。用于风湿瘀阻所致的颈椎病，
证见头晕、颈项僵硬、肩背酸痛、手臂麻木等，临床上用于治疗
各型颈椎病。

（3）脾胃虚弱者慎用本品，如有感冒、发热、鼻咽痛等患者，

应暂停服用。

（4）现代药理研究证实，由于本品与颈舒颗粒、接骨七厘散、伤科接骨片成分有交叉，故亦具有抗炎、抑菌、镇痛、扩血管、改善微循环、抗血栓形成等作用。

4. 狗皮膏

 歌诀

祛风寒湿药八种

独木二乌威藤松

温里丁桂良姜茴

活血乳没归芍芎

佐以八法十一味

外用扭伤治痹痛

📅 注释

（1）本品为摊于兽皮或布上的黑膏药。源于《中华人民共和国药典》2005 年版一部，共由 29 味中药组成，即生川乌、生草乌、羌活、独活、青风藤、香加皮、防风、威灵仙、苍术、蛇床子、麻黄、高良姜、小茴香、官桂、当归、赤芍、木瓜、苏木、大黄、油松节、续断、川芎、白芷、乳香、没药、冰片、樟脑、丁香、肉桂。其中，主药为八种祛风寒湿药，即独活、木瓜、苏木、川乌、草乌、威灵仙、青风藤、油松节；辅药为温里药与活血药。前者为丁香、肉桂（官桂）、高良姜、小茴香；后者为乳香、没药、当归、赤芍、川芎。其余 11 味不离八法的具体应用，正如古人所言："论病之方，则以汗吐下和温清消补八法尽之""一法之中，八法备焉；八法之中，百法备焉"。改进型的新狗皮膏成分为生川乌、羌活、高良姜、官桂、当归、防己、麻黄、红花、洋金花、白屈莱、花椒、蟾酥、白花菜籽、透骨草、没药、乳香、薄荷脑、冰片、樟脑、水杨酸甲酯、八角茴香油、盐酸苯海拉明。辅料有聚乙烯醇、甘油、氮酮。

（2）本品祛风散寒，舒筋活血止痛。外用于风寒湿邪、气血瘀滞所致的痹病，证见四肢麻木、腰腿疼痛、筋脉拘挛，或跌打损伤、闪腰岔气、局部肿痛；或寒湿瘀滞所致的脘腹冷痛、行经腹痛、寒湿带下、积聚痞块。临床上用于治疗风湿病、急性扭挫伤、关节和肌肉酸痛、腰腿痛与颈肩痛等。

（3）孕妇忌贴腰部和腹部。局部红肿热痛，属风湿热痹者慎用，皮肤破损者忌用，过敏患者忌用。

（4）现代药理研究证实，本品主要有扩张血管、改善微循环、抗凝、抗血栓形成、抗炎、镇痛等作用。

（5）其他活血通络基药：腰痹通胶囊与滑膜炎颗粒（片）。前者成分为三七、川芎、延胡索、白芍、牛膝、狗脊、熟大黄、独活。可活血化瘀，祛风除湿，行气止痛。用于血瘀气滞、脉络闭阻所致腰痛，症见腰腿疼痛，痛有定处，痛处拒按，轻者俯仰不便，重者剧痛不能转侧以及腰椎间盘突出症见上述证候者；后者成分为黄芪、防己、薏苡仁、丹参、当归、川牛膝、豨莶草等13味，可清热利湿，活血通络。临床上用于急、慢性滑膜炎及膝关节术后的患者。

（6）其他祛风活络基药：骨痛灵酊、通络祛痛膏、复方南星止痛膏与麝香追风止痛膏。骨痛灵酊温经散寒，祛风活血，通络止痛，适用于腰、颈椎骨质增生，骨性关节病，肩周炎与风湿性关节炎；通络祛痛膏可活血通络，散寒除湿，消肿止痛，用于腰部、膝部骨性关节炎属瘀血停滞、寒湿阻络证，症见关节刺痛或钝痛，关节僵硬，屈伸不利，畏寒肢冷。本品外贴患处，每次1～2贴，一日1次；复方南星止痛膏可散寒除湿，活血止痛。用于寒湿瘀阻所致的关节疼痛、肿胀，活动不利，遇寒加重。本品选最痛部位外贴，最多贴3个部位，贴24小时，隔日1次，共贴3次。

但个别患者贴药处局部皮肤可能发红发痒，起小水疱；麝香追风止痛膏祛风除湿，散寒止痛。用于寒湿痹阻所致关节、肌肉疼痛，扭伤疼痛。本品亦外用，一次 1 贴，一日 1 次，但儿童、孕妇禁用。

（四）补肾壮骨——仙灵骨葆胶囊

 **歌诀**

> 成分六种源苗族
> 主药淫羊续补骨
> 辅以丹地补活血
> 滋阴壮骨肝肾补
> 主治骨质疏松症
> 重症感冒不宜服

**注释**

1. 本品是在苗族民间验方的基础上采用现代科研手段研制成的新型民族药。药物成分有 6 种，即淫羊藿、续断、丹参、知母、补骨脂与地黄。其中，淫羊藿、续断、补骨脂补益肝肾，强筋健骨，祛风除湿，共为主药；辅以丹参、地黄补血活血，滋阴益髓；佐以知母滋肾阴，泻肾火，共奏补肾壮骨之功。

2. 本品滋补肝肾，活血通络，强筋壮骨。用于肝肾不足，瘀血阻络所致骨质疏松症，证见腰脊疼痛，足膝酸软，乏力。临床上用于治疗骨质疏松症、骨折、骨性关节炎以及骨无菌性坏死等。

3. 重症感冒期间不宜服用本品。

4. 现代药理研究证实，本品能控制骨质疏松引起的各种疼痛，提高骨密度，减少骨折发生，促进骨折愈合。①调节机体代谢，刺激骨形成；增加骨密度，增加骨矿含量；抑制破骨细胞的吸收活动，加快骨再建活动，使整体骨量和骨的质量得到恢复；②增加骨折断端骨痂面积及类骨质面积；增加血清骨钙素、生长激素、血清碱性磷酸酶（ALP）、血清磷；促进骨小梁成熟、成骨细胞增多，促进软骨细胞成熟；③促进纤维组织形成、外骨痂形成，加快骨痂组织的代谢活动，使骨痂矿化提前，再塑造加快；④保护性腺，提高性激素水平；恢复因性激素水平下降而丢失的骨量；⑤促进组织出血吸收，对关节原发性及继发性损害、化学性足肿胀、损伤性足肿胀及炎症有明显抑制作用；能明显降低腹腔毛细血管通透性；⑥明显增加血清雌激素水平，改善阳虚状态；⑦还具有明显的镇痛作用。

# 七、儿科用药（基药 13 种）

## （一）解表剂

♪ **歌诀**

辛温一种辛凉三

小儿感冒服之安

前者柴桂退热好

后者金翘乳蛾见

止咳化痰宝泰康

热速清液可利咽

📅 **注释**

1. 儿科解表剂基药遴选了 4 种，其中，辛温解表 1 种，辛凉解表 3 种，儿童感冒辨证服用，才能获得良效。

2. 辛温解表剂指小儿柴桂退热颗粒，可发汗解表，清里退热。用于小儿外感发热，症见发热，头身痛，流涕，口渴，咽红，溲黄，便干等。

3. 辛凉解表剂指小儿金翘颗粒、小儿宝泰康颗粒与小儿热速清口服液（颗粒）。小儿金翘颗粒疏风清热，解毒利咽，消肿止痛。用于风热袭肺所致乳蛾，症见恶寒发热，咽部红肿疼痛，吞咽时加剧，咽干灼热，喉核红肿，临床上适用于小儿急性扁桃体炎见上述证候者；小儿宝泰康颗粒可解表清热，止咳化痰。用于小儿风热外感，证见发热、流涕、咳嗽；小儿热速清口服液（颗粒）可清热解毒，泻火利咽。用于小儿外感风热所致的感冒，症见发热、头痛、咽喉肿痛、鼻塞流涕、咳嗽、大便干结。

（二）清热剂

🎵 歌诀

清脏腑热泻速停

七种中药共组成

清热利湿止泄泻

健脾解痉缓急痛

腹泻腹痛纳差疗

尤宜小儿秋泻逢

📋 注释

1. 小儿泻速停颗粒可清脏腑热，其成分为地锦草、儿茶、乌梅、山楂、茯苓、白芍、甘草7种。

2. 本品清热利湿，健脾止泻，缓急止痛，用于治疗小儿泄泻、腹痛、纳差，尤适用于小儿秋季腹泻以及慢性腹泻。

（三）止咳剂

🎵 歌诀

基药四种三类型

化痰肺热咳喘灵

尚有金振可清热

消积止咳痰热证

健脾止咳肺咳粒

肺脾不足痰湿壅

**注释**

1. 小儿止咳基药遴选了4种，其中，清热化痰2种，消积化痰、健脾止咳各1种，共3种类型。

2. 清热化痰2种指小儿肺热咳喘颗粒（口服液）与金振口服液。前者健脾益肺，止咳平喘。用于肺脾不足，痰湿内壅所致咳嗽或痰多稠黄，咳吐不爽，气短，喘促，动辄汗出，食少纳呆，周身乏力，舌红苔厚，临床上可治疗小儿支气管炎症见以上证候者；后者由民间儿科验方"羚羊清肺散"名方优化而成，改进后的药方由羚羊角、川贝母、大黄、黄芩、牛黄、青礞石、生石膏与甘草八味药组成。可清热解毒，祛痰止咳，用于小儿急性支气管炎症见痰热咳嗽者，表现为咳吐黄痰、咳吐不爽、舌质红、苔黄腻等。

3. 消积化痰药指小儿消积止咳口服液，可消食导滞，化痰止咳，用于小儿食积咳嗽属痰热证，症见咳嗽、夜间加重、喉咙痰鸣、腹胀、口臭等。

4. 健脾止咳药指小儿肺咳颗粒，可健脾益肺，止咳平喘。用于肺脾不足，痰湿内壅所致咳嗽或痰多稠黄，咳吐不爽，气短，喘促，动辄汗出，食少纳呆，周身乏力，舌红苔厚；小儿支气管炎见以上证候者。

（四）扶正剂

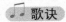 **歌诀**

> 健脾益气两基药
> 健儿养儿疗效好
> 前者理气助消化
> 脾胃损伤纳食少
> 后者厌食脾气虚
> 醒脾胃酶活性高

### 注释

1. 儿科扶正剂遴选了健脾益气的两种基药，即健儿消食口服液与醒脾养儿颗粒，疗效均较好。

2. 健儿消食口服液由黄芪、白术、陈皮、麦冬、黄芩、山楂、莱菔子组成，可健脾益胃、消食导滞。用于小儿饮食不节损伤脾胃引起的纳呆食少，脘胀腹满，手足心热，自汗乏力，大便不调，以至厌食、恶食。

3. 醒脾养儿颗粒成分为一点红、毛大丁草、山栀茶、蜘蛛香。可健脾益胃，理气补血。用于脾气虚所致的儿童厌食，腹泻便溏，烦躁盗汗，遗尿夜啼。本品能使胃液总酸度和总酸排出量增多，胃蛋白酶活性增高，具有助消化作用、固肠止泻作用，此外，本品还具有补血作用与解痉作用。

（五）安神剂

### 歌诀

"黄龙"成分十一种

安神定志多动症

滋阴潜阳用六周

阴虚阳亢可矫正

学习记忆能改善

个别吐泻副作用

### 注释

1. 安神剂小儿黄龙颗粒由11种成分组成，即熟地黄、白芍、煅龙骨、煅牡蛎、麦冬、知母、五味子、党参与石菖蒲。

2. 本品滋阴潜阳、安神定志，用于注意缺陷多动障碍（儿童多动症）中医辨证属阴虚阳亢症者，症见多动不宁，神思涣散，性急易怒，多言多语，盗汗，口干咽燥，手足心热等，疗程6周。

3. 实验证实，本品对记忆获得障碍模型、记忆巩固不良模型及记忆再现缺失模型小鼠的学习记忆功能有改善作用，能促进和巩固学习记忆，为临床用于改善儿童多动症患者的学习记忆功能提供了药理学依据。

4. 个别患者可出现呕吐、腹泻等副作用。

（六）消导剂

🎵 歌诀

消导小儿化食丸

成分八种"焦五仙"

泻火通便化食滞

用于胃肠功能乱

中病即止勿长期

培养饮食好习惯

注释

1. 小儿化食丸（口服液）为遴选的消导剂基药，成分八种，即六神曲（炒焦）、焦山楂、焦麦芽、焦槟榔、牵牛子（炒焦）、醋莪术、三棱（制）与大黄。其中，"焦五仙"指前5种。

2. 本品消食化滞、泻火通便，具有促进胃肠道运动等功能。用于小儿胃热停食，食滞化热所致的积滞，症见厌食、烦躁、恶心呕吐、口渴、脘腹胀满、大便干燥，小儿胃肠功能紊乱见上述证候者。

3. 本品中病即止，不宜长期服用。同时应纠正不良饮食习惯，忌辛辣肥腻食物。

# 参考文献

[1] 中国药学会组织. 国家基本药物政策与基层医疗机构用药管理[M]. 北京：人民卫生出版社，2012.

[2] 杨宝峰，苏定冯. 药理学[M]. 8版. 北京：人民卫生出版社，2013.

[3] 李俊，刘克辛，袁洪. 临床药理学[M]. 5版. 北京：人民卫生出版社，2013.

[4] 陈新谦，金有豫，汤光. 新编药物学[M]. 17版. 北京：人民卫生出版社，2013.

[5] 高学敏. 中药学[M]. 2版. 北京：中国中医药出版社，2011.

[6] 侯家玉，方泰惠. 中药药理学[M]. 2版. 北京：中国中医药出版社，2011.

[7] 邓中甲. 方剂学[M]. 2版. 北京：中国中医药出版社，2012.

[8] 程兆盛，王坤根，林志南，等. 现代中成药[M]. 南昌：江西科学技术出版社，1997.

[9] 许利萍. 实用中成药手册[M]. 北京：中国中医药出版社，2010.

[10] 李世文，康满珍，彭松玉. 中成药新用途[M]. 4版. 北京：人民军医出版社，2011.

[11] 葛均波，徐永健. 内科学[M]. 8版. 北京：人民卫生出版社，2013.

[12] 陈灏珠，林果为，王吉耀. 实用内科学[M]. 14版. 北京：人民卫生出版社，2013.

[13] 贾建平，陈生弟. 神经病学[M]. 7版. 北京：人民卫生出版社，2013.

[14] 郝伟，于欣. 精神病学[M]. 7版. 北京：人民卫生出版社，2013.

[15] 陈孝平，汪建平. 外科学[M]. 8版. 北京：人民卫生出版社，2013.

[16] 谢幸，苟文丽．妇产科学[M].8 版．北京：人民卫生出版社，2013.

[17] 赵堪兴，杨倍增．眼科学[M].8 版．北京：人民卫生出版社，2013.

[18] 田勇泉．耳鼻咽喉头颈外科学[M].8 版．北京：人民卫生出版社，2013.

[19] 张学军．皮肤性病学[M].8 版．北京：人民卫生出版社，2013.

[20] 吴勉华，王新月．中医内科学[M].9 版．北京：中国中医药出版社，2012.

[21] 李曰庆，何清湖．中医外科学[M].9 版．北京：中国中医药出版社，2012.

[22] 马宝璋，齐聪．中医妇科学[M].9 版．北京：中国中医药出版社，2012.

[23] 彭清华．中医眼科学[M].9 版．北京：中国中医药出版社，2012.

[24] 熊大经，刘蓬．中医耳鼻喉科学[M].9 版．北京：中国中医药出版社，2012.

[25] 王和鸣，黄桂成．中医骨伤科学[M].9 版．北京：中国中医药出版社，2012.

[26] 李殊响，陶功定，李凌霞．内科病中西医结合治疗要诀[M]．北京：人民军医出版社，2012.

[27] 李殊响．全科医师合理用药指南[M]．北京：人民军医出版社，2015.

[28] 李殊响．常见老年病治疗简编[M]．北京：人民卫生出版社，2016.

# 附录一　索　引

# 附录二　国家基本药物目录（2018版）

## 第一部分　化学药品和生物制品

| 序号 | 品种名称 | 剂型、规格 | 备注 |
|---|---|---|---|
| | | **一、抗微生物药** | |
| | | （一）青霉素类 | |
| 1 | 青霉素 Benzylpenicillin | （钾盐）注射用无菌粉末：0.25g（40万单位）、0.5g（80万单位）（钠盐）注射用无菌粉末：0.24g（40万单位）、0.48g（80万单位）、0.96g（160万单位） | |
| 2 | 苄星青霉素 Benzathine Benzylpenicillin | 注射用无菌粉末：30万单位、60万单位、120万单位 | |
| 3 | 苯唑西林 Oxacillin | 片剂、胶囊：0.25g 注射用无菌粉末：0.5g、1.0g | |
| 4 | 氨苄西林 Ampicillin | 注射用无菌粉末：0.5g、1.0g | |
| 5 | 哌拉西林 Piperacillin | 注射用无菌粉末：0.5g、1.0g、2.0g | |
| 6 | 阿莫西林 Amoxicillin | 片剂、胶囊、颗粒剂、干混悬剂：0.125g、0.25g | |
| 7 | 阿莫西林克拉维酸钾 Amoxicillin and Clavulanate Potassium | 片剂：阿莫西林：克拉维酸=2:1、4:1、7:1 颗粒剂：125mg:31.25mg（4:1）、200mg:28.5mg（7:1）（阿莫西林：克拉维酸）干混悬剂：250mg:62.5mg（4:1）、200mg:28.5mg（7:1）（阿莫西林：克拉维酸）注射用无菌粉末：250mg:50mg（5:1）、500mg:100mg（5:1）、1000mg:200mg（5:1）（阿莫西林：克拉维酸） | |

续　表

| 序号 | 品种名称 | 剂型、规格 | 备注 |
|---|---|---|---|
| 8 | 哌拉西林钠他唑巴坦钠<br>Piperacillin Sodium and Tazobactam Sodium | 注射用无菌粉末：2.25g（哌拉西林2.0g与他唑巴坦0.25g）、4.5g（哌拉西林4.0g与他唑巴坦0.5g） | |
| | | （二）头孢菌素类 | |
| 9 | 头孢唑林<br>Cefazolin | 注射用无菌粉末：0.5g、1.0g | |
| 10 | 头孢拉定<br>Cefradine | 片剂、胶囊：0.25g、0.5g | |
| 11 | 头孢氨苄<br>Cefalexin | 片剂、胶囊：0.125g、0.25g<br>颗粒剂：0.05g、0.125g | |
| 12 | 头孢呋辛<br>Cefuroxime | （头孢呋辛酯）片剂、胶囊、分散片：0.125g、0.25g<br>（钠盐）注射用无菌粉末：0.25g、0.5g、0.75g、1.5g | |
| 13 | 头孢曲松<br>Ceftriaxone | 注射用无菌粉末：0.25g、0.5g、1.0g、2.0g | |
| 14 | 头孢他啶<br>Ceftazidime | 注射用无菌粉末：0.5g、1.0g | △ |
| | | （三）氨基糖苷类 | |
| 15 | 阿米卡星<br>Amikacin | 注射液：1ml：0.1g（10万单位）、2ml：0.2g（20万单位） | |
| 16 | 庆大霉素<br>Gentamycin | 注射液：1ml：40mg（4万单位）、2ml：80mg（8万单位） | |

| 序号 | 品种名称 | 剂型、规格 | 备注 |
|------|----------|-----------|------|
| （四）四环素类 | | | |
| 17 | 多西环素<br>Doxycycline | 片剂：50mg、100mg | |
| 18 | 米诺环素<br>Minocycline | 片剂：50mg<br>胶囊：50mg、100mg | |
| （五）大环内酯类 | | | |
| 19 | 红霉素<br>Erythromycin | 肠溶（片剂、胶囊）、（琥珀酸乙酯）<br>片剂、胶囊：0.125g（12.5万单位）、0.25g<br>（25万单位）<br>注射用无菌粉末：0.25g（25万单位）、0.3g<br>（30万单位） | |
| 20 | 阿奇霉素<br>Azithromycin | 片剂、胶囊、肠溶（片剂、胶囊）：0.25g<br>（25万单位）<br>颗粒剂：0.1g（10万单位） | |
| 21 | 克拉霉素<br>Clarithromycin | 片剂、胶囊、颗粒剂：0.125g、0.25g | |
| （六）其他抗生素 | | | |
| 22 | 克林霉素<br>Clindamycin | （盐酸盐）片剂、胶囊：0.075g、0.15g<br>（盐酸盐棕榈酸酯）分散片：0.075g、0.15g<br>（盐酸盐）注射液：2ml：0.15g<br>（盐酸盐）注射用无菌粉末：0.15g | |
| 23 | 磷霉素<br>Fosfomycin | （钠盐）注射用无菌粉末：1.0g（100万单位）、2.0g（200万单位）、4.0g（400万单位）<br>（氨丁三醇）散剂：3.0g | |
| （七）磺胺类 | | | |
| 24 | 复方磺胺甲噁唑<br>Compound<br>Sulfamethoxazole | 片剂：100mg：20mg、400mg：80mg（磺胺甲噁唑：甲氧苄啶） | |

**续　表**

| 序号 | 品种名称 | 剂型、规格 | 备注 |
|---|---|---|---|
| 25 | 磺胺嘧啶<br>Sulfadiazine | 片剂：0.2g、0.5g<br>注射液：2ml：0.4g、5ml：1g | |
| （八）喹诺酮类 | | | |
| 26 | 诺氟沙星<br>Norfloxacin | 片剂、胶囊：0.1g | |
| 27 | 环丙沙星<br>Ciprofloxacin | （盐酸盐）片剂、胶囊：0.25g、0.5g<br>（乳酸盐）注射液：2ml：0.1g<br>（乳酸盐）氯化钠注射液：100ml：0.2g | |
| 28 | 左氧氟沙星<br>Levofloxacin | （盐酸盐、乳酸盐）片剂、胶囊：0.2g、0.5g<br>（盐酸盐、乳酸盐）注射液：2ml：0.2g、<br>5ml：0.5g<br>（盐酸盐、乳酸盐）氯化钠注射液：100ml：<br>0.2g、250ml：0.5g | |
| 29 | 莫西沙星<br>Moxifloxacin | 片剂：0.4g<br>氯化钠注射液：250ml（莫西沙星0.4g与氯<br>化钠2.0g） | |
| （九）硝基咪唑类 | | | |
| 30 | 甲硝唑<br>Metronidazole | 片剂、胶囊：0.2g<br>氯化钠注射液：100ml：0.5g | |
| 31 | 替硝唑<br>Tinidazole | 片剂、胶囊：0.5g | |
| （十）硝基呋喃类 | | | |
| 32 | 呋喃妥因<br>Nitrofurantoin | 肠溶片：50mg | |
| （十一）抗结核病药 | | | |
| 33 | 异烟肼 Isoniazid | 片剂：50mg、100mg、300mg<br>注射液：2ml：50mg、2ml：100mg | |

| 序号 | 品种名称 | 剂型、规格 | 备注 |
|---|---|---|---|
| 34 | 利福平<br>Rifampicin | 片剂：0.15g<br>胶囊：0.15g、0.3g | |
| 35 | 吡嗪酰胺<br>Pyrazinamide | 片剂、胶囊：0.25g | |
| 36 | 乙胺丁醇<br>Ethambutol | 片剂、胶囊：0.25g | |
| 37 | 链霉素<br>Streptomycin | 注射用无菌粉末：0.75g（75万单位）、1.0g（100万单位） | |
| 38 | 对氨基水杨酸钠<br>Sodium Aminosalicylate | 肠溶片：0.5g<br>注射用无菌粉末：2.0g | |
| 39 | 耐多药肺结核用药 | | 注释1<br>△ |
| （十二）抗麻风病药 | | | |
| 40 | 氨苯砜 Dapsone | 片剂：50mg、100mg | |
| （十三）抗真菌药 | | | |
| 41 | 氟康唑<br>Fluconazole | 片剂、胶囊、分散片：50mg、100mg<br>氯化钠注射液：100ml∶0.2g | |
| 42 | 伊曲康唑<br>Itraconazole | 分散片：0.1g<br>颗粒剂：0.1g<br>胶囊：0.1g<br>注射液：25ml∶0.25g<br>口服溶液剂：150ml∶1.5g | |
| 43 | 两性霉素 B<br>Amphotericin B | 注射用无菌粉末：5mg（5000单位）25mg（2.5万单位）、50mg（5万单位） | |
| 44 | 卡泊芬净<br>Caspofungin | 注射用无菌粉末：50mg、70mg | |

续　表

| 序号 | 品种名称 | 剂型、规格 | 备注 |
|------|----------|-----------|------|
| \multicolumn{4}{c}{（十四）其他抗菌药} ||||
| 45 | 小檗碱（黄连素）Berberine | 片剂：50mg、100mg | |
| \multicolumn{4}{c}{（十五）抗病毒药} ||||
| 46 | 阿昔洛韦 Aciclovir | 片剂、胶囊：0.2g | |
| 47 | 更昔洛韦 Ganciclovir | 注射用无菌粉末：0.05g、0.15g、0.25g | |
| 48 | 奥司他韦 Oseltamivir | 胶囊：30mg、45mg、75mg<br>颗粒剂：15mg、25mg | |
| 49 | 恩替卡韦 Entecavir | 片剂：0.5mg、1.0mg<br>分散片：0.5mg、1.0mg<br>胶囊：0.5mg | △ |
| 50 | 利巴韦林 Ribavirin | 片剂、胶囊：0.1g | |
| 51 | 索磷布韦维帕他韦 Sofosbuvir and Velpatasvir | 片剂：每片含 400mg 索磷布韦和 100mg 维帕他韦 | △ |
| 52 | 替诺福韦二吡呋酯 Tenofovir Disoproxil | 片剂：0.3g<br>胶囊：0.3g | △ |
| 53 | 重组人干扰素 Recombinant Human Interferon | 重组人干扰素 $\alpha_1b$ 注射液：10μg：0.5ml、30μg：1ml<br>注射用重组人干扰素 $\alpha_1b$：10μg、30μg<br>重组人干扰素 $\alpha_2a$ 注射液、注射用重组人干扰素 $\alpha_2a$：300 万 U、500 万 U<br>重组人干扰素 $\alpha_2b$ 注射液、重组人干扰素 $\alpha_2b$ 注射液（假单细胞）、注射用重组人干扰素 $\alpha_2b$、注射用重组人干扰素 $\alpha_2b$（假单细胞）：300 万 U、500 万 U | △ |

| 序号 | 品种名称 | 剂型、规格 | 备注 |
|------|----------|------------|------|
| 54 | 艾滋病用药 | | 注释2 △ |

### 二、抗寄生虫病药

#### （一）抗疟药

| 序号 | 品种名称 | 剂型、规格 | 备注 |
|------|----------|------------|------|
| 55 | 氯喹 Chloroquine | 片剂：75mg、250mg<br>注射液：2ml∶80mg、5ml∶322mg | |
| 56 | 羟氯喹 Hydroxychloroquine | 片剂：0.1g、0.2g | △ |
| 57 | 伯氨喹 Primaquine | 片剂：13.2mg | |
| 58 | 乙胺嘧啶 Pyrimethamine | 片剂：6.25mg | |
| 59 | 青蒿素类药物 | | 注释3 |

#### （二）抗阿米巴病药及抗滴虫病药

| 序号 | 品种名称 | 剂型、规格 | 备注 |
|------|----------|------------|------|
| *(30) | 甲硝唑 Metronidazole | 片剂、胶囊：0.2g<br>氯化钠注射液：100ml∶0.5g | |

#### （三）抗利什曼原虫病药

| 序号 | 品种名称 | 剂型、规格 | 备注 |
|------|----------|------------|------|
| 60 | 葡萄糖酸锑钠 Sodium Stibogluconate | 注射液：6ml（按锑计0.6g，约相当于葡萄糖酸锑钠1.9g） | |

#### （四）抗血吸虫病药

| 序号 | 品种名称 | 剂型、规格 | 备注 |
|------|----------|------------|------|
| 61 | 吡喹酮 Praziquantel | 片剂：0.2g | |

#### （五）驱肠虫药

| 序号 | 品种名称 | 剂型、规格 | 备注 |
|------|----------|------------|------|
| 62 | 阿苯达唑 Albendazole | 片剂、胶囊：0.1g、0.2g | |

续 表

| 序号 | 品种名称 | 剂型、规格 | 备注 |
|------|----------|-----------|------|
| | | **三、麻醉药** | |
| | | **（一）局部麻醉药** | |
| 63 | 利多卡因<br>Lidocaine | （碳酸盐）注射液：5ml：86.5mg、10ml：0.173g<br>（盐酸盐）注射液：2ml：4mg、5ml：0.1g、10ml：0.2g<br>胶浆剂：10g：0.2g | |
| 64 | 布比卡因<br>Bupivacaine | 注射液：5ml：25mg、5ml：37.5mg | △ |
| 65 | 罗哌卡因<br>Ropivacaine | （盐酸盐）注射液：10ml：75mg、10ml：100mg | △ |
| | | **（二）全身麻醉药** | |
| 66 | 氯胺酮 Ketamine | 注射液：2ml：0.1g、10ml：0.1g | △ |
| 67 | 丙泊酚 Propofol | 注射液：20ml：0.2g、50ml：0.5g | △ |
| 68 | 瑞芬太尼<br>Remifentanil | 注射用无菌粉末：1mg、2mg、5mg | △ |
| 69 | 七氟烷<br>Sevoflurane | 吸入溶液剂：100ml、120ml、250ml | △ |
| 70 | 罗库溴铵<br>Rocuronium<br>Bromide | 注射液：2.5ml：25mg、5ml：50mg | △ |
| | | **（三）麻醉辅助药** | |
| 71 | 氯化琥珀胆碱<br>Suxamethonium<br>Chloride | 注射液：1ml：50mg、2ml：100mg | |

| 序号 | 品种名称 | 剂型、规格 | 备注 |
|---|---|---|---|
| 72 | 维库溴铵 Vecuronium Bromide | 注射用无菌粉末：4mg | |
| **四、镇痛、解热、抗炎、抗风湿、抗痛风药** | | | |
| **（一）镇痛药** | | | |
| 73 | 芬太尼 Fentanyl | 注射液：2ml：0.1mg | △ |
| 74 | 哌替啶 Pethidine | 注射液：1ml：50mg、2ml：100mg | △ |
| 75 | 吗啡 Morphine | 片剂、缓释片、注射液 | △ |
| 76 | 普瑞巴林 Pregabalin | 胶囊：75mg、150mg | |
| **（二）解热镇痛、抗炎、抗风湿药** | | | |
| 77 | 对乙酰氨基酚 Paracetamol | 片剂：0.5g<br>颗粒剂：0.1g<br>口服溶液剂：100ml：2.4g<br>干混悬剂、混悬液 | |
| 78 | 阿司匹林 Aspirin | 片剂：0.3g、0.5g<br>肠溶片：0.3g | |
| 79 | 布洛芬 Ibuprofen | 片剂、颗粒剂：0.1g、0.2g<br>胶囊：0.2g<br>缓释（片剂、胶囊）：0.3g<br>混悬液：60ml：1.2g、100ml：2g | |
| 80 | 双氯芬酸钠 Sodium Diclofenac | 肠溶片：25mg<br>缓释（片剂、胶囊）：50mg、100mg | |
| 81 | 吲哚美辛 Indometacin | 栓剂：25mg、50mg、100mg | |

**续　表**

| 序号 | 品种名称 | 剂型、规格 | 备注 |
|---|---|---|---|
| *(56) | 羟氯喹<br>Hydroxychloroquine | 片剂：0.1g、0.2g | △ |
| 82 | 来氟米特<br>Leflunomide | 片剂：5mg、10mg、20mg | △ |
| 83 | 美沙拉秦（嗪）<br>Mesalazine | 肠溶片：0.5g<br>缓释片：0.5g<br>栓剂：0.5g、1g<br>缓释颗粒：0.5g<br>灌肠剂：60g∶4g | |
| 84 | 青霉胺<br>Penicillamine | 片剂：0.125g | △ |
| （三）抗痛风药 ||||
| 85 | 别嘌醇 Allopurinol | 片剂：0.1g | |
| 86 | 秋水仙碱<br>Colchicine | 片剂：0.5mg | |
| 87 | 苯溴马隆<br>Benzbromarone | 片剂：50mg<br>胶囊：50mg | |
| 五、神经系统用药 ||||
| （一）抗震颤麻痹药 ||||
| 88 | 金刚烷胺<br>Amantadine | 片剂：0.1g | |
| 89 | 苯海索<br>Trihexyphenidyl | 片剂：2mg | |
| 90 | 多巴丝肼<br>Levodopa and<br>Benserazide<br>Hydrochloride | 片剂：0.25g（0.2g∶0.05g）（左旋多巴∶苄丝肼）<br>胶囊：0.25g（0.2g∶0.05g）、0.125g（0.1g∶0.025g）（左旋多巴∶苄丝肼） | |

续 表

| 序号 | 品种名称 | 剂型、规格 | 备注 |
|------|---------|-----------|------|
| 91 | 普拉克索<br>Pramipexole | 片剂：0.125mg、0.25mg、1.0mg<br>缓释片：0.375mg、0.75mg、1.5mg、3.0mg、<br>4.5mg | △ |
| 92 | 溴隐亭<br>Bromocriptine | 片剂：2.5mg | |
| （二）抗重症肌无力药 | | | |
| 93 | 新斯的明<br>Neostigmine | 注射液：1ml：0.5mg、2ml：1mg | |
| 94 | 溴吡斯的明<br>Pyridostigmine<br>Bromide | 片剂：60mg | |
| （三）抗癫痫药 | | | |
| 95 | 卡马西平<br>Carbamazepine | 片剂：0.1g、0.2g | |
| 96 | 奥卡西平<br>Oxcarbazepine | 片剂：0.15g、0.3g<br>混悬液：60mg/ml | |
| 97 | 丙戊酸钠<br>Sodium Valproate | 片剂：0.1g、0.2g<br>口服溶液剂：300ml：12g<br>注射用无菌粉末：0.4g | |
| 98 | 苯妥英钠<br>Phenytoin Sodium | 片剂：50mg、100mg<br>注射用无菌粉末：0.1g、0.25g | |
| 99 | 苯巴比妥<br>Phenobarbital | 片剂：15mg、30mg、100mg<br>注射液：1ml：0.1g、2ml：0.2g<br>注射用无菌粉末：0.1g | |
| 100 | 拉莫三嗪<br>Lamotrigine | 片剂：25mg、50mg、100mg<br>分散片：25mg、50mg | |

续 表

| 序号 | 品种名称 | 剂型、规格 | 备注 |
|------|----------|-----------|------|
| （四）脑血管病用药及降颅压药 ||||
| 101 | 尼莫地平<br>Nimodipine | 片剂、胶囊：20mg、30mg | |
| 102 | 甘露醇<br>Mannitol | 注射液：20ml∶4g、50ml∶10g、100ml∶20g、250ml∶50g<br>注射液：3000ml∶150g（冲洗用） | |
| 103 | 倍他司汀<br>Betahistine | （盐酸盐）片剂：4mg | |
| 104 | 氟桂利嗪<br>Flunarizine | 片剂、胶囊：5mg | |
| （五）中枢兴奋药 ||||
| 105 | 胞磷胆碱钠<br>Citicoline Sodium | 注射液：2ml∶0.25g<br>氯化钠注射液、葡萄糖注射液：100ml∶0.25g | |
| 106 | 尼可刹米<br>Nikethamide | 注射液：1.5ml∶0.375g、2ml∶0.5g | |
| 107 | 洛贝林 Lobeline | 注射液：1ml∶3mg、1ml∶10mg | |
| （六）抗痴呆药 ||||
| 108 | 石杉碱甲<br>Huperzine A | 片剂、胶囊：50µg | |
| **六、治疗精神障碍药** ||||
| （一）抗精神病药 ||||
| 109 | 奋乃静<br>Perphenazine | 片剂：2mg、4mg<br>注射液：1ml∶5mg | △ |
| 110 | 氯丙嗪<br>Chlorpromazine | 片剂：12.5mg、25mg、50mg<br>注射液：1ml∶10mg、1ml∶25mg、2ml∶50mg | |

| 序号 | 品种名称 | 剂型、规格 | 备注 |
|------|----------|------------|------|
| 111 | 氟哌啶醇 Haloperidol | 片剂：2mg、4mg<br>注射液：1ml：5mg | △ |
| 112 | 舒必利 Sulpiride | 片剂：10mg、50mg、100mg | |
| 113 | 氨磺必利 Amisulpride | 片剂：50mg、200mg | △ |
| 114 | 癸氟奋乃静 Fluphenazine Decanoate | 注射液：1ml：25mg | △ |
| 115 | 氯氮平 Clozapine | 片剂：25mg、50mg | △ |
| 116 | 奥氮平 Olanzapine | 片剂：5mg、10mg | △ |
| 117 | 利培酮 Risperidone | 片剂：1mg、2mg | △ |
| 118 | 帕利哌酮 Paliperidone | 缓释片：3mg、6mg、9mg<br>（棕榈酸酯）注射液：0.75ml：75mg、1.0ml：100mg、1.5ml：150mg | △ |
| 119 | 喹硫平 Quetiapine | 片剂：25mg、100mg | △ |
| 120 | 阿立哌唑 Aripiprazole | 片剂、胶囊、口腔崩解片：5mg、10mg | △ |
| 121 | 五氟利多 Penfluridol | 片剂：20mg | △ |
| | （二）抗抑郁药 | | |
| 122 | 帕罗西汀 Paroxetine | 片剂：20mg | △ |
| 123 | 氟西汀 Fluoxetine | 片剂：10mg<br>胶囊：20mg<br>分散片：20mg | △ |

续 表

| 序号 | 品种名称 | 剂型、规格 | 备注 |
|---|---|---|---|
| 124 | 阿米替林<br>Amitriptyline | 片剂：25mg | |
| 125 | 多塞平 Doxepin | 片剂：25mg | △ |
| 126 | 米氮平<br>Mirtazapine | 片剂：15mg、30mg | △ |
| 127 | 氯米帕明<br>Clomipramine | 片剂：10mg、25mg<br>注射液：2ml：25mg | △ |
| 128 | 艾司西酞普兰<br>Escitalopram | 片剂：5mg、10mg、20mg | △ |
| 129 | 文拉法辛<br>Venlafaxine | 片剂：25mg、50mg<br>胶囊：25mg、50mg<br>缓释片：75mg<br>缓释胶囊：75mg、150mg | △ |
| | | （三）抗焦虑药 | |
| 130 | 地西泮 Diazepam | 片剂：2.5mg、5mg<br>注射液：2ml：10mg | 注射液<br>△ |
| 131 | 氯硝西泮<br>Clonazepam | 片剂：0.5mg、2mg | △ |
| 132 | 劳拉西泮<br>Lorazepam | 片剂：0.5mg、1mg | |
| 133 | 艾司唑仑<br>Estazolam | 片剂：1mg、2mg | |
| 134 | 阿普唑仑<br>Alprazolam | 片剂：0.4mg | |
| 135 | 坦度螺酮<br>Tandospirone | 片剂：5mg、10mg<br>胶囊：5mg、10mg | |

续　表

| 序号 | 品种名称 | 剂型、规格 | 备注 |
|------|----------|------------|------|
| 136 | 丁螺环酮<br>Buspirone | 片剂：5mg | |
| | | （四）抗躁狂药 | |
| 137 | 碳酸锂<br>Lithium Carbonate | 片剂：0.25g | △ |
| | | （五）镇静催眠药 | |
| *(130) | 地西泮<br>Diazepam | 片剂：2.5mg、5mg<br>注射液：2ml∶10mg | 注射液<br>△ |
| 138 | 佐匹克隆<br>Zopiclone | 片剂：3.75mg、7.5mg | |
| 139 | 咪达唑仑<br>Midazolam | 注射液：1ml∶5mg、2ml∶10mg | △ |
| 140 | 唑吡坦 Zolpidem | 片剂：5mg、10mg | △ |
| | | 七、心血管系统用药 | |
| | | （一）抗心绞痛药 | |
| 141 | 硝酸甘油<br>Nitroglycerin | 片剂：0.5mg<br>注射液：1ml∶5mg | |
| 142 | 硝酸异山梨酯<br>Isosorbide<br>Dinitrate | 片剂：5mg<br>氯化钠注射液、葡萄糖注射液：100ml∶10mg | |
| 143 | 单硝酸异山梨酯<br>Isosorbide<br>Mononitrate | 片剂：10mg、20mg<br>缓释片：30mg、40mg、50mg、60mg<br>注射液：1ml∶10mg、5ml∶20mg | |
| 144 | 硝苯地平<br>Nifedipine | 片剂：5mg、10mg | |

续 表

| 序号 | 品种名称 | 剂型、规格 | 备注 |
|---|---|---|---|
| 145 | 地尔硫䓬<br>Diltiazem | 片剂：30mg | |
| 146 | 尼可地尔<br>Nicorandil | 片剂：5mg | |
| | | （二）抗心律失常药 | |
| 147 | 美西律<br>Mexiletine | 片剂：50mg、100mg | |
| 148 | 普罗帕酮<br>Propafenone | 片剂：50mg、100mg<br>注射液：10ml：35mg | |
| 149 | 普萘洛尔<br>Propranolol | 片剂：10mg | |
| 150 | 阿替洛尔<br>Atenolol | 片剂：12.5mg、25mg、50mg | |
| 151 | 美托洛尔<br>Metoprolol | （酒石酸盐）片剂：25mg、50mg<br>（酒石酸盐）注射液：5ml：5mg | |
| 152 | 艾司洛尔 Esmolol | 注射液：1ml：0.1g、2ml：0.2g、10ml：0.1g | |
| 153 | 索他洛尔 Sotalol | 片剂：80mg | |
| 154 | 胺碘酮<br>Amiodarone | 片剂：0.2g<br>注射液：2ml：0.15g | |
| 155 | 维拉帕米<br>Verapamil | 片剂：40mg<br>注射液：2ml：5mg | |
| 156 | 伊布利特<br>Ibutilide | 注射液：10ml：1mg | △ |
| 157 | 莫雷西嗪<br>Moricizine | 片剂：50mg | |

| 序号 | 品种名称 | 剂型、规格 | 备注 |
|---|---|---|---|
| \multicolumn{4}{c}{（三）抗心力衰竭药} ||||
| 158 | 地高辛<br>Digoxin | 片剂：0.25mg<br>口服溶液剂：10ml∶0.5mg、30ml∶1.5mg、<br>50ml∶2.5mg、100ml∶5mg<br>注射液：2ml∶0.5mg | △ |
| 159 | 去乙酰毛花苷<br>Deslanoside | 注射液：2ml∶0.4mg | |
| 160 | 伊伐布雷定<br>Ivabradine | 片剂：5mg、7.5mg | |
| \multicolumn{4}{c}{（四）抗高血压药} ||||
| 161 | 卡托普利<br>Captopril | 片剂：12.5mg、25mg | |
| 162 | 依那普利 Enalapril | 片剂：2.5mg、5mg、10mg | 注释4 |
| 163 | 赖诺普利<br>Lisinopril | 片剂：5mg、10mg<br>胶囊：5mg、10mg | |
| 164 | 缬沙坦 Valsartan | 胶囊：80mg | |
| 165 | 缬沙坦氨氯地平<br>Valsartan and<br>Amlodipine | 片剂（Ⅰ）：每片含缬沙坦 80mg、氨氯地平<br>5mg | |
| 166 | 硝普钠<br>Sodium<br>Nitroprusside | 注射用无菌粉末：50mg | |
| 167 | 硫酸镁<br>Magnesium Sulfate | 注射液：10ml∶1.0g、10ml∶2.5g | |
| 168 | 尼群地平<br>Nitrendipine | 片剂：10mg | |

续　表

| 序号 | 品种名称 | 剂型、规格 | 备注 |
|---|---|---|---|
| *(144) | 硝苯地平<br>Nifedipine | 片剂：5mg、10mg<br>缓释片：20mg、30mg | |
| 169 | 非洛地平<br>Felodipine | 片剂：2.5mg、5mg<br>缓释片：2.5mg、5mg | |
| 170 | 氨氯地平<br>Amlodipine | （苯磺酸盐、马来酸盐）片剂：5mg | |
| 171 | 左氨氯地平<br>levamlodipine | （苯磺酸盐、马来酸盐）片剂：2.5mg | 曾用名：左旋氨氯地平 |
| 172 | 比索洛尔<br>Bisoprolol | 片剂、胶囊：2.5mg、5mg | |
| 173 | 拉贝洛尔<br>Labetalol | 片剂：50mg、100mg | |
| 174 | 乌拉地尔<br>Urapidil | 缓释片：30mg<br>缓释胶囊：30mg<br>注射液：5ml：25mg | |
| 175 | 吲达帕胺<br>Indapamide | 片剂：2.5mg<br>缓释片：1.5mg | |
| 176 | 酚妥拉明<br>Phentolamine | 注射液：1ml：10mg<br>注射用无菌粉末：10mg | |
| 177 | 哌唑嗪 Prazosin | 片剂：1mg、2mg | |
| 178 | 波生坦 Bosentan | 片剂：125mg | △ |
| （五）抗休克药 | | | |
| 179 | 肾上腺素<br>Adrenaline | 注射液：1ml：1mg | |

续　表

| 序号 | 品种名称 | 剂型、规格 | 备注 |
|---|---|---|---|
| 180 | 去甲肾上腺素<br>Noradrenaline | 注射液：1ml：2mg、2ml：10mg | |
| 181 | 异丙肾上腺素<br>Isoprenaline | 注射液：2ml：1mg | |
| 182 | 间羟胺<br>Metaraminol | 注射液：1ml：10mg、5ml：50mg | |
| 183 | 多巴胺 Dopamine | 注射液：2ml：20mg | |
| 184 | 多巴酚丁胺<br>Dobutamine | 注射液：2ml：20mg | |
| （六）调脂及抗动脉粥样硬化药 | | | |
| 185 | 辛伐他汀<br>Simvastatin | 片剂：10mg、20mg | |
| 186 | 阿托伐他汀<br>Atorvastatin | 片剂：10mg、20mg | |
| 187 | 瑞舒伐他汀<br>Rosuvastatin | 片剂：5mg、10mg、20mg<br>胶囊：5mg、10mg、20mg | |
| 188 | 非诺贝特<br>Fenofibrate | 片剂：0.1g<br>胶囊：0.1g、0.2g<br>分散片：0.1g | |
| 八、呼吸系统用药 | | | |
| （一）祛痰药 | | | |
| 189 | 溴己新<br>Bromhexine | 片剂：8mg | |
| 190 | 氨溴索<br>Ambroxol | 片剂、胶囊、分散片：30mg<br>口服溶液剂：100ml：0.3g | |

续 表

| 序号 | 品种名称 | 剂型、规格 | 备注 |
|------|----------|-----------|------|
| 191 | 桉柠蒎<br>Eucalyptol,<br>Limonene and<br>Pinene | 肠溶软胶囊：0.12g、0.3g | |
| 192 | 羧甲司坦<br>Carbocisteine | 片剂：0.1g、0.25g<br>口服溶液剂：10ml∶0.2g、10ml∶0.5g | |
| 193 | 乙酰半胱氨酸<br>Acetylcysteine | 颗粒剂：0.1g、0.2g | |
| （二）镇咳药 | | | |
| 194 | 复方甘草<br>Compound<br>Liquorice | 片剂、口服溶液剂 | |
| 195 | 喷托维林<br>Pentoxyverine | 片剂：25mg | |
| 196 | 可待因 Codeine | 片剂：15mg、30mg | △ |
| （三）平喘药 | | | |
| 197 | 氨茶碱<br>Aminophylline | 片剂：0.1g、0.2g<br>缓释片：0.1g<br>注射液：2ml∶0.25g、2ml∶0.5g | |
| 198 | 茶碱 Theophylline | 缓释片：0.1g | |
| 199 | 沙丁胺醇<br>Salbutamol | 气雾剂：200揿∶每揿100μg、<br>200揿∶每揿140μg<br>雾化溶液剂（含吸入溶液剂） | |
| 200 | 异丙托溴铵<br>Ipratropium<br>Bromide | 气雾剂：14g∶8.4mg（每揿40μg） | |

| 序号 | 品种名称 | 剂型、规格 | 备注 |
|---|---|---|---|
| 201 | 噻托溴铵 Tiotropium Bromide | 吸入粉雾剂：18μg | |
| 202 | 丙酸氟替卡松 Fluticasone Propionate | 气雾剂：50μg/揿、125μg/揿 | |
| 203 | 布地奈德 Budesonide | 气雾剂：每瓶100揿，每揿含布地奈德200μg；每瓶含布地奈德20mg，每瓶200揿，每揿含布地奈德0.1mg 吸入粉雾剂：0.1mg/吸；0.2mg；200μg/吸，200吸/支混悬液：2ml：1mg | |
| 204 | 布地奈德福莫特罗 Budesonide and Formoterol | 吸入粉雾剂：80μg/4.5μg/吸、160μg/4.5μg/吸、320μg/9μg/吸 | |
| 九、消化系统用药 | | | |
| （一）抗酸药及抗溃疡病药 | | | |
| 205 | 复方氢氧化铝 Compound Aluminium Hydroxide | 片剂 | |
| 206 | 雷尼替丁 Ranitidine | 片剂、胶囊：0.15g 注射液：2ml：50mg | |
| 207 | 法莫替丁 Famotidine | 片剂、胶囊：20mg 注射液：2ml：20mg 注射用无菌粉末：20mg | |
| 208 | 奥美拉唑 Omeprazole | 肠溶（片剂、胶囊）：10mg、20mg 注射用无菌粉末：40mg | |

续　表

| 序号 | 品种名称 | 剂型、规格 | 备注 |
|---|---|---|---|
| 209 | 枸橼酸铋钾<br>Bismuth Potassium Citrate | 片剂、胶囊：0.3g（含 0.11g 铋）<br>颗粒剂：每袋含 0.11g 铋 | |
| 210 | 胶体果胶铋<br>Colloidal Bismuth Pectin | 胶囊：50mg（以铋计） | |
| 211 | 铝碳酸镁<br>Hydrotalcite | 咀嚼片：0.5g | |
| （二）助消化药 | | | |
| 212 | 乳酶生 Lactasin | 片剂：0.15g、0.3g | |
| （三）胃肠解痉药及胃动力药 | | | |
| 213 | 颠茄 Belladonna | 片剂：每片含颠茄浸膏 10mg | |
| 214 | 山莨菪碱<br>Anisodamine | 片剂（含消旋）：5mg、10mg<br>注射液（含消旋）：1ml : 2mg、1ml : 10mg | |
| 215 | 阿托品<br>Atropine | 片剂：0.3mg<br>注射液：1ml : 0.5mg、1ml : 1mg、1ml : 5mg | |
| 216 | 多潘立酮<br>Domperidone | 片剂：10mg | |
| 217 | 甲氧氯普胺<br>Metoclopramide | 片剂：5mg<br>注射液：1ml : 10mg | |
| 218 | 莫沙必利<br>Mosapride | 片剂：5mg | |
| 219 | 匹维溴铵<br>Pinaverium Bromide | 片剂：50mg | |

续　表

| 序号 | 品种名称 | 剂型、规格 | 备注 |
|---|---|---|---|
| | | （四）泻药及止泻药 | |
| 220 | 开塞露（含甘油、山梨醇）Glycerine Enema orSorbitol Enema | 灌肠剂 | |
| 221 | 乳果糖 Lactulose | 口服溶液剂：15ml：10g、100ml：66.7g、200ml：133.4g | |
| 222 | 洛哌丁胺 Loperamide | 胶囊：2mg | |
| 223 | 蒙脱石 Smectite | 散剂：3g | |
| 224 | 聚乙二醇 Macrogol | 散剂 | |
| | | （五）肝病辅助治疗药 | |
| 225 | 联苯双酯 Bifendate | 滴丸剂：1.5mg 片剂：25mg | |
| 226 | 精氨酸 Arginine | 注射液：20ml：5g | |
| 227 | 甘草酸二铵 Diammonium Glycyrrhizinate | 胶囊：50mg | |
| 228 | 水飞蓟素 Silymarin | 片剂：70mg 胶囊：140mg | |
| | | （六）微生态制剂 | |
| 229 | 地衣芽孢杆菌活菌 Live Bacillus Licheniformis | 胶囊：0.25g 颗粒剂：0.5g | |

**续　表**

| 序号 | 品种名称 | 剂型、规格 | 备注 |
|------|---------|-----------|------|
| 230 | 双歧杆菌三联活菌<br>Live Combined Bifidobacterrium, Lactobacillus and Enterococcus | 胶囊、肠溶胶囊：0.21g | |
| 231 | 枯草杆菌二联活菌<br>Live Combined Bacillus Subtilis and Enterociccus Faecium | 肠溶胶囊：250mg | |
| （七）利胆药 | | | |
| 232 | 熊去氧胆酸<br>Ursodeoxycholic Acid | 片剂：50mg | |
| （八）治疗炎性肠病药 | | | |
| 233 | 柳氮磺吡啶<br>Sulfasalazine | 肠溶片：0.25g<br>栓剂：0.5g | |
| 十、泌尿系统用药 | | | |
| （一）利尿药及脱水药 | | | |
| 234 | 呋塞米<br>Furosemide | 片剂：20mg<br>注射液：2ml：20mg | |
| 235 | 氢氯噻嗪<br>Hydrochlorothiazide | 片剂：6.25mg、10mg、25mg | |
| 236 | 螺内酯<br>Spironolactone | 片剂：12mg、20mg | |
| 237 | 氨苯蝶啶<br>Triamterene | 片剂：50mg | |

续　表

| 序号 | 品种名称 | 剂型、规格 | 备注 |
|---|---|---|---|
| 238 | 甘油果糖<br>Glycerol Fructose | 氯化钠注射液：250ml、500ml | |
| | | （二）良性前列腺增生用药 | |
| 239 | 坦洛新（坦索罗辛）<br>Tamsulosin | 缓释胶囊：0.2mg | |
| 240 | 特拉唑嗪<br>Terazosin | 片剂：2mg | |
| 241 | 非那雄胺<br>Finasteride | 片剂：5mg<br>胶囊：5mg | |
| | | （三）透析用药 | |
| 242 | 腹膜透析液<br>Peritoneal Dialysis Solution | （乳酸盐）注射液（腹腔用药） | |
| | | 十一、血液系统用药 | |
| | | （一）抗贫血药 | |
| 243 | 硫酸亚铁<br>Ferrous Sulfate | 片剂：0.3g<br>缓释片：0.45g | |
| 244 | 右旋糖酐铁<br>Iron dextran | 口服溶液剂：5ml：25mg（Fe）、10ml：50mg（Fe）<br>注射液：2ml：50mg、2ml：100mg | |
| 245 | 琥珀酸亚铁<br>Ferrous Succinate | 片剂：0.1g | |
| 246 | 维生素 $B_{12}$<br>Vitamin $B_{12}$ | 注射液：1ml：0.25mg、1ml：0.5mg | |
| 247 | 叶酸 Folic Acid | 片剂：0.4mg、5mg | |

续　表

| 序号 | 品种名称 | 剂型、规格 | 备注 |
|------|----------|-----------|------|
| 248 | 腺苷钴胺<br>Cobamamide | 片剂：0.25mg | |
| 249 | 甲钴胺<br>Mecobalamin | 胶囊：0.5mg | |
| 250 | 重组人促红素<br>（CHO 细胞）<br>Recombinant<br>HumanErythropo-<br>ietin（CHO Cell） | 注射液：2000U、3000U、10000U | |
| | （二）抗血小板药 | | |
| *(78) | 阿司匹林 Aspirin | 肠溶片：25mg、50mg、0.1g、0.3g | |
| 251 | 氯吡格雷<br>Clopidogrel | 片剂：25mg、75mg | |
| 252 | 吲哚布芬<br>Indobufen | 片剂：0.2g | |
| 253 | 替格瑞洛<br>Ticagrelor | 片剂：60mg、90mg | |
| | （三）促凝血药 | | |
| 254 | 凝血酶 Thrombin | 冻干粉：200 单位、500 单位、2000 单位 | |
| 255 | 维生素 $K_1$<br>Vitamin $K_1$ | 注射液：1ml：10mg | |
| 256 | 甲萘氢醌<br>Menadiol | 片剂：2mg、4mg | |
| 257 | 氨甲苯酸<br>Aminomethylben-<br>zoic Acid | 注射液：10ml：0.1g、5ml：50mg | |

| 序号 | 品种名称 | 剂型、规格 | 备注 |
|---|---|---|---|
| 258 | 氨甲环酸<br>Tranexamic Acid | 注射液：5ml∶0.25g、5ml∶0.5g | |
| 259 | 鱼精蛋白<br>Protamine | 注射液：5ml∶50mg、10ml∶0.1g | |
| 260 | 血友病用药 | 注射用无菌粉末 | 注释5<br>△ |
| | | （四）抗凝血药及溶栓药 | |
| 261 | 肝素 Heparin | （钙）注射液：1ml∶5000 单位、<br>1ml∶10000 单位<br>（钠）注射液：2ml∶5000 单位、<br>2ml∶12500 单位 | |
| 262 | 低分子量肝素<br>Low Molecular<br>Heparin | 注射液 | |
| 263 | 华法林 Warfarin | 片剂 | △ |
| 264 | 尿激酶 Urokinase | 注射用无菌粉末：25 万单位 | △ |
| 265 | 达比加群酯<br>Dabigatran<br>Etexilate | 胶囊：110mg、150mg | |
| 266 | 利伐沙班<br>Rivaroxaban | 片剂：10mg、15mg、20mg | |
| 267 | 重组人组织型纤溶<br>酶原激酶衍生物<br>Recombinant<br>Human Tissue-<br>type Plasminogen<br>Activator Derivative | 注射用无菌粉末：18mg | △ |

续　表

| 序号 | 品种名称 | 剂型、规格 | 备注 |
|------|---------|-----------|------|
| | | （五）血容量扩充剂 | |
| 268 | 羟乙基淀粉 130/0.4Hydroxyethyl Starch130/0.4 | 氯化钠注射液：250ml：15g、500ml：30g | |
| | | 十二、激素及影响内分泌药 | |
| | | （一）下丘脑垂体激素及其类似物 | |
| 269 | 绒促性素 Chorionic Gonadotrophin | 注射用无菌粉末：500 单位、1000 单位、2000 单位、5000 单位 | |
| 270 | 去氨加压素 Desmopressin | 片剂：0.1mg、0.2mg 注射液：1ml：4μg、1ml：15μg | |
| 271 | 重组人生长激素 Recombinant Human Growth Hormone | 注射用无菌粉末：0.85mg、1.0mg、1.2mg、1.33mg、1.6mg、2.0mg、3.7mg、4.0mg | △ |
| | | （二）肾上腺皮质激素类药 | |
| 272 | 氢化可的松 Hydrocortisone | 片剂：10mg、20mg 注射液：2ml：10mg、5ml：25mg、20ml：100mg （琥珀酸钠）注射用无菌粉末：50mg、100mg | |
| 273 | 泼尼松 Prednisone | 片剂：5mg | |
| 274 | 甲泼尼龙 Methylprednisolone | 片剂：4mg （琥珀酸钠）注射用无菌粉末：40mg、500mg | |
| 275 | 地塞米松 Dexamethasone | 片剂：0.75mg 注射液：1ml：2mg、1ml：5mg | |

续　表

| 序号 | 品种名称 | 剂型、规格 | 备注 |
|------|----------|-----------|------|
| | | （三）胰岛素及口服降血糖药 | |
| 276 | 胰岛素 Insulin | 动物源胰岛素注射液（短效、中效、长效和预混）：300 单位、400 单位<br>重组人胰岛素注射液（短效、中效和预混30R）：300 单位、400 单位 | |
| 277 | 甘精胰岛素 Insulin Glargine | 注射液：3ml：300 单位（预填充）、3ml：300 单位（笔芯） | |
| 278 | 二甲双胍 Metformin | 片剂、肠溶（片剂、胶囊）、缓释片：0.25g、0.5g<br>胶囊：0.25g<br>缓释胶囊：0.25g | |
| 279 | 格列本脲 Glibenclamide | 片剂：2.5mg | |
| 280 | 格列吡嗪 Glipizide | 片剂、胶囊：5mg | |
| 281 | 格列美脲 Glimepiride | 片剂：1mg、2mg | |
| 282 | 格列喹酮 Gliquidone | 片剂：30mg | |
| 283 | 格列齐特 Gliclazide | 片剂（Ⅱ）：80mg | |
| 284 | 阿卡波糖 Acarbose | 片剂、胶囊：50mg | |
| 285 | 达格列净 Dapagliflozin | 片剂：5mg、10mg | |
| 286 | 利拉鲁肽 Liraglutide | 注射液：3ml：18mg | |

续　表

| 序号 | 品种名称 | 剂型、规格 | 备注 |
|------|----------|------------|------|
| 287 | 瑞格列奈<br>Repaglinide | 片剂：0.5mg、1mg、2mg | |
| 288 | 吡格列酮<br>Pioglitazone | 片剂：15mg、30mg<br>胶囊：15mg、30mg | |
| 289 | 西格列汀<br>Sitagliptin | 片剂：25mg、50mg、100mg | |
| 290 | 利格列汀<br>Linagliptin | 片剂：5mg | |
| （四）甲状腺激素及抗甲状腺药 | | | |
| 291 | 甲状腺片<br>Thyroid Tablets | 片剂：40mg | |
| 292 | 左甲状腺素钠<br>Levothyroxine<br>Sodium | 片剂：50μg | |
| 293 | 甲巯咪唑<br>Thiamazole | 片剂：5mg | |
| 294 | 丙硫氧嘧啶<br>Propylthiouracil | 片剂：50mg、100mg | |
| （五）抗甲状旁腺药 | | | |
| 295 | 西那卡塞<br>Cinacalcet | 片剂：25mg、75mg | △ |
| （六）雄激素及同化激素 | | | |
| 296 | 丙酸睾酮<br>Testosterone<br>Propionate | 注射液：1ml：25mg | |

续　表

| 序号 | 品种名称 | 剂型、规格 | 备注 |
|---|---|---|---|
| 297 | 十一酸睾酮<br>Testosterone<br>Undecanoate | 软胶囊：40mg<br>注射液：2ml∶0.25g | |
| （七）雌激素、孕激素及抗孕激素 | | | |
| 298 | 黄体酮<br>Progesterone | 注射液：1ml∶10mg、1ml∶20mg | |
| 299 | 甲羟孕酮<br>Medroxyprogest-<br>erone | 片剂：2mg、4mg、100mg、250mg<br>胶囊：100mg | △ |
| 300 | 己烯雌酚<br>Diethylstilbestrol | 片剂：0.5mg、1mg、2mg | |
| 301 | 尼尔雌醇<br>Nilestriol | 片剂：1mg、2mg、5mg | |
| （八）钙代谢调节药及抗骨质疏松药 | | | |
| 302 | 阿法骨化醇<br>Alfacalcidol | 片剂、胶囊、软胶囊：0.25μg、0.5μg<br>滴剂：20ml∶40μg | 滴剂<br>△ |
| 303 | 维生素 $D_2$<br>Vitamin $D_2$ | 软胶囊：5000 单位、10000 单位<br>注射液：1ml∶5mg（20 万单位）、<br>1ml∶10mg（40 万单位） | |
| 304 | 阿仑膦酸钠<br>Alendronate<br>Sodium | 片剂：10mg、70mg | △ |
| 十三、抗变态反应药 | | | |
| 305 | 氯苯那敏<br>Chlorphenamine | 片剂：1mg、4mg | |
| 306 | 苯海拉明<br>Diphenhydramine | 片剂：25mg<br>注射液：1ml∶20mg | |

续 表

| 序号 | 品种名称 | 剂型、规格 | 备注 |
|------|----------|------------|------|
| 307 | 赛庚啶<br>Cyproheptadine | 片剂：2mg | |
| 308 | 异丙嗪<br>Promethazine | 片剂：12.5mg、25mg<br>注射液：1ml：25mg、2ml：50mg | |
| 309 | 氯雷他定<br>Loratadine | 片剂：10mg<br>胶囊：5mg、10mg | |
| **十四、免疫系统用药** | | | |
| 310 | 雷公藤多苷<br>Tripterysium<br>Glycosides | 片剂：10mg | |
| 311 | 硫唑嘌呤<br>Azathioprine | 片剂：50mg、100mg | |
| 312 | 环孢素 Ciclosporin | 胶囊、软胶囊、口服溶液剂 | △ |
| 313 | 吗替麦考酚酯<br>Mycophenolate<br>Mofetil | 片剂：0.25g、0.5g<br>胶囊：0.25g<br>分散片：0.25g、0.5g | △ |
| **十五、抗肿瘤药** | | | |
| **（一）烷化剂** | | | |
| 314 | 司莫司汀<br>Semustine | 胶囊：10mg、50mg | △ |
| 315 | 环磷酰胺<br>Cyclophosphamide | 片剂：50mg<br>注射用无菌粉末：100mg、200mg、500mg | △ |
| 316 | 异环磷酰胺<br>Ifosfamide | 注射用无菌粉末：0.5g、1.0g | △ |
| 317 | 白消安 Busulfan | 片剂：0.5mg、2mg | △ |

续　表

| 序号 | 品种名称 | 剂型、规格 | 备注 |
|------|----------|-----------|------|
| （二）抗代谢药 | | | |
| 318 | 甲氨蝶呤<br>Methotrexate | 片剂：2.5mg<br>注射用无菌粉末：5mg、100mg | △ |
| 319 | 巯嘌呤<br>Mercaptopurine | 片剂：25mg、50mg | △ |
| 320 | 阿糖胞苷<br>Cytarabine | 注射用无菌粉末：50mg、100mg | △ |
| 321 | 羟基脲<br>Hydroxycarbamide | 片剂：0.5g | △ |
| 322 | 氟尿嘧啶<br>Fluorouracil | 注射液：10ml∶0.25g | △ |
| 323 | 吉西他滨<br>Gemcitabine | 注射用无菌粉末：0.2g、1.0g | △ |
| （三）抗肿瘤抗生素 | | | |
| 324 | 依托泊苷<br>Etoposide | 注射液：2ml∶40mg、5ml∶100mg | △ |
| 325 | 多柔比星<br>Doxorubicin | 注射用无菌粉末：10mg | △ |
| 326 | 柔红霉素<br>Daunorubicin | 注射用无菌粉末：20mg | △ |
| 327 | 平阳霉素<br>Bleomycin A5 | 注射用无菌粉末：4mg、8mg | △ |
| （四）抗肿瘤植物成分药 | | | |
| 328 | 长春新碱<br>Vincristine | 注射用无菌粉末：1mg | △ |

续　表

| 序号 | 品种名称 | 剂型、规格 | 备注 |
|------|---------|-----------|------|
| 329 | 紫杉醇 Paclitaxel | 注射液：5ml：30mg、10ml：60mg | △ |
| 330 | 高三尖杉酯碱 Homoharringtonine | 注射液：1ml：1mg、2ml：2mg | △ |
| （五）其他抗肿瘤药 | | | |
| 331 | 顺铂 Cisplatin | 注射液：2ml：10mg、6ml：30mg<br>注射用无菌粉末：10mg、20mg、30mg | △ |
| 332 | 奥沙利铂 Oxaliplatin | 注射用无菌粉末：50mg、100mg | △ |
| 333 | 卡铂 Carboplatin | 注射用无菌粉末：50mg、100mg | △ |
| 334 | 亚砷酸（三氧化二砷）Arsenious Acid（ArsenicTrioxide） | 注射液：5ml：5mg、10ml：10mg<br>注射用无菌粉末：5mg、10mg | △ |
| 335 | 门冬酰胺酶 Asparaginase | 注射用无菌粉末：5000 单位、10000 单位 | △ |
| 336 | 亚叶酸钙 Calcium Folinate | 注射液：10ml：100mg<br>注射用无菌粉末：25mg、50mg、100mg | △ |
| 337 | 维 A 酸 Tretinoin | 片剂：10mg | △ |
| 338 | 卡培他滨 Capecitabine | 片剂：0.15g、0.5g | △ |
| （六）抗肿瘤激素类 | | | |
| 339 | 他莫昔芬 Tamoxifen | 片剂：10mg | △ |
| 340 | 来曲唑 Letrozole | 片剂：2.5mg | |

续 表

| 序号 | 品种名称 | 剂型、规格 | 备注 |
|------|----------|-----------|------|
| 　 | 　 | （七）抗肿瘤辅助药 | 　 |
| 341 | 美司钠 Mesna | 注射液：2ml：0.2g、4ml：0.4g | △ |
| 342 | 昂丹司琼 Ondansetron | 片剂：4mg、8mg | 　 |
| 　 | 　 | （八）抗肿瘤靶向药 | 　 |
| 343 | 吉非替尼 Gefitinib | 片剂：0.25g | △ |
| 344 | 伊马替尼 Imatinib | 片剂：0.1g、0.4g<br>胶囊：0.05g、0.1g | △ |
| 345 | 埃克替尼 Icotinib | 片剂：125mg | △ |
| 346 | 利妥昔单抗 Rituximab | 注射液：100mg/10ml、500mg/50ml | △ |
| 347 | 曲妥珠单抗 Trastuzumab | 注射用无菌粉末：150mg、440mg | △ |
| 348 | 培美曲塞 Pemetrexed | 注射用无菌粉末：0.1g、0.2g、0.5g | △ |
| 　 | 　 | 十六、维生素、矿物质类药 | 　 |
| 　 | 　 | （一）维生素 | 　 |
| 349 | 维生素 $B_1$ Vitamin $B_1$ | 注射液：2ml：50mg、2ml：100mg | 　 |
| 350 | 维生素 $B_2$ Vitamin $B_2$ | 片剂：5mg、10mg | 　 |
| 351 | 维生素 $B_6$ Vitamin $B_6$ | 片剂：10mg<br>注射液：1ml：50mg、2ml：0.1g | 　 |
| 352 | 维生素 C Vitamin C | 注射液：2ml：0.5g、5ml：1g | 　 |

续　表

| 序号 | 品种名称 | 剂型、规格 | 备注 |
|---|---|---|---|
| 353 | 多种维生素（12）<br>Multivitamin（12） | 注射用无菌粉末：5ml | △ |
| （二）矿物质 | | | |
| 354 | 葡萄糖酸钙<br>Calcium Gluconate | 片剂：0.5g<br>注射液：10ml：1g | |
| 355 | 复合磷酸氢钾<br>Potassium<br>Phosphates | 注射液：2ml（磷酸二氢钾 0.4354g 与磷酸<br>氢二钾 0.639g） | |
| （三）肠外营养药 | | | |
| 356 | 复方氨基酸<br>18AA Compound<br>Amino Acid18AA | 注射液：250ml：12.5g（总氨基酸）<br>小儿复方氨基酸注射液（18AA-Ⅰ）：<br>20ml：1.348g（总氨基酸）<br>小儿复方氨基酸注射液（18AA-Ⅱ）：<br>50ml：3.0g（总氨基酸） | |
| 357 | 脂肪乳氨基酸葡萄糖<br>Fat Emulsion,<br>Amino Acids<br>and Glucose | 注射液：1440ml（20% 脂肪乳注射液 255ml；<br>复方氨基酸注射液 300ml；11% 葡萄糖注射<br>液 885ml）、1920ml（20% 脂肪乳注射液<br>340ml；复方氨基酸注射液 400ml；11% 葡<br>萄糖注射液 1180ml） | △ |
| 358 | 中 / 长链脂肪乳<br>（C6-C24）<br>Medium and Long<br>Chain Fat Emulsion<br>(C6-C24) | 注射液：250ml（大豆油 12.5g；中链甘油<br>三酸酯 12.5g；卵磷脂 1.5g）、250ml（大<br>豆油 25g；中链甘油三酸酯 25g；卵磷脂<br>3g） | △ |
| （四）肠内营养药 | | | |
| 359 | 整蛋白型肠内营<br>养剂（粉剂）<br>Intacted Protein<br>Enteral Nutrition<br>Powder | 粉剂：320g/ 听 | △ |

| 序号 | 品种名称 | 剂型、规格 | 备注 |
|------|---------|-----------|------|
| 十七、调节水、电解质及酸碱平衡药 | | | |
| （一）水、电解质平衡调节药 | | | |
| 360 | 口服补液盐 Oral Rehydration Salts | 散剂（Ⅰ、Ⅱ、Ⅲ） | |
| 361 | 氯化钠 Sodium Chloride | 注射液：0.9%、10%（10ml、50ml、100ml、250ml、500ml、1000ml） | |
| 362 | 葡萄糖氯化钠 Glucose and Sodium Chloride | 注射液：100ml、250ml、500ml | |
| 363 | 复方氯化钠 Compound Sodium Chloride | 注射液：250ml、500ml | |
| 364 | 氯化钾 Potassium Chloride | 缓释片：0.5g<br>注射液：10ml∶1.5g<br>颗粒剂 | |
| （二）酸碱平衡调节药 | | | |
| 365 | 乳酸钠林格 Sodium Lactate Ringer's | 注射液：500ml | |
| 366 | 碳酸氢钠 Sodium Bicarbonate | 片剂：0.3g、0.5g<br>注射液：10ml∶0.5g、250ml∶12.5g | |
| （三）其他 | | | |
| 367 | 葡萄糖 Glucose | 注射液：5%、10%、25%、50%（20ml、100ml、250ml、500ml、1000ml） | |

续　表

| 序号 | 品种名称 | 剂型、规格 | 备注 |
|------|----------|-----------|------|
| 十八、解毒药 | | | |
| （一）氰化物中毒解毒药 | | | |
| 368 | 硫代硫酸钠 Sodium Thiosulfate | 注射液：10ml：0.5g、20ml：1.0g、20ml：10g 注射用无菌粉末：0.32g、0.64g | |
| （二）有机磷酸酯类中毒解毒药 | | | |
| 369 | 氯解磷定 Pralidoxime Chloride | 注射液：2ml：0.25g、2ml：0.5g | |
| 370 | 碘解磷定 Pralidoxime Iodide | 注射液：20ml：0.5g | |
| 371 | 戊乙奎醚 Penehyclidine | 注射液：1ml：0.5mg、1ml：1mg、2ml：2mg | |
| （三）亚硝酸盐中毒解毒药 | | | |
| 372 | 亚甲蓝 Methylthioninium Chloride | 注射液：2ml：20mg、5ml：50mg、10ml：100mg | |
| （四）阿片类中毒解毒药 | | | |
| 373 | 纳洛酮 Naloxone | 注射液：1ml：0.4mg、1ml：1mg、2ml：2mg 注射用无菌粉末：0.4mg、1.0mg、2.0mg | |
| （五）鼠药解毒药 | | | |
| 374 | 乙酰胺 Acetamide | 注射液：2ml：1.0g、5ml：2.5g、10ml：5.0g | |
| （六）其他 | | | |
| 375 | 氟马西尼 Flumazenil | 注射液：2ml：0.2mg、5ml：0.5mg、10ml：1.0mg | |

续　表

| 序号 | 品种名称 | 剂型、规格 | 备注 |
|---|---|---|---|
| *(84) | 青霉胺<br>Penicillamine | 片剂：0.125g | △ |
| 十九、生物制品 | | | |
| 376 | 破伤风抗毒素<br>Tetanus Antitoxin | 注射液、注射用无菌粉末：1500U、10000U | |
| 377 | 抗狂犬病血清<br>Rabies Antiserum | 注射液：400U、700U、1000U | |
| 378 | 抗蛇毒血清<br>Snake Antivenin | 注射液、注射用无菌粉末 | 注释 6 |
| 379 | 破伤风人免疫球<br>蛋白<br>Humman Tetanus<br>Immunoglobulin | 注射液：250U（2.5ml）、500U（5ml） | |
| 380 | 国家免疫规划用<br>疫苗 | | 注释 7 |
| 二十、诊断用药 | | | |
| （一）造影剂 | | | |
| 381 | 泛影葡胺<br>Maglumine<br>Diatrizoate | 注射液：1ml：0.3g、20ml：12g | |
| 382 | 硫酸钡<br>Barium Sulfate | 干混悬剂（Ⅰ型、Ⅱ型） | |
| 383 | 碘化油<br>Iodinated Oil | 注射液：10ml | |
| 384 | 碘海醇<br>Iohexol | 注射液：20ml：6g（Ⅰ）、50ml：15g（Ⅰ）、<br>100ml：30g（Ⅰ） | |

**续　表**

| 序号 | 品种名称 | 剂型、规格 | 备注 |
|---|---|---|---|
| \(二\)其他 | | | |
| 385 | 结核菌素纯蛋白衍生物<br>Purified Protein Derivative of Tuberculin | 注射液 | |
| 二十一、皮肤科用药 | | | |
| \(一\)抗感染药 | | | |
| *(19) | 红霉素<br>Erythromycin | 软膏剂：1% | |
| *(46) | 阿昔洛韦<br>Aciclovir | 乳膏剂：3% | |
| 386 | 磺胺嘧啶银<br>Sulfadiazine Silver | 乳膏剂：1% | |
| 387 | 咪康唑<br>Miconazole | 乳膏剂：2% | |
| 388 | 曲安奈德益康唑<br>Triamcinolone Acetonide and econazole | 乳膏剂：1g（曲安奈德 1mg 与硝酸益康唑 10mg）、10g（硝酸益康唑 0.10g 与曲安奈德 10mg）、15g（硝酸益康唑 0.15g 与曲安奈德 15mg、醋酸曲安奈德 16.5mg 与硝酸益康唑 150mg） | |
| 389 | 莫匹罗星<br>Mupirocin | 软膏剂：2% | |
| \(二\)角质溶解药 | | | |
| 390 | 尿素 Urea | 软膏剂、乳膏剂：10%、20% | |
| 391 | 鱼石脂<br>Ichthammol | 软膏剂：10% | |

| 序号 | 品种名称 | 剂型、规格 | 备注 |
|---|---|---|---|
| 392 | 水杨酸<br>Salicylic Acid | 软膏剂：2%、5% | |
| | （三）肾上腺皮质激素类药 | | |
| *(272) | 氢化可的松<br>Hydrocortisone | （含醋酸酯）乳膏剂：1%<br>（丁酸酯）乳膏剂：0.1% | |
| 393 | 糠酸莫米松<br>Mometasone<br>Furoate | 乳膏剂：0.1%（5g：5mg）、0.1%<br>（10g：10mg） | |
| | （四）其他 | | |
| 394 | 炉甘石 Calamine | 洗剂 | |
| *(337) | 维 A 酸 Tretinoin | 乳膏剂：0.025%、0.05%、0.1% | |
| 395 | 依沙吖啶<br>Ethacridine | 外用溶液剂：0.1% | |
| | 二十二、眼科用药 | | |
| | （一）抗感染药 | | |
| 396 | 氯霉素<br>Chloramphenicol | 滴眼剂：8ml：20mg | |
| *(28) | 左氧氟沙星<br>Levofloxacin | 滴眼剂：0.3%（5ml、8ml） | |
| *(19) | 红霉素<br>Erythromycin | 眼膏剂：0.5% | |
| *(46) | 阿昔洛韦<br>Aciclovir | 滴眼剂：8ml：8mg | |
| *(34) | 利福平<br>Rifampicin | 滴眼剂：10ml：5mg、10ml：10mg | |

续　表

| 序号 | 品种名称 | 剂型、规格 | 备注 |
|------|----------|-----------|------|
| \多列{3}{c}{（二）青光眼用药} | | | |
| 397 | 毛果芸香碱 Pilocarpine | 注射液：1ml∶2mg<br>滴眼剂 | |
| 398 | 噻吗洛尔 Timolol | 滴眼剂：5ml∶12.5mg、5ml∶25mg | |
| 399 | 乙酰唑胺 Acetazolamide | 片剂：0.25g | |
| | | （三）其他 | |
| *(215) | 阿托品 Atropine | 眼膏剂：1% | |
| 400 | 可的松 Cortisone | 眼膏剂：0.25%、0.5%、1%<br>滴眼剂：3ml∶15mg | |
| 401 | 复方托吡卡胺 Compound Tropicamide | 滴眼剂：1ml（托吡卡胺 5mg，盐酸去氧肾上腺素 5mg）、5ml（托吡卡胺 25mg，盐酸去氧肾上腺素 25mg） | |
| 402 | 康柏西普 Conbercept | 注射液：10mg/ml，0.2ml/ 支 | △ |
| | | 二十三、耳鼻喉科用药 | |
| 403 | 麻黄碱 Ephedrine | 滴鼻剂：1% | |
| 404 | 氧氟沙星 Ofloxacin | 滴耳剂：5ml∶15mg | |
| 405 | 地芬尼多 Difenidol | 片剂：25mg | |
| 406 | 羟甲唑啉 Oxymetazoline | 滴鼻剂：3ml∶1.5mg、5ml∶2.5mg、10ml∶5mg<br>喷雾剂：5ml∶1.25mg、10ml∶5mg | |

续　表

| 序号 | 品种名称 | 剂型、规格 | 备注 |
|---|---|---|---|
| *(202) | 丙酸氟替卡松 Fluticasone Propionate | 鼻喷雾剂：0.05%（50μg/ 喷） | |
| *(393) | 糠酸莫米松 Mometasone Furoate | 鼻喷雾剂：50μg/ 揿（0.05%） | |
| **二十四、妇产科用药** | | | |
| **（一）子宫收缩药** | | | |
| 407 | 缩宫素 Oxytocin | 注射液：1ml：5 单位、1ml：10 单位 | |
| 408 | 麦角新碱 Ergometrine | 注射液：1ml：0.2mg、1ml：0.5mg | |
| 409 | 垂体后叶注射液 Posterior Pituitary Injection | 注射液：0.5ml：3 单位、1ml：6 单位 | |
| 410 | 米非司酮 Mifepristone | 片剂：10mg、25mg、200mg | |
| 411 | 米索前列醇 Misoprostol | 片剂：200μg | |
| *(395) | 依沙吖啶 Ethacridine | 注射液：2ml：50mg | |
| 412 | 卡前列甲酯 Carboprost Methylate | 栓剂：0.5mg、1mg | |
| **（二）其他** | | | |
| *(387) | 咪康唑 Miconazole | 栓剂：0.2g、0.4g 阴道软胶囊：0.4g | |

续 表

| 序号 | 品种名称 | 剂型、规格 | 备注 |
|---|---|---|---|
| *(30) | 甲硝唑<br>Metronidazole | 栓剂：0.5g<br>阴道泡腾片：0.2g | |
| 413 | 克霉唑<br>Clotrimazole | 栓剂：0.15g<br>阴道片：0.5g | |
| *(92) | 溴隐亭<br>Bromocriptine | 片剂：2.5mg | |
| 二十五、计划生育用药 | | | |
| 414 | 避孕药 | | 注释 8 |
| 二十六、儿科用药 | | | |
| 415 | 咖啡因<br>Caffeine | （枸橼酸盐）注射液：1ml：20mg | △ |
| 416 | 牛肺表面活性剂<br>Calf Pulmonary<br>Surfactant | 注射用无菌粉末：70mg | △ |
| 417 | 培门冬酶<br>Pegaspargase | 注射液：2ml：1500U、5ml：3750U | △ |

# 第二部分　中成药

| 序号 | 功能 | 药品名称 | 剂型、规格 | 备注 |
|------|------|----------|------------|------|
| 一、内科用药 |||||
| （一）解表剂 |||||
| 1 | 辛温解表 | 九味羌活丸（颗粒） | 丸剂：每丸重9g，每袋装6g、9g，每10丸重1.8g<br>颗粒剂：每袋装5g、15g | |
| 2 | | 感冒清热颗粒（胶囊） | 颗粒剂：每袋装3g、6g、12g<br>胶囊：每粒装0.45g | |
| 3 | | 正柴胡饮颗粒 | 颗粒剂：每袋装3g、10g | |
| 4 | 辛凉解表 | 柴胡注射液 | 注射液：每支装2ml | △ |
| 5 | | 金花清感颗粒 | 颗粒剂：每袋装5g（相当于饮片17.3g） | |
| 6 | | 银翘解毒丸（颗粒、胶囊、软胶囊、片） | 丸剂：每丸重3g、9g，每10丸重1.5g<br>颗粒剂：每袋装2.5g、15g胶囊：每粒装0.4g<br>软胶囊：每粒装0.45g<br>片剂：每片重0.3g，素片每片重0.5g，薄膜衣片每片重0.52g | |
| 7 | | 芎菊上清丸（颗粒、片 | 丸剂：每丸重9g，每袋装6g，每100粒重6g<br>颗粒剂：每袋装10g<br>片剂：糖衣片片芯重0.25g、0.3g | |
| 8 | | 牛黄清感胶囊 | 胶囊：每粒装0.3g | |
| 9 | | 祖卡木颗粒 | 颗粒剂：每袋装6g、12g | |

续　表

| 序号 | 功能 | 药品名称 | 剂型、规格 | 备注 |
|------|------|---------|-----------|------|
| 10 |  | 复方银花解毒颗粒 | 颗粒剂：每袋装 15g |  |
| 11 | 清热解毒 | 金叶败毒颗粒 | 颗粒剂：每袋装 10g |  |
| 12 | 表里双解 | 防风通圣丸（颗粒） | 丸剂：每丸重 9g，每 8 丸相当于原药材 6g，每 20 丸重 1g<br>颗粒剂：每袋装 3g |  |
| 13 | 扶正解表 | 玉屏风颗粒 | 颗粒剂：每袋装 5g |  |
| （二）泻下剂 ||||| 
| 14 | 润肠通便 | 麻仁润肠丸（软胶囊） | 丸剂：每丸重 6g，每袋装 6g，每 10 粒重 1.6g<br>软胶囊：每粒装 0.5g |  |
| （三）清热剂 ||||| 
| 15 | 清热泻火 | 黄连上清丸（颗粒、胶囊、片） | 丸剂：每丸重 6g，每 40 丸重 3g，每袋装 6g<br>颗粒剂：每袋装 2g<br>胶囊：每粒装 0.4g<br>片剂：薄膜衣片每片重 0.31g，糖衣片片芯重 0.3g |  |
| 16 |  | 牛黄解毒丸（胶囊、软胶囊、片） | 丸剂：每丸重 3g，每 100 丸重 5g，每袋装 4g<br>胶囊：每粒装 0.3g<br>软胶囊：每粒装 0.4g<br>片剂：每片重 0.25g、0.3g |  |
| 17 |  | 牛黄上清丸（胶囊、片） | 丸剂：每丸重 6g，每 16 粒重 3g，每 100 粒重 10g<br>胶囊：每粒装 0.3g<br>片剂：糖衣基片重 0.25g，薄膜衣片每片重 0.265g，每片重 0.3g |  |

续　表

| 序号 | 功能 | 药品名称 | 剂型、规格 | 备注 |
|------|------|----------|-----------|------|
| 18 |  | 一清颗粒（胶囊） | 颗粒剂：每袋装 5g、7.5g<br>胶囊：每粒装 0.5g |  |
| 19 | 清热解毒 | 板蓝根颗粒 | 颗粒剂：每袋装 3g（相当于饮片 7g）、5g（相当于饮片 7g）、10g（相当于饮片 14g） |  |
| 20 |  | 疏风解毒胶囊 | 胶囊：每粒装 0.52g |  |
| 21 |  | 清热解毒颗粒 | 颗粒剂：每袋装 5g、9g、18g |  |
| 22 |  | 复方黄黛片 | 片剂：薄膜衣片每片重 0.27g |  |
| 23 |  | 唐草片 | 片剂：薄膜衣片每片重 0.4g | △ |
| 24 |  | 清热八味胶囊（散、丸） | 胶囊：每粒装 0.3g<br>散剂：每袋装 15g<br>丸剂：每 10 粒重 2g |  |
| 25 | 清热祛暑 | 保济丸（口服液） | 丸剂：每瓶装 1.85g、3.7g<br>合剂：每瓶装 10ml |  |
| 26 |  | 藿香正气水（口服液、软胶囊） | 酊剂：每支装 10ml<br>合剂：每支装 10ml<br>软胶囊：每粒装 0.45g | 酊剂<br>△ |
| 27 |  | 十滴水 | 酊剂：每瓶（支）装 5ml、10ml、100ml、500ml |  |
| 28 | 清热利湿 | 四妙丸 | 丸剂：每 15 粒重 1g |  |
| 29 | 清脏腑热 | 双黄连合剂（口服液、颗粒、胶囊、片） | 合剂：每瓶装 100ml、200ml，每支装 10ml、20ml<br>颗粒剂：每袋装 5g（相当于净饮片 15g），每袋装 5g 相当于净饮片 30g）<br>胶囊：每粒装 0.4g<br>片剂：每片重 0.53g |  |

续　表

| 序号 | 功能 | 药品名称 | 剂型、规格 | 备注 |
|---|---|---|---|---|
| 30 | | 银黄口服液（颗粒、胶囊、片） | 合剂：每支装 10ml<br>颗粒剂：每袋装 2g、4g<br>胶囊：每粒装 0.3g<br>片剂：每片重 0.25g | |
| 31 | | 茵栀黄口服液（颗粒） | 合剂：每支装 10ml（含黄芩苷 0.4g）<br>颗粒剂：每袋装 3g | |
| 32 | | 复方黄连素片 | 片剂：每片含盐酸小檗碱 30mg | |
| 33 | | 连花清瘟胶囊（颗粒） | 胶囊：每粒装 0.35g<br>颗粒剂：每袋装 6g | |
| 34 | | 香连丸 | 丸剂：每 6 丸相当于原生药 3g，每 10 丸重 1.5g，每 12 丸重约 1g，每 20 粒重 1g，每 40 丸重约 3g，每 100 粒重 3g | |
| 35 | | 金芪降糖片（胶囊、颗粒） | 片剂：每片重 0.56g<br>胶囊：每粒装 0.4g<br>颗粒剂：每袋装 5g | |
| （四）温里剂 | | | | |
| 36 | 温中散寒 | 附子理中丸（片） | 丸剂：每丸重 9g，每 8 丸相当于原生药 3g，每袋装 6g<br>片剂：基片重 0.25g | |
| 37 | | 香砂养胃丸（颗粒）、片 | 丸剂：每 8 丸相当于原药材 3g，每袋装 9g<br>颗粒剂：每袋装 5g<br>片剂：每片重 0.6g | |
| 38 | | 香砂平胃丸（颗粒） | 丸剂：每袋（瓶）装 6g<br>颗粒剂：每袋装 5g、10g | |

| 序号 | 功能 | 药品名称 | 剂型、规格 | 备注 |
|------|------|----------|------------|------|
| 39 | | 理中丸 | 丸剂：每丸重 9g，每 8 丸相当于原药材 3g | |
| 40 | 益气复脉 | 参麦注射液 | 注射液：每支装 10ml、20ml，每瓶装 50ml、100ml | △ |
| 41 | | 生脉饮（颗粒、胶囊、注射液） | 合剂：每支装 10ml<br>颗粒剂：每袋装 2g、10g<br>胶囊：每粒装 0.3g、0.35g<br>注射液：每支装 10ml、20ml | 注射液△ |
| 42 | | 稳心颗粒 | 颗粒剂：每袋装 5g、9g | |
| （五）化痰、止咳、平喘剂 | | | | |
| 43 | 温化寒痰 | 通宣理肺丸（颗粒、胶囊、片） | 丸剂：每丸重 6g，每 100 丸重 10g，每 8 丸相当于原药材 3g<br>颗粒剂：每袋装 3g、9g<br>胶囊：每粒装 0.36g<br>片剂：每片重 0.3g | |
| 44 | | 寒喘祖帕颗粒 | 颗粒剂：每袋装 6g、10g、12g | |
| 45 | 清热化痰 | 蛇胆川贝液 | 糖浆剂、合剂：每支装 10ml | |
| 46 | | 橘红丸（颗粒、胶囊、片） | 丸剂：每丸重 3g、6g，每 100 丸重 10g<br>颗粒剂：每袋装 11g<br>胶囊：每粒装 0.5g<br>片剂：每片重 0.3g、0.6g | |
| 47 | | 急支糖浆（颗粒） | 糖浆剂：每瓶装 100ml、200ml<br>颗粒剂：每袋装 4g | |
| 48 | 润肺化痰 | 养阴清肺丸（膏、颗粒） | 丸剂：每丸重 9g，每 100 粒重 10g<br>煎膏剂：每瓶装 50g、150g，每瓶装 80ml、100ml<br>颗粒剂：每袋装 6g、15g | |

续　表

| 序号 | 功能 | 药品名称 | 剂型、规格 | 备注 |
|------|------|----------|-----------|------|
| 49 | | 二母宁嗽丸（颗粒）、片 | 丸剂：每丸重 9g，每 100 丸重 10g<br>颗粒剂：每袋装 3g、10g<br>片剂：每片重 0.55g | |
| 50 | | 润肺膏 | 煎膏剂：每瓶装 250g | |
| 51 | | 强力枇杷膏（蜜炼）、强力枇杷露 | 煎膏剂（膏滋）：每瓶装 180g、240g、300g<br>糖浆剂：每瓶装 100ml、150ml、250ml、330ml | |
| 52 | 疏风清热 | 清宣止咳颗粒 | 颗粒剂：每袋装 10g | |
| 53 | | 杏贝止咳颗粒 | 颗粒剂：每袋装 4g | |
| 54 | 疏风宣肺 | 苏黄止咳胶囊 | 胶囊：每粒装 0.45g | |
| 55 | 平喘剂 | 蛤蚧定喘丸（胶囊） | 丸剂：每丸重 9g，每 60 丸重 9g<br>胶囊：每粒装 0.5g | |
| 56 | | 桂龙咳喘宁胶囊（片） | 胶囊：每粒装 0.5g（相当于饮片 1.67g）<br>片剂 | |
| （六）开窍剂 | | | | |
| 57 | 清热开窍 | 安宫牛黄丸 | 丸剂：每丸重 1.5g、3g | 注释 1 |
| 58 | | 清开灵颗粒（胶囊、软胶囊、片、注射液） | 颗粒剂：每袋装 3g（含黄芩苷 20mg）<br>胶囊：每粒装 0.25g（含黄芩苷 10mg）<br>软胶囊：每粒装 0.2g（含黄芩苷 10mg）、0.4g（含黄芩苷 20mg）<br>片剂：每片重 0.5g（含黄芩苷 20mg）<br>注射液：每支装 2ml、10ml | 注射液△ |

续 表

| 序号 | 功能 | 药品名称 | 剂型、规格 | 备注 |
|---|---|---|---|---|
| 59 | | 安脑丸（片） | 丸剂：每丸重 3g（成人量），每 11 丸重 3g（儿童量）<br>片剂：薄膜衣片每片重 0.5g | |
| 60 | 化痰开窍 | 苏合香丸 | 丸剂：每丸重 2.4g、3g | |
| 61 | | 礞石滚痰丸 | 丸剂：每袋（瓶）装 6g | |
| （七）扶正剂 | | | | |
| 62 | 健脾益气 | 补中益气丸（颗粒） | 丸剂：每丸重 9g，每 8 丸相当于原生药 3g，每袋装 6g<br>颗粒剂：每袋装 3g | |
| 63 | | 参苓白术散（丸、颗粒） | 散剂：每袋装 3g、6g、9g<br>丸剂：每 100 粒重 6g<br>颗粒剂：每袋装 3g、6g | |
| 64 | | 肾衰宁胶囊（片、颗粒） | 胶囊：每粒装 0.35g<br>片剂：每片重 0.43g（相当于饮片 2.4g）、0.36g<br>颗粒剂：每袋装 5g | |
| 65 | 健脾和胃 | 香砂六君丸 | 丸剂：每 8 丸相当于原生药 3g，每袋装 6g、9g，每 100 粒重 6g | |
| 66 | | 安胃疡胶囊 | 胶囊：每粒含黄酮类化合物 0.2g | |
| 67 | | 益气和胃胶囊 | 胶囊：每粒装 0.5g | |
| 68 | | 摩罗丹 | 丸剂：每丸重 9g，每 55 粒重约 9g，每 16 丸重 1.84g（相当于生药材 4.5g） | |
| 69 | 健脾养血 | 归脾丸（合剂） | 丸剂：每丸重 9g，每 8 丸相当于原生药 3g，每袋装 6g、9g，每瓶装 60g、120g<br>合剂：每支装 10ml，每瓶装 100ml | |

续 表

| 序号 | 功能 | 药品名称 | 剂型、规格 | 备注 |
|------|------|----------|-----------|------|
| 70 | | 健脾生血颗粒（片） | 颗粒剂：每袋装 5g<br>片剂：每片重 0.6g | |
| 71 | 滋阴补肾 | 六味地黄丸（颗粒、胶囊） | 丸剂：每丸重 9g，每 8 丸重 1.44g（每 8 丸相当于饮片 3g），每袋装 6g、9g，每瓶装 60g、120g<br>颗粒剂：每袋装 5g<br>胶囊：每粒装 0.3g、0.5g | |
| 72 | 滋阴降火 | 知柏地黄丸 | 丸剂：每丸重 9g，每 10 丸重 1.7g，每袋装 6g、9g，每瓶装 60g，每 8 丸相当于原生药 3g | |
| 73 | 滋肾养肝 | 杞菊地黄丸（胶囊、片） | 丸剂：每丸重 9g，每 8 丸相当于原药材 3g，每袋装）6g、9g，每瓶装 60g、120g<br>胶囊：每粒装 0.3g<br>片剂：片芯重 0.3g | |
| 74 | | 生血宝合剂（颗粒） | 合剂：每瓶装 100ml<br>颗粒剂：每袋装 4g、8g | |
| 75 | 补肺益肾 | 百令胶囊（片） | 胶囊：每粒装 0.2g、0.5g<br>片剂：每片重 0.45g（相当于发酵冬虫夏草粉 0.2g）、0.44g | △ |
| 76 | | 金水宝胶囊（片） | 胶囊：每粒装 0.33g<br>片剂：每片重 0.42g（含发酵虫草菌粉 0.25g）、0.75g（每片含发酵虫草菌粉 0.5g） | △ |
| 77 | 温补肾阳 | 金匮肾气丸（片） | 丸剂：每丸重 6g，每 100 粒重 20g<br>片剂：每片重 0.27g | |

续　表

| 序号 | 功能 | 药品名称 | 剂型、规格 | 备注 |
|---|---|---|---|---|
| 78 | | 四神丸（片） | 丸剂：每袋装 9g<br>片剂：每片重 0.3g、0.6g | |
| 79 | | 济生肾气丸 | 丸剂：每丸重 9g，每袋装 6g | |
| 80 | 气血双补 | 八珍丸（颗粒、胶囊） | 丸剂：每丸重 9g，每 8 丸相当于原生药 3g，每袋装 6g，每瓶装 60g<br>颗粒剂：每袋装 3.5g、8g<br>胶囊：每粒装 0.4g | |
| 81 | 益气养阴 | 消渴丸 | 丸剂：每 10 丸重 2.5g（含格列本脲 2.5mg） | |
| 82 | | 贞芪扶正颗粒（胶囊） | 颗粒剂：每袋装 5g、15g<br>胶囊：每粒装 0.35g（相当于原药材 3.125g），每 6 粒相当于原生药 12.5g | |
| 83 | | 参芪降糖颗粒（胶囊、片） | 颗粒剂：每袋装 3g<br>胶囊：每粒装 0.35g<br>片剂：每片重 0.35g | |
| 84 | | 天芪降糖胶囊 | 胶囊：每粒装 0.32g | |
| 85 | | 津力达颗粒 | 颗粒剂：每袋装 9g | |
| 86 | | 益气维血胶囊（片、颗粒） | 胶囊：每粒装 0.45g<br>片剂：每片重 0.57g<br>颗粒剂：每袋装 10g | |
| 87 | 益气复脉 | 芪苈强心胶囊 | 胶囊：每粒装 0.3g | |
| （八）安神剂 | | | | |
| 88 | 养心安神 | 天王补心丸（片） | 丸剂：每丸重 9g，每 8 丸相当于原生药 3g，每袋装 6g、9g，每瓶装 60g、120g<br>片剂：每片重 0.5g | |

**续　表**

| 序号 | 功能 | 药品名称 | 剂型、规格 | 备注 |
|---|---|---|---|---|
| 89 | | 柏子养心丸 | 丸剂：每丸重 9g，每袋装 6g、9g，每瓶装 60g、120g | |
| 90 | | 枣仁安神颗粒（胶囊） | 颗粒剂：每袋装 5g<br>胶囊：每粒装 0.45g | |
| 91 | | 乌灵胶囊 | 胶囊：每粒装 0.33g | |
| （九）止血剂 | | | | |
| 92 | 凉血止血 | 槐角丸 | 丸剂：每丸重 9g，每袋装 6g、9g | |
| 93 | | 升血小板胶囊 | 胶囊：每粒装 0.45g | |
| （十）祛瘀剂 | | | | |
| 94 | 活血祛瘀 | 血栓通胶囊（注射液）、注射用血栓通（冻干） | 胶囊：每粒装 0.18g（含三七总皂苷 100mg）<br>注射液：每支装 2ml：70mg、（三七总皂苷），每支装 5ml：175mg（三七总皂苷）<br>注射用无菌粉末：每瓶（支装 100mg、150mg、250mg | 注射液、注射用无菌粉末△ |
| 95 | | 血塞通胶囊（注射液）、注射用血塞通（冻干） | 胶囊：50mg、100mg<br>注射液：每支装 2ml：100mg，每支装 5ml：250mg，每支装 10ml：250mg<br>注射用无菌粉末：每支装 100mg、200mg、400mg | 注射液、注射用无菌粉末△ |
| 96 | | 丹参注射液 | 注射液：每支装 2ml、10ml | △ |

| 序号 | 功能 | 药品名称 | 剂型、规格 | 备注 |
|---|---|---|---|---|
| 97 | | 银杏叶胶囊（片、滴丸） | 胶囊：每粒含总黄酮醇苷9.6mg、萜类内酯2.4mg，每粒含总黄酮醇苷19.2mg、萜类内酯4.8mg<br>片剂：每片含总黄酮醇苷9.6mg、萜类内酯2.4mg，每片含总黄酮醇苷19.2mg、萜类内酯4.8mg<br>滴丸剂：每丸重60mg，薄膜衣丸每丸重63mg | |
| 98 | | 银丹心脑通软胶囊 | 软胶囊：每粒装0.4g | |
| 99 | 活血化瘀 | 瘀血痹胶囊（颗粒、片剂） | 胶囊：每粒装0.4g<br>颗粒剂：每袋装10g<br>片剂：薄膜衣片每片重0.5g | |
| 100 | 益气活血 | 麝香保心丸 | 丸剂：每丸重22.5mg | |
| 101 | | 脑心通丸（胶囊、片） | 丸剂：每袋装0.8g<br>胶囊：每粒装0.4g<br>片剂：每片重0.45g | |
| 102 | | 诺迪康胶囊 | 胶囊：每粒装0.28g | |
| 103 | | 血栓心脉宁胶囊 | 胶囊：每粒装0.5g | |
| 104 | | 参松养心胶囊 | 胶囊：每粒装0.4g | |
| 105 | | 益心舒颗粒（胶囊、片） | 颗粒剂：每袋装4g<br>胶囊：每粒装0.4g<br>片剂：每片重0.4g、0.6g | |
| 106 | | 补肺活血胶囊 | 胶囊：每粒装0.35g | |
| 107 | | 灯盏生脉胶囊 | 胶囊：每粒装0.18g | |

续　表

| 序号 | 功能 | 药品名称 | 剂型、规格 | 备注 |
|------|------|----------|------------|------|
| 108 | | 活心丸 | 丸剂：每素丸重 20mg | 注释 1 |
| 109 | | 芪参益气滴丸 | 滴丸剂：每袋（支）装 0.5g，每 40 丸重 1g；每袋装 0.52g 每 38 丸重 1g） | |
| 110 | 化瘀散结 | 扶正化瘀片（胶囊） | 片剂：薄膜衣片每片重 0.4g、0.8g<br>胶囊：每粒装 0.3g、0.5g | |
| 111 | | 鳖甲煎丸 | 丸剂 | |
| 112 | 化瘀宽胸 | 冠心苏合丸（胶囊、软胶囊） | 丸剂：每丸重 1g<br>胶囊：每粒装 0.35g<br>软胶囊：每粒装 0.31g、0.5g | |
| 113 | | 地奥心血康胶囊 | 胶囊：每粒含甾体总皂苷 100mg（相当于甾体总皂苷元 35mg） | |
| 114 | 化瘀通脉 | 通心络胶囊 | 胶囊：每粒装 0.26g | |
| 115 | | 灯盏花素片 | 片剂：每片含灯盏花素 20mg | |
| 116 | | 脑安颗粒（胶囊、片、滴丸） | 颗粒剂：每袋装 1.2g<br>胶囊：每粒装 0.4g<br>片剂：每片重 0.53g<br>滴丸剂：每丸重 50mg | |
| 117 | | 脉血康胶囊 | 胶囊：每粒装 0.25g | |
| 118 | 扩淤散结 | 大黄䗪虫丸 | 丸剂：每丸重 3g | △ |
| 119 | 理气活血 | 血府逐瘀丸（口服液、胶囊） | 丸剂：每丸重 9g，每 60 粒重 6g，每 67 丸约重 1g，每 100 丸重 20g<br>合剂：每支装 10ml<br>胶囊：每粒装 0.4g | |

| 序号 | 功能 | 药品名称 | 剂型、规格 | 备注 |
|---|---|---|---|---|
| 120 | | 复方丹参片（颗粒、胶囊、滴丸） | 片剂：薄膜衣小片每片重 0.32g（相当于饮片 0.6g），薄膜衣大片每片重 0.8g（相当于饮片 1.8g），糖衣片（相当于饮片 0.6g）<br>颗粒剂：每袋装 1g<br>胶囊：每粒装 0.3g<br>滴丸剂：每丸重 25mg，薄膜衣滴丸每丸重 27mg | |
| 121 | | 速效救心丸 | 滴丸剂：每粒重 40mg | |
| 122 | | 心可舒胶囊（片） | 胶囊：每粒装 0.3g<br>片剂：每片重 0.31g、0.62g | |
| 123 | 滋阴活血 | 脉络宁注射液 | 注射液：每支装 10ml | △ |
| 124 | 祛瘀解毒 | 平消胶囊（片） | 胶囊：每粒装 0.23g<br>片剂：薄膜衣片每片重 0.24g，糖衣片片芯重 0.23g | |
| 125 | | 华蟾素片（胶囊） | 片剂：素片每片重 0.3g<br>胶囊：每粒装 0.25g、0.3g | |
| 126 | 行气散结 | 红金消结胶囊（片） | 胶囊：每粒装 0.4g<br>片剂：薄膜衣片每片重 0.42g、0.45g、0.5g | |
| | | （十一）理气剂 | | |
| 127 | 疏肝解郁 | 逍遥丸（颗粒） | 丸剂：每丸重 9g，每袋装 6g、9g，每 8 丸相当于原生药 3g<br>颗粒剂：每袋装 4g、5g、6g、15g | |
| 128 | | 丹栀逍遥丸 | 丸剂：每袋装 6g | |

续　表

| 序号 | 功能 | 药品名称 | 剂型、规格 | 备注 |
|---|---|---|---|---|
| 129 | | 护肝片（颗粒、胶囊） | 片剂：糖衣片片芯重 0.35g，薄膜衣片每片重 0.36g、0.38g<br>颗粒剂：每袋装 1.5g、2g<br>胶囊：每粒装 0.35g | |
| 130 | 疏肝和胃 | 气滞胃痛颗粒（片） | 颗粒剂：每袋装 2.5g、5g<br>片剂：糖衣片片芯重 0.25g，薄膜衣片每片重 0.5g | |
| 131 | | 胃苏颗粒 | 颗粒剂：每袋装 5g、15g | |
| 132 | | 元胡止痛片（颗粒、胶囊、滴丸） | 片剂：糖衣片片芯重 0.25g，薄膜衣片每片重 0.26g<br>颗粒剂：每袋装 5g<br>胶囊：每粒装 0.25g、0.45g<br>滴丸剂：每 10 丸重 0.5g | |
| 133 | | 三九胃泰颗粒（胶囊） | 颗粒剂：每袋装 2.5g、10g、20g<br>胶囊：每粒装 0.5g | |
| 134 | | 加味左金丸 | 丸剂：每 100 丸重 6g | |
| 135 | | 荜铃胃痛颗粒 | 颗粒剂：每袋装 5g | |
| 136 | 疏肝健脾 | 五灵胶囊 | 胶囊：每粒装 0.35g | |
| 137 | 理气止痛 | 枳术宽中胶囊 | 胶囊：每粒装 0.43g | |
| 138 | | 宽胸气雾剂 | 气雾剂：每瓶含内容物 5.8g，其中药液 2.7ml（含挥发油 0.6ml），每瓶 60 揿，每揿重 69mg；每瓶内容物重 13.8g，内含药液 4.8g（含挥发油 1.5ml），每瓶 185 揿，每揿 63mg | |

| 序号 | 功能 | 药品名称 | 剂型、规格 | 备注 |
|------|------|----------|-----------|------|
| (十二)消导剂 | | | | |
| 139 | 消食导滞 | 保和丸(颗粒、片) | 丸剂:每丸重 9g,每袋装 6g、9g,每 8 丸相当于原生药 3g<br>颗粒剂:每袋装 4.5g<br>片剂:每片重 0.26g、0.4g | |
| 140 | | 六味安消散(胶囊) | 散剂:每袋装 1.5g、18g<br>胶囊:每粒装 0.5g | |
| (十三)治风剂 | | | | |
| 141 | 疏散外风 | 川芎茶调丸(散、颗粒、片) | 丸剂:每袋装 6g,每 8 丸相当于原药材 3g<br>散剂:每袋装 3g、6g<br>颗粒剂:每袋装 4g、7.8g<br>片剂:每片重 0.48g | |
| 142 | | 通天口服液 | 合剂:每支装 10ml | |
| 143 | 平肝息风 | 松龄血脉康胶囊 | 胶囊:每粒装 0.5g | |
| 144 | | 丹珍头痛胶囊 | 胶囊:每粒装 0.5g | |
| 145 | 祛风化瘀 | 正天丸(胶囊) | 丸剂:每袋装 6g<br>胶囊:每粒装 0.45g | |
| 146 | 养血祛风 | 养血清脑丸(颗粒) | 丸剂:每袋装 2.5g<br>颗粒剂:每袋装 4g | |
| 147 | | 消银颗粒(片) | 颗粒剂:3.5g/袋<br>片剂:糖衣片片芯重 0.3g,薄膜衣片每片重 0.32g | |
| 148 | | 润燥止痒胶囊 | 胶囊:每粒装 0.5g | |
| 149 | 祛风通络 | 华佗再造丸 | 丸剂 | |

续 表

| 序号 | 功能 | 药品名称 | 剂型、规格 | 备注 |
|------|------|----------|------------|------|
| 150 | | 小活络丸 | 丸剂：每丸重 3g，每 6 丸相当于原生药 2.3g | |
| 151 | | 复方风湿宁胶囊(片) | 胶囊：每粒装 0.3g<br>片剂：基片重 0.2g，薄膜衣片每片重 0.21g、0.48g | |
| (十四) 祛湿剂 | | | | |
| 152 | 散寒除湿 | 风湿骨痛胶囊（片） | 胶囊：每粒装 0.3g<br>片剂：每片重 0.36g、0.37g | |
| 153 | | 追风透骨丸 | 丸剂：每 10 丸重 1g | |
| 154 | | 正清风痛宁缓释片（片） | 缓释片：每片含盐酸青藤碱 60mg<br>片剂：每片含盐酸青藤碱 20mg<br>肠溶片：每片含盐酸青藤碱 20mg | |
| 155 | 消肿利水 | 五苓散（胶囊、片） | 散剂：每袋装 6g、9g<br>胶囊：每粒装 0.45g<br>片剂：每片重 0.35g | |
| 156 | | 肾炎康复片 | 片剂：糖衣片片芯重 0.3g，薄膜衣片每片重 0.48g | |
| 157 | | 尿毒清颗粒 | 颗粒剂：每袋装 5g | |
| 158 | 清热通淋 | 癃清片（胶囊） | 片剂：每片重 0.6g<br>胶囊：每粒装 0.4g、0.5g | |
| 159 | | 三金片 | 片剂：每片相当于原药材 2.1g、3.5g | |
| 160 | 化瘀通淋 | 癃闭舒胶囊 | 胶囊：每粒装 0.3g、0.45g | |
| 161 | 扶正祛湿 | 尪痹颗粒（胶囊、片） | 颗粒剂：每袋装 3g、6g<br>胶囊：每粒 0.55g<br>片剂：每片重 0.25g、0.5g | |

续　表

| 序号 | 功能 | 药品名称 | 剂型、规格 | 备注 |
|------|------|----------|------------|------|
| 162 | | 风湿液 | 酒剂：每瓶装 10ml、100ml、250ml | |
| 163 | 益肾通淋 | 普乐安胶囊（片） | 胶囊：每粒装 0.375g<br>片剂：每片重 0.57g（含油菜花粉 0.5g）、0.64g（含油菜花粉 0.5g） | |
| 164 | 辟秽止泻 | 克痢痧胶囊 | 胶囊：每粒装 0.28g | |
| （十五）调脂剂 |||||
| 165 | 化浊降脂 | 血脂康胶囊 | 胶囊：每粒装 0.3g | |
| （十六）固涩剂 |||||
| 166 | 补肾缩尿 | 缩泉丸（胶囊） | 丸剂：每 20 粒重 1g<br>胶囊：每粒装 0.3g | |
| 二、外科用药 |||||
| （一）清热剂 |||||
| 167 | 清热利湿 | 消炎利胆片（颗粒、胶囊） | 片剂：薄膜衣小片（0.26g，相当于饮片 2.6g）、薄膜衣大片（0.52g，相当于饮片 5.2g）、糖衣片（片芯重 0.25g，相当于饮片 2.6g）<br>颗粒剂：每袋装 2.5g<br>胶囊：每粒装 0.45g | |
| 168 | | 金钱胆通颗粒 | 颗粒剂：每袋装 8g | |
| 169 | | 银屑胶囊（颗粒） | 胶囊：每粒装 0.45g<br>颗粒剂：每袋装 6g（相当于饮片 27g）、15g（相当于原药材 27g） | |
| 170 | 清热除湿 | 除湿止痒软膏 | 软膏剂：每支装 10g、20g | |

续 表

| 序号 | 功能 | 药品名称 | 剂型、规格 | 备注 |
|------|------|----------|-----------|------|
| 171 | 清热燥湿 | 金蝉止痒胶囊 | 胶囊：每粒装 0.5g | |
| 172 | 清热解毒 | 季德胜蛇药片 | 片剂：每片重 0.4g | |
| 173 | | 肛泰栓（软膏） | 栓剂：每粒重 1g<br>软膏剂：每支装 10g | |
| 174 | | 复方黄柏液涂剂（复方黄柏液） | 涂剂：每 1ml 相当于饮片 0.2g | |
| 175 | | 连翘败毒丸（膏、片） | 丸剂：每袋装 9g，每 100 粒重 6g<br>煎膏剂：每袋装 15g，每瓶装 60g、120g、180g<br>片剂：每片重 0.6g | |
| 176 | | 如意金黄散 | 散剂：每袋（瓶）装 3g、6g、9g、12g、30g | 外用 |
| 177 | | 地榆槐角丸 | 丸剂：每丸重 9g，每 100 丸重 10g | |
| 178 | | 湿润烧伤膏 | 软膏剂：每 1g 相当于饮片 0.21g | |
| 179 | 通淋消石 | 排石颗粒 | 颗粒剂：每袋装 5g、20g | |
| 180 | 清热利尿 | 双石通淋胶囊 | 胶囊：每粒装 0.5g | |
| 181 | 清热消肿 | 马应龙麝香痔疮膏 | 软膏剂 | |
| 182 | 软坚散结 | 内消瘰疬丸 | 丸剂：每 10 丸重 1.85g，每 100 粒重 6g，每瓶装 9g | |
| （二）温经理气活血剂 | | | | |
| 183 | 散结消肿 | 小金丸（胶囊、片） | 丸剂：每 10 丸重 6g，每 100 丸重 3g、6g<br>胶囊：每粒装 0.3g、0.35g<br>片剂：每片重 0.36g | |

续　表

| 序号 | 功能 | 药品名称 | 剂型、规格 | 备注 |
|---|---|---|---|---|
| 184 | | 西黄丸（胶囊） | 丸剂：每 20 丸（粒）重 1g，每瓶装 3g<br>胶囊：每粒装 0.25g | |
| *(126) | 疏肝散结 | 红金消结胶囊（片） | 胶囊：每粒装 0.4g<br>片剂：薄膜衣片每片重 0.42g、0.45g、0.5g | |
| （三）活血化瘀剂 | | | | |
| 185 | 化瘀通脉 | 脉管复康片（胶囊） | 片剂：每片重 0.3g、0.6g<br>胶囊：每粒装 0.45g | |
| 186 | 消肿活血 | 京万红软膏 | 软膏剂：每支装 10g、20g，每瓶装 30g、50g | |
| 187 | 益肾活血 | 灵泽片 | 片剂：每片重 0.58g | |
| 三、妇科用药 | | | | |
| （一）理血剂 | | | | |
| 188 | 活血化瘀 | 益母草膏（颗粒、胶囊、片） | 煎膏剂：每瓶装 125g、250g<br>颗粒剂：每袋装 15g<br>胶囊：每粒装 0.36g（每粒相当于原药材 2.5g）<br>片剂：糖衣片每片重 0.25g，薄膜衣片每片重 0.28g、0.6g | |
| 189 | | 少腹逐瘀丸（颗粒、胶囊） | 丸剂：每丸重 9g<br>颗粒剂：每袋装 1.6g、5g<br>胶囊：0.45g/ 粒 | |
| 190 | 化瘀止血 | 茜芷胶囊 | 胶囊：每粒装 0.4g | |
| 191 | | 坤宁颗粒（口服液） | 颗粒剂：每袋装 8g、15g<br>合剂：每支装 10ml | |

续　表

| 序号 | 功能 | 药品名称 | 剂型、规格 | 备注 |
|------|------|----------|------------|------|
| 192 | 收敛止血 | 葆宫止血颗粒 | 颗粒剂：每袋装 15g | |
| 193 | 养血舒肝 | 妇科十味片 | 片剂：每片重 0.3g | |
| （二）清热剂 | | | | |
| 194 | 清热除湿 | 妇科千金片（胶囊） | 片剂<br>胶囊：每粒装 0.4g | |
| 195 | | 花红片（颗粒、胶囊） | 片剂：薄膜衣片每片重 0.29g，糖衣片片芯重 0.28g<br>颗粒剂：每袋装 2.5g、10g<br>胶囊：每粒装 0.25g | |
| 196 | | 宫炎平片（胶囊） | 片剂：薄膜衣片每片重 0.26g，糖衣片片芯重 0.25g<br>胶囊：每粒装 0.2g、0.25g、0.35g | |
| 197 | 清热解毒 | 妇炎消胶囊 | 胶囊：每粒装 0.45g | |
| 198 | | 金刚藤糖浆 | 糖浆剂：每瓶装 150ml | |
| 199 | 行气破瘀 | 保妇康栓 | 栓剂：每粒重 1.74g | |
| （三）扶正剂 | | | | |
| 200 | 养血理气 | 艾附暖宫丸 | 丸剂：每丸重 9g，每袋装 9g，每瓶装 45g、72g，每 45 粒重 9g，每 100 丸重 4g、10g | |
| 201 | 益气养血 | 乌鸡白凤丸（胶囊、片） | 丸剂：每丸重 9g，每袋装 6g、9g，每 10 丸重 1g<br>胶囊：每粒装 0.3g<br>片剂：每片重 0.5g | |
| 202 | | 八珍益母丸（胶囊） | 丸剂：每丸重 9g，每袋装 6g、9g，每瓶装 60g、120g<br>胶囊：每粒装 0.28g | |

续　表

| 序号 | 功能 | 药品名称 | 剂型、规格 | 备注 |
|---|---|---|---|---|
| 203 |  | 补血益母丸（颗粒） | 丸剂：每袋装 12g（每 200 丸重 12g）<br>颗粒剂：每袋装 12g |  |
| 204 | 益气活血 | 定坤丹 | 丸剂：每丸重 10.8g，每瓶装 7g |  |
| 205 | 滋阴安神 | 更年安片（胶囊） | 片剂：薄膜衣片每片重 0.31g，糖衣片片芯重 0.3g<br>胶囊：每粒装 0.3g |  |
| 206 |  | 坤泰胶囊 | 胶囊：每粒装 0.5g |  |
| 207 | 补肾健脾 | 滋肾育胎丸 | 丸剂 |  |
| （四）散结剂 |||||
| 208 | 消肿散结 | 乳癖消颗粒（胶囊、片） | 颗粒剂：每袋装 8g（相当于原药材 6g）<br>胶囊：每粒装 0.32g<br>片剂：薄膜衣片每片重 0.34g、0.67g，糖衣片片芯重 0.32g |  |
| 209 | 活血化瘀 | 桂枝茯苓丸（胶囊） | 丸剂：每丸重 6g，每 100 丸重 10g，素丸每 10 丸重 1.5g、2.2g<br>胶囊：每粒装 0.31g |  |
| 210 |  | 乳块消颗粒（胶囊、片） | 颗粒剂：每袋装 5g、10g<br>胶囊：每粒装 0.3g<br>片剂：薄膜衣片每片重 0.36g |  |
| 211 |  | 宫瘤清胶囊（颗粒） | 胶囊：每粒装 0.37g<br>颗粒剂：每袋装 4g |  |
| 四、眼科用药 |||||
| （一）清热剂 |||||
| 212 | 清热散风 | 明目上清丸（片） | 丸剂：每袋（瓶）装 9g<br>片剂：素片每片重 0.6g，薄膜衣片每片重 0.63g |  |

续 表

| 序号 | 功能 | 药品名称 | 剂型、规格 | 备注 |
|------|------|----------|------------|------|
| 213 | 泻火明目 | 黄连羊肝丸 | 丸剂：每丸重 9g，每 20 丸重 1g，每 100 丸重 20g | |
| 214 | | 珍珠明目滴眼液 | 滴眼剂：每支装 8ml、10ml、12ml、15ml | |
| （二）扶正剂 | | | | |
| 215 | 滋阴养肝 | 明目地黄丸 | 丸剂：每丸重 9g，每袋装 6g、9g，每 8 丸相当于原生药 3g | |
| 216 | | 障眼明片（胶囊） | 片剂：糖衣片片芯重 0.21g，薄膜衣片每片重 0.21g、0.42g 胶囊：每粒装 0.25g、0.4g | |
| 217 | 补肝明目 | 石斛夜光丸 | 丸剂：每丸重 5.5g、9g，每瓶装 60 克，每袋装 6g、7.3g，每 100 粒重 10g | |
| 218 | 和血明目 | 和血明目片 | 片剂：片芯重 0.3g，薄膜衣片每片重 0.31g | |
| 219 | 益气养阴 | 复方血栓通胶囊（片） | 胶囊：每粒装 0.5g 片剂：每片重 0.35g、0.4g | |
| 五、耳鼻喉科用药 | | | | |
| （一）耳病 | | | | |
| 220 | 滋肾平肝 | 耳聋左慈丸 | 丸剂：每丸重 9g，每 8 丸相当于原生药 3g，每 100 粒重 10g | |
| 221 | | 通窍耳聋丸 | 丸剂：每 100 粒重 6g | |
| （二）鼻病 | | | | |
| 222 | 宣肺通窍 | 鼻炎康片 | 片剂：每片重 0.37g（含马来酸氯苯那敏 1mg） | |

| 序号 | 功能 | 药品名称 | 剂型、规格 | 备注 |
|---|---|---|---|---|
| 223 | 清热通窍 | 藿胆丸（片、滴丸） | 丸剂：每瓶装 36g，每 10 丸重 0.24g，每 195 粒约重 3g<br>片剂<br>滴丸剂：每丸重 50mg | |
| 224 | 疏风清热 | 辛夷鼻炎丸 | 丸剂：每 10 丸重 0.75g | |
| 225 | | 香菊胶囊（片） | 胶囊：每粒装 0.3g<br>片剂：素片每片重 0.3g，薄膜衣片每片重 0.32g | |
| 226 | | 鼻窦炎口服液 | 合剂：每支装 10ml | |
| 227 | 扶正解表 | 辛芩颗粒 | 颗粒剂：每袋装 5g、20g | |
| （三）咽喉、口腔病 | | | | |
| 228 | 化痰利咽 | 黄氏响声丸 | 丸剂：炭衣丸每丸重 0.1g、0.133g，糖衣丸每瓶装 400 丸 | |
| 229 | | 清咽滴丸 | 滴丸剂：每丸重 20mg | |
| 230 | 利咽散结 | 金嗓散结胶囊（片、颗粒、丸） | 胶囊：每粒装 0.4g<br>片剂：每片重 0.4g<br>颗粒剂：每袋装 3g<br>丸剂：每 10 丸重 1g | |
| 231 | 滋阴清热 | 口炎清颗粒 | 颗粒剂：每袋装 3g、10g | |
| 232 | | 玄麦甘桔颗粒（胶囊） | 颗粒剂：每袋装 10g<br>胶囊：每粒装 0.35g | |
| 233 | 清热凉血 | 口腔溃疡散 | 散剂：每瓶装 3g | |
| 234 | 清血止痛 | 西帕依固龈液 | 合剂：每瓶装 30ml、100ml | |
| 235 | 清热解毒 | 冰硼散 | 散剂：每瓶（支）装 0.6g、1.5g、2g、3g | |

续　表

| 序号 | 功能 | 药品名称 | 剂型、规格 | 备注 |
|---|---|---|---|---|
| 236 | | 六神丸（胶囊、凝胶） | 丸剂：每 1000 粒重 3.125g<br>胶囊：每粒装 0.19g<br>凝胶剂：每支装 10g | |
| 237 | 清热宣肺 | 百蕊颗粒 | 颗粒剂：每 1g 相当于饮片 2.4g | |
| 六、骨伤科用药 | | | | |
| 238 | 接骨续筋 | 接骨七厘散（丸、片） | 散剂：每袋装 1.5g<br>丸剂：每袋装 1.5g、2g<br>片剂：每片相当于原生药量 0.3g | |
| 239 | | 伤科接骨片 | 片剂 | |
| 240 | 活血化瘀 | 云南白药（胶囊、膏、酊、气雾剂） | 散剂、胶囊、贴膏剂、酊剂、气雾剂 | |
| 241 | | 活血止痛散（胶囊、软胶囊） | 散剂：每袋（瓶）装 1.5g<br>胶囊：每粒装 0.25g、0.5g<br>软胶囊：每粒装 0.65g | |
| 242 | | 七厘散（胶囊） | 散剂：每瓶装 1.5g、3g<br>胶囊：每粒装 0.5g | |
| 243 | | 消痛贴膏 | 贴膏剂：每贴装 1.0g、1.2g | |
| 244 | | 独一味胶囊（片） | 胶囊：每粒装 0.3g<br>片剂：每片重 0.28g，薄膜衣片每片重 0.28g，糖衣片片芯重 0.26g | |
| 245 | 活血通络 | 颈舒颗粒 | 颗粒剂：每袋装 6g | |
| 246 | | 颈复康颗粒 | 颗粒剂：每袋装 5g | |
| 247 | | 腰痹通胶囊 | 胶囊：每粒装 0.42g | |

续 表

| 序号 | 功能 | 药品名称 | 剂型、规格 | 备注 |
|------|------|----------|------------|------|
| 248 | | 滑膜炎颗粒（片） | 颗粒剂：每1g相当于饮片3g<br>片剂：每片重0.5g、0.6g，薄膜衣片每片重0.5g | |
| 249 | 祛风活络 | 舒筋活血丸（片） | 丸剂：每丸重6g<br>片剂：每片重0.3g | |
| 250 | | 狗皮膏 | 膏药：每张净重12g、15g、24g、30g | |
| 251 | | 骨痛灵酊 | 酊剂：每袋装10ml，每瓶装30ml、60ml、100ml、250ml | |
| 252 | | 通络祛痛膏 | 贴膏剂：7cm×10cm | |
| 253 | | 复方南星止痛膏 | 贴膏剂：10cm×13cm | |
| 254 | | 麝香追风止痛膏 | 橡胶膏剂：7cm×10cm | |
| 255 | 补肾壮骨 | 仙灵骨葆胶囊（片） | 胶囊：每粒装0.5g<br>片剂：每片重0.3g | |

### 七、儿科用药

#### （一）解表剂

| 序号 | 功能 | 药品名称 | 剂型、规格 | 备注 |
|------|------|----------|------------|------|
| 256 | 辛温解表 | 小儿柴桂退热颗粒（口服液） | 颗粒剂：每袋装2.5g（每1g相当于饮片1.0g）、5g（相当于饮片5g）、4g<br>合剂：每支装10ml | |
| 257 | 辛凉解表 | 小儿金翘颗粒 | 颗粒剂：每袋装5g、7.5g | |
| 258 | | 小儿宝泰康颗粒 | 颗粒剂：每袋装2.6g、4g、8g | |
| 259 | | 小儿热速清口服液（颗粒） | 合剂：每支装10ml<br>颗粒剂：每袋装2g、6g | |

**续 表**

| 序号 | 功能 | 药品名称 | 剂型、规格 | 备注 |
|------|------|----------|-----------|------|
| （二）清热剂 | | | | |
| 260 | 清脏腑热 | 小儿泻速停颗粒 | 颗粒剂：每袋装 3g、5g、10g | |
| （三）止咳剂 | | | | |
| 261 | 清热化痰 | 小儿肺热咳喘颗粒（口服液） | 颗粒剂：每袋装 4g（相当于饮片 10.6g）、3g<br>合剂：每支装 10ml | |
| 262 | | 金振口服液 | 合剂：每支装 10ml | |
| 263 | 消积化痰 | 小儿消积止咳口服液 | 合剂：每支装 10ml | |
| 264 | 健脾止咳 | 小儿肺咳颗粒 | 颗粒剂：每袋装 2g、3g、6g | |
| （四）扶正剂 | | | | |
| 265 | 健脾益气 | 健儿消食口服液 | 合剂：每支装 10ml | |
| 266 | | 醒脾养儿颗粒 | 颗粒剂：每袋装 2g | |
| （五）安神剂 | | | | |
| 267 | 安神定志 | 小儿黄龙颗粒 | 颗粒剂：每袋装 5g | |
| （六）消导剂 | | | | |
| 268 | 消食导滞 | 小儿化食丸（口服液） | 丸剂：每丸重 1.5g<br>合剂：每支装 10ml | |

说明：

不同剂型同一主要化学成分或处方组成的编一个号，重复出现时标注"*"号，药品编号的先后次序无特别涵义，"备注"栏内标注"△"号表示药品应在具备相应处方资质的医师或在专科医师指导下使用，并加强使用监测和评价。目录中的抗菌药物应按照抗菌药物临床应用管理机关规定执行。

对"注释"的说明：

（一）化学药品和生物制品

注释1：第39号"耐多药肺结核用药"是指按规定列入《耐多药肺结核防治管理

工作方案》中的耐多药肺结核治疗药品。

　　注释2：第54号"艾滋病用药"包括抗艾滋病用药及艾滋病机会性感染用药。抗艾滋病用药是指国家免费治疗艾滋病的药品；艾滋病机会性感染用药是指按规定用于治疗艾滋病患者机会性感染的药品。

　　注释3：第59号"青蒿素类药物"是指按规定列入《抗疟药使用原则和用药方案（修订稿）》中的以青蒿素类药物为基础的复方制剂、联合用药的药物和青蒿素类药物注射剂。

　　注释4：第162号"依那普利"包括依那普利和依那普利叶酸。

　　注释5：第260号"血友病用药"包括冻干人凝血因子Ⅷ、冻干人凝血酶原复合物和冻干人纤维蛋白原。

　　注释6：第378号"抗蛇毒血清"包括抗蝮蛇毒血清、抗五步蛇毒血清、抗银环蛇毒血清、抗眼镜蛇毒血清。

　　注释7：第380号"国家免疫规划用疫苗"是指纳入国家免疫规划的疫苗。

　　注释8：第414号"避孕药"是指纳入国家基本公共卫生服务，由政府集中采购、免费提供的避孕药品。

　　（二）中成药

　　中成药成分中的"麝香"为人工麝香，"牛黄"为人工牛黄，有"注释"的除外。

　　注释1：目录第57号"安宫牛黄丸"和第108号"活心丸"成分中的"牛黄"为天然牛黄、体内培植牛黄或体外培育牛黄。